rororo

Zu diesem Buch

Die Autorinnen eröffnen einen ganz neuen Zugang zu den Welten der sexuellen Phantasien, die wunderbare Schätze und reiche Quellen der Imagination sind. Sie führen vor, daß sich Bilder, Skripte und Motive aus den erotischen Gedankenwelten sogar wie Träume deuten lassen. Vor allem zeigen Wendy Maltz und Suzie Boss, daß Frauen über die kreative Kraft verfügen, ihre intimen Phantasien bewußt zu formen. Im spielerischen Umgang mit erotischen Träumen läßt sich passives Erleben in aktives Genießen verwandeln: Wir können unsere Phantasien so gestalten, daß sie optimal zu unseren persönlichen Bedürfnissen, sexuellen Vorlieben und zur Partnerbeziehung passen. Wir können Inhalte und Abläufe von Phantasien gezielt so verändern, daß sie unseren Wünschen entsprechen. Die Autorinnen wissen auch um die Veränderungen, die der offensive Umgang mit Sex in den Medien für das Intimleben der Frauen mit sich gebracht hat, und berichten offen über die Spielarten der weiblichen Lust. Dabei ist ein prickelnd-erotisches Lesebuch entstanden.

Die Autorinnen

Wendy Maltz ist Psychotherapeutin und lebt in Eugene, Oregon. Seit über zwanzig Jahren arbeitet sie in der Sexual- und Partnerschaftsberatung.
Suzie Boss ist Journalistin und Redakteurin. Sie lebt in Portland, Oregon, und hat u.a. für die «New York Times» und «Newsweek» geschrieben.

Wendy Maltz
Suzie Boss

Die geheimsten Gedanken der Frauen

oder

Das kreative Spiel mit erotischen Wünschen

Deutsch von Stefanie v. Kalckreuth

Rowohlt Taschenbuch Verlag

Die Originalausgabe erschien 1997 unter dem Titel «In the Garden of Desire.
The Intimate World of Women's Sexual Fantasies.
A Journey of Passion, Pleasure and Self-Discovery»
im Verlag Broadway Books, a division of
Bantam Doubleday Dell Publishing Group, Inc., New York.

Veröffentlicht im Rowohlt Taschenbuch Verlag GmbH,
Reinbek bei Hamburg, September 1999

Umschlaggestaltung Notburga Stelzer
(Foto: The Image Bank)
Gesamtherstellung Clausen & Bosse, Leck
Printed in Germany
ISBN 3 499 60776 X

Inhalt

Vorwort 11

KAPITEL 1
Unsere geheimsten Gedanken 19

KAPITEL 2
Phantasiestile beschreiben 33

KAPITEL 3
Woher kommen sexuelle Phantasien? 73

KAPITEL 4
Wie Phantasien uns helfen 107

KAPITEL 5
Fallen erkennen 141

KAPITEL 6
Tiefe Einsichten 172

KAPITEL 7
Gezielte Erkundungen 205

KAPITEL 8
Unerwünschte Phantasien heilen und verändern 234

KAPITEL 9
Phantasien mit dem Partner austauschen 272

KAPITEL 10
Phantasien nach Wunsch ersinnen 315

Anmerkungen 339

Danksagung 345

Für die Frauen, die uns ihre
Geschichte erzählten

Vorbemerkung

Namen und Identität der Frauen, deren Geschichten in diesem Buch enthalten sind, wurden geändert, um ihre Privatsphäre zu schützen.

Vorwort

«Ihre sexuellen Phantasien sind normal und harmlos. Machen Sie sich deswegen keine Sorgen. Einfach entspannen und genießen.»

Das war der Standardsatz, den ich vor über zwanzig Jahren in der Fortbildung beigebracht bekam. Er galt als der beste Rat, den Sexualtherapeuten Frauen geben konnten, die Fragen zu ihren sexuellen Phantasien hatten. Damals, als die Sexualtherapie noch ein relativ neues Gebiet war, empfand man es als freizügig und positiv, Frauen darin zu bestärken, Phantasien zu entwickeln, um ihre sexuelle Reaktion zu verbessern. Allgemein galt: «Wenn es zum Orgasmus führt, muß es gut sein.»

Diese freizügige, Sex bejahende Sichtweise stellte traditionelle und kritischere Auffassungen über sexuelle Gedanken in Frage. Schon Sigmund Freud, der Begründer der Psychoanalyse, hatte mit seiner Behauptung, daß der Glückliche niemals, nur der Unbefriedigte phantasiere, dafür gesorgt, daß Phantasien mit Scham- oder Angstgefühlen belegt waren. Da änderte es auch nichts, daß er in diesem Punkt längst widerlegt worden war. Zahlreiche Studien in den siebziger und achtziger Jahren zeigten, daß fast jeder Mensch sexuelle Phantasien hat. Trotzdem behandelten einige Wissenschaftler sexuelle Phantasien weiterhin als etwas potentiell Gefährliches, als Vorboten kriminellen Verhaltens gar oder als krankhaft. Viele frühe Studien bezeichneten und klassifizierten sexuelle Phantasien nach der «Perversion» des Phantasierenden.

Diese widersprüchlichen Sichtweisen sexueller Phantasien stifteten viel Verwirrung. Waren sexuelle Phantasien etwas Harmloses oder etwas Gefährliches? Und wie beeinflussen sie uns?

Nancy Friday leistete Pionierarbeit, als sie 1973 in ihrem Buch *Die sexuellen Phantasien der Frauen* die unterhaltsamen und pikanten sexuellen Phantasien von Frauen aufzeichnete.[1] Diese populäre Sammlung bewies, daß Frauen durchaus über Sex nachdenken, und zwar in wesentlich vielfältigerer Form, als bis dahin angenommen wurde. Ich reihte ihr Buch in meine Bibliothek mit Erotika ein, die ich damals an Klienten auslieh, die neue Anregungen für ihre eigenen Phantasien suchten. Aber meine persönliche Erfahrung und die Geschichten vieler meiner Klientinnen machten deutlich, daß sexuelle Phantasien viel komplexer sind, als Freud oder die frühen Sexualtherapeuten vermuteten. Sie können ebenso eine Quelle des Schmerzes wie der Freude sein.

In den achtziger Jahren begann ich, mich auf die Arbeit mit Opfern sexuellen Mißbrauchs und anderer sexueller Traumata zu spezialisieren. In meinem Buch *Sexual Healing. Ein sexuelles Trauma überwinden* beschrieb ich einen Ansatz für die Heilung von sexuellen Problemen, die durch Mißbrauch entstehen. Ich beschäftigte mich darin am Rande auch mit den Problemen, die einige Frauen mit *unerwünschten* sexuellen Phantasien hatten. Ich war erstaunt über die Reaktion. Ich bekam unmittelbares Feedback von Betroffenen, von anderen Therapeuten und von fremden Frauen, die mich bei Workshops und Vorträgen beiseite nahmen und Fragen zu ihren eigenen sexuellen Phantasien stellten. Ich hatte nicht auf alles eine Antwort, aber mir kam der Verdacht, daß zwischen unseren Phantasien und unseren Lebenserfahrungen ein deutlicher Zusammenhang besteht.

Fasziniert von diesem Thema wälzte ich Bücher und Artikel über sexuelle Phantasien von Frauen. Obwohl ich ähnliche Sorgen und Fragen über Phantasien auch schon von Männern gehört hatte, konzentrierte ich mich gezielt auf Frauen, weil die von ihnen aufgebrachten Themen eher zu meiner klinischen Erfahrung und meinem Spezialwissen paßten. Zu meiner Enttäuschung stellte ich fest, daß sich die Forschung im Grunde nicht mit den Fragen beschäftigte, auf die die Frauen Antworten wollen. Es fand sich kaum etwas darüber, woher Phantasien kommen, und das Thema, wie und warum sich die Phantasien von Frauen und Männern unterscheiden, wurde nur flüchtig gestreift. Keine der Untersuchungen, die ich fand, berücksichtigte die individuelle Vorgeschichte der Phantasierenden oder die Gefühle, die sie zu dem Inhalt ihrer erotischen Vorstellungen entwickeln. Das erschien mir paradox. Wie können wir die Phantasie einer Frau verstehen wollen, wenn wir die Frau selbst aus dem Bild lassen?

Ich gewann den Eindruck, daß das breite Spektrum der erotischen Gedanken von Frauen in den Sozialwissenschaften, in der modernen Kultur und selbst in der Pornographie übersehen oder zu sehr simplifiziert worden war. Die Phantasien von Frauen schienen vielschichtiger und wesentlich interessanter zu sein, als man je geahnt hatte.

In den nächsten fünf Jahren untersuchte ich das Thema weiblicher sexueller Phantasien aus verschiedenen Blickwinkeln. Ich diskutierte Phantasien mit Traumdeutern, Religionspädagogen und mit anderen Sexualtherapeuten. Ich betrieb klinische Forschungen, um Antworten auf die Fragen zu erhalten, die anderswo offenblieben. Ich widmete den Problemen meiner Klientinnen, die mit sexuellen Phantasien zu tun hatten, ganz besondere Aufmerksamkeit.

Als mein Wissen wuchs, begann ich Workshops für Frauen anzubieten, die unerwünschte sexuelle Phantasien bewältigen und neue Methoden lernen wollen, wie sie sich mit dem

Gehalt und der erotischen Kraft ihrer sexuellen Gedanken auseinandersetzen können. Je mehr ich über sexuelle Phantasien lernte, desto stärker war ich davon überzeugt, daß wir alle viel lernen können, wenn wir uns unsere Phantasiewelt genauer ansehen.

Sexuelle Phantasien sind eine intime Welt, in der Geist, Körper und Gefühl zusammenkommen. Wie Träume auch, können Phantasien aus dem Unterbewußtsein schöpfen und tiefsitzende Wünsche oder Konflikte zum Ausdruck bringen. Oft sprechen sie in einer Symbolsprache zu uns. Sie brauchen weder den Gesetzen der Physik zu gehorchen, noch sind sie an die Regeln des Verstandes gebunden. Und noch etwas haben Phantasien mit Träumen gemein: Auch ihr Spektrum reicht von wunderbar und erbaulich bis hin zu quälend und alptraumhaft.

Wenn wir uns an den Gehalt unserer erotischen Gedanken heranwagen, können wir unglaubliche Erkenntnisse über uns selbst gewinnen. Das Verständnis unserer Phantasien kann unser Sexualleben, unsere Beziehungen und unsere Selbstachtung verbessern. Mehr darüber zu wissen, wie Phantasien funktionieren, kann uns freier und ungehemmter in unserer Vorstellungswelt machen. Wir vermögen nicht nur Phantasien in unendlicher Vielfalt zu schaffen, sondern wir können durch sie auch stärker werden.

Seit einigen Jahren ist es mir ein Anliegen, die spannenden Informationen, die ich gewonnen habe, weiterzugeben. Ja, ich versuche geradezu leidenschaftlich, diesen Bereich zu öffnen, damit wir alle freier über sexuelle Phantasien sprechen und von den Erfahrungen anderer lernen können.

Meine Freundin und Koautorin, die Journalistin Suzie Boss, hat mir geholfen, meine Untersuchungen auf einen breiten Querschnitt von Frauen auszudehnen. In einer großen neuen Studie, die wir speziell für dieses Buch durchführten, haben wir über hundert Frauen befragt und detaillierte Informationen über ihre sexuellen Phantasien gesammelt. Wir haben uns bewußt für einen lockeren, anekdotischen Ansatz und nicht für ein traditionelles oder wissenschaftliches Untersuchungskonzept entschieden. Manche Befragten füllten lange Fragebögen aus, mit anderen sprachen wir persönlich. Sie alle wurden eingeladen, ihre Geschichten zu erzählen, so ausführlich sie wollten, von Frau zu Frau.

In dem Wissen, daß weibliche Phantasien unterschiedliche Lebenserfahrungen widerspiegeln können, steuerten Suzie und ich bewußt eine inhomogene Zielgruppe an. So stammen die Geschichten in diesem Buch von Frauen, die hinsichtlich Alter, Hautfarbe, Beruf, ethnischem Hintergrund, Religion, sexueller Orientierung, Beziehungsstatus und sexueller Vorgeschichte eine Vielzahl von Möglichkeiten repräsentieren. Manche Frauen waren ihr Leben lang einem einzigen Partner treu, während andere mit mehr Partnern, als sie zählen können, Gelegenheitssex hatten. Einige verdienen ihr Geld in der Welt der sexuellen Phantasie, zum Beispiel mit Telefonsex, Striptease oder als professionelle Domina. Zu den Befragten zählen Frauen, die ihre Brust durch eine Krebsoperation verloren haben, im Ausland aufgewachsen sind, körperliche Behinderungen haben oder in der Vergangenheit sexuell mißbraucht wurden.

Als die Frauen die Chance bekamen, sich mitzuteilen und mehr über sich selbst zu erfahren, öffneten sich viele von ihnen schnell, ehrlich und humorvoll für dieses sehr persönliche Thema. Vielen Frauen machte es Spaß, uns von ihren ungewöhnlichen und unkonventionellen Objekten der Begierde zu erzählen – da kam so Erstaunliches zutage wie der lockenköpfige Komiker Gene Wilder, höhlenbewohnende Wasserspeier und schokoladeüberzogene Eclairs. Einige Frauen wurden im Gespräch emotional, als sie die Bedeutung dessen erkannten, was ihre Phantasien ihnen wirklich sagen. Viele Frauen gewannen Einsichten, die ihnen verborgen geblieben wären, wenn sie ihre Phantasien nicht bewußter betrachtet hätten.

Dieses Buch basiert hauptsächlich auf den Geschichten, die Suzie und ich zusammengetragen haben, aber es enthält auch Material, das aus früheren Untersuchungen, meiner klinischen Arbeit und Phantasie-Workshops stammt. Wir haben das Buch zwar für Frauen geschrieben, doch wir wissen, daß auch Männer darin wertvolle Informationen über sich selbst und ihre Intimpartnerinnen finden werden.

Dieses Buch soll sowohl unterhaltend als auch informativ sein. Wir wissen, daß es aus ganz unterschiedlichen Motiven gelesen werden wird. Sie mögen neugierig auf ein Thema sein, das zu lange im Dunkeln versteckt war. Es mag Ihnen Genuß bereiten, sich die pikantesten sexuellen Geheimnisse von Frauen anzuhören. Vielleicht wollen Sie dieses Material auch aktiv nutzen, um Fragen und Sorgen zu beantworten, die Sie mit Ihren eigenen Phantasien oder dem Phantasieleben eines Partners haben.

Unser Ziel war es, Ihnen zu einem fundierten und dynamischen Verständnis der sexuellen Phantasien von Frauen zu verhelfen. In den folgenden Kapiteln werden Sie sehen, wie man sich mit Phantasien in einer neuen Art und Weise beschäftigen kann, die die persönliche Erfahrung der Frau in den Vordergrund stellt. Sie werden feststellen, wie sehr eine faszinierende neue Sprache dabei helfen kann, Phantasien zu beschreiben, die Ursprünge Ihrer sexuellen Gedanken zu ergründen, Ihren eigenen sexuellen Stil zu erkennen und die Vor- und Nachteile abzuwägen, die bestimmte sexuelle Phantasien für Ihr Leben mit sich bringen. Sie werden erfahren, wie andere Frauen wertvolle persönliche Einsichten gewannen, indem sie die Entstehung ihrer Phantasien zurückverfolgten, genau analysierten und so ihre verborgene Bedeutung entschlüsselten.

In den späteren Kapiteln beschäftigen wir uns eingehend mit den speziellen Problemen, die viele Frauen mit ihren Phantasien haben, und bieten konkrete Strategien und Techniken für ihre Lösung an. Sie werden erfahren, wie man quälende und unerwünschte sexuelle Phantasien umgestalten und auslöschen kann. Sie werden hören, wie sexuelle Phantasien Ihre intime Beziehung beeinflussen können und ob es ratsam ist, sich mit Ihrem Partner über Ihre Phantasien auszutauschen. Mit all diesen Informationen haben Sie das, was Sie brauchen, um neue Phantasien zu kreieren, die sie lieben.

Wenn Sie die Geschichten der Frauen lesen und zu den Fragen und Checklisten kommen, sollten Sie wirklich genau auf Ihre eigenen Reaktionen achten. Auf diese Weise können Sie Aufschluß und wichtige Informationen über Ihre eigene Sexualität und Ihr Phantasieleben erhalten.

Die Frauen, die auf den folgenden Seiten ihre Phantasien mit uns teilen, zeigen uns einen Weg in diesen faszinierenden Garten des Begehrens. Sie erhellen Wahrheiten über weibliche Phantasien und ermutigen uns, Angst und Schamgefühle bei diesem Thema abzulegen. Ihre Geschichten führen uns zu den Antworten auf unsere eigenen Fragen. Wir lernen nicht nur zu verstehen, woher Phantasien kommen, was sie bedeuten und wie sie unseren Sex verbessern können. Wir sehen auch, daß wir das Reich der sexuellen Phantasie unbesorgt und mit großem Gewinn erkunden können.

Wendy Maltz
Eugene, Oregon

Unsere geheimsten Gedanken

Faye, eine Mutter und Programmiererin Mitte Dreißig mit einem kernigen Lachen und einer üppigen Figur, war nervös. Sie hatte noch nie jemandem von ihren sexuellen Phantasien erzählt. Ja, sie war nicht einmal sicher, ob sie überhaupt etwas Wertvolles zu dem Thema beitragen könne. «Ich wüßte nicht, daß ich jemals eine sexuelle Phantasie gehabt hätte, die jemand anders wichtig oder auch nur interessant finden könnte», sagte sie. Nach kurzer Überlegung fügte sie hinzu: «Aber ich will Ihnen von einem Erlebnis erzählen, an das ich oft denke, wenn ich mich sexy fühlen will.»

Sie rückte ihre Brille zurecht und holte tief Luft. «Ich habe das nicht bewußt als Phantasie geplant. Es begann unerwartet, als mein Mann und ich ein klassisches Gitarrenkonzert in einer großen Konzerthalle besuchten.» Als sie zu erzählen begann, schwand die Nervosität aus ihrer Stimme, und sie sprach mit Erregung und unverkennbarem Stolz. Dies war eindeutig eine sexuelle Phantasie, die ihr gefiel:

> In meiner Phantasie sitzen mein Mann und ich so nahe an der Bühne, daß wir hören können, wie die Finger des Musikers über die Saiten gleiten. Der Gitarrist spielt solo, beleuchtet von einem einzigen Lichtkegel, der ihn umgibt. Seine Augen sind geschlossen, sein Kopf ist nach unten und leicht zur Seite geneigt. Von meinem Platz aus kann ich sein edles Profil sehen. Ich bemerke, wie seine Lippen beben, als er eine sehr gefühlvolle Passage spielt. Sein glattes schwarzes Haar fällt über seine Stirn und bewegt sich im Rhythmus der Musik. Sein Spiel ist so perfekt, die Noten so klar, daß ich

> auf meinen nackten Armen eine Gänsehaut bekomme, als mein Mann den Arm um meine Schulter legt (was er im wirklichen Leben tat). Während ich zuhöre und zuschaue, fange ich an, mir vorzustellen, es wäre nicht die Gitarre, sondern mein Körper, den der Musiker in seinen Armen wiegt. So, wie er die linke Hand um den schlanken Hals des Instruments windet, spüre ich seinen sanften Griff an meinem Hals. Die Rundung der Gitarre, die auf seinem Oberschenkel ruht, wird zur Rundung meiner Hüfte. Und die Saiten, die er mit seinen starken Fingern zupft und schlägt, hallen in einem pulsierenden Rhythmus zwischen meinen Beinen wider. Ich kann kaum stillsitzen, während die Musik sich zum Höhepunkt steigert.

Am Ende ihrer Geschichte angelangt, machte Faye eine kurze Pause und fuhr dann fort: «Am Abend nach dieser Vorstellung, als mich mein Mann im Bett berührte, ließ ich mich von diesen Bildern aus der Konzerthalle davontragen. Ich legte mich bewußt auf seinen Schoß und führte seine Hände zu den Stellen, die er spielen sollte. Nur diesmal gab es beim Crescendo kein Halten mehr.» Mit einem scheuen Lächeln fragte sie: «Sagen Sie, gilt das als eine sexuelle Phantasie?»

Und ob.

Von außen kann keiner ahnen, welche Gedanken oder Bilder die Sinne einer Frau ansprechen, ihre Leidenschaft entzünden und sie zu Höhen des sexuellen Genusses führen könnten. Nichts an Fayes Äußerem deutete auf ihre lyrische Einstellung zum Liebesspiel oder ihre Freude an sinnlichen sexuellen Phantasien hin. Aus ebendiesem Grund bedarf es echter Detektivarbeit, wenn man entdecken will, was wirklich in der erotischen Vorstellungswelt einer Frau vor sich geht und warum.

Wenn Frauen wie Faye ihre sexuellen Phantasien als natürlich, normal und erforschenswert akzeptieren, tun sie den ersten Schritt hinein in ein faszinierendes Abenteuer. Indem wir unsere Phantasie neu enträtseln, können wir wichtige Entdeckungen über uns selbst, unsere Sexualität und unsere intimen Beziehungen machen. Diese neue Herangehensweise ist nicht komplizierter, als darauf zu achten, was unsere Träume uns zu sagen haben. Doch weil es hier um ein sexuelles Thema geht, müssen die meisten Frauen erst einmal lernen, anders über ihre sexuellen Phantasien zu denken. Um alles in Erfahrung zu bringen, was uns unsere Phantasien lehren, müssen wir sie als Kostbarkeiten betrachten, nicht als Tabus.

Wenn wir bereit sind, uns eingehender und aus verschiedenen Blickwinkeln mit Phantasien zu beschäftigen, können wir herausfinden, warum uns bestimmte Gedanken anregen, während andere uns kaltlassen. Unsere Phantasien können uns nicht nur Einsichten über unser Sexlife, sondern über unser Leben insgesamt vermitteln.[1] Wenn wir unsere Phantasien nicht mehr als peinliche Geheimnisse zurückweisen, können wir sie endlich als die wunderbaren Ressourcen nutzen, die sie in Wahrheit sind.

Mut und Neugier

Es kostet einiges an Mut, so offen über sexuelle Phantasien zu sprechen, wie es die Frauen auf den nachfolgenden Seiten tun. Wir ermunterten sie, sich bei der Beschreibung ihrer Phantasien nicht zurückzuhalten, und wir zensierten weder ihre Sprache noch das sexuelle Feuer in ihren Geschichten. Anstatt den Frauen zu sagen, was wir unter Phantasien verstehen, forderten wir sie auf, diese Welt mit ihren eigenen Worten zu beschreiben. «Woran denken Sie», fragten wir zum Beispiel, um das Gespräch in Gang zu bringen, «wenn Sie Liebe machen, träumerisch an Sex denken oder masturbieren?»

Viele Frauen sind motiviert, diese persönliche Frage zu beantworten, weil sie eigene Phantasien verstehen wollen, die sie als verwirrend oder rätselhaft empfinden. Vielleicht möchten sie gerne herausfinden, woher bestimmte Bilder kommen und warum diese eine so zuverlässige sexuelle Reizwirkung für sie haben.

Bonnie, eine dreiunddreißigjährige Frau, fragte sich zum Beispiel, warum sie sich beim Sex mit ihrem Mann oft vorstellt, von Frauen umgeben zu sein, die oben ohne am Strand baden. Die Bilder sind so lebendig, daß sie den Geruch von Sonnencreme in der Nase hat und die warme Sonne auf ihrer Haut spürt – so wie es war, als sie noch ein Mädchen war und am Meer aufwuchs. Dennoch ist es ihr ein Rätsel, warum der Gedanke an die Kurven, Konturen und Brustwarzen anderer Frauen sie garantiert zum Höhepunkt bringt.

Sybil, 43, fragte sich, warum sie sich vorstellen muß, bestraft zu werden, um sexuell in Stimmung zu kommen. Im wirklichen Leben sei ihr Liebhaber zärtlich, liebevoll und romantisch, «alles, was eine Frau sich erträumt». Doch um den Sex mit ihm wirklich genießen zu können, muß sie sich einbilden, er würde mit der Hand auf ihren nackten Hintern schlagen oder ihre Brüste quetschen. Um ihr Sexualleben interessant zu halten, blättert sie regelmäßig in Pornomagazinen und liest Erotika, um neue Anregungen zu finden, die sie im Gedächtnis behält und dann beim Sex aktiviert, um ihr sexuelles Empfinden zu steigern. «Bilder von Leuten, die miteinander vögeln, machen mich aber nicht an», sagt sie mit einem Schulterzucken. Aus ihr unerklärlichen Gründen dürstet sie nach Geschichten von ungezogenen Mädchen, Schlägen und milden Fesselungen.

Brooke, 28, stellte sich die Frage, ob sie ihrem neuen Liebhaber heimlich untreu war, wenn sie beim Sex an ihren früheren Freund dachte. Sie erklärte: «Diese Erinnerungen an meine erste Liebesaffäre kommen mir ganz plötzlich in den

Sinn. Ich stelle mir vor, wie mein Exfreund mich berührt, mich küßt und mir die Kleider auszieht. Das bringt mich in Stimmung. Aber nach dem Sex, wenn ich die Augen aufmache und meinen neuen Freund neben mir im Bett liegen sehe, fühle ich mich auf einmal schuldig.»

So vielfältig die Aspekte sexueller Phantasien sind, die Frauen neugierig machen, lassen sich doch folgende fünf Fragen als typisch und grundlegend bestimmen:

- Bin ich normal?
- Woher kommen meine sexuellen Phantasien?
- Was bedeuten meine sexuellen Phantasien?
- Wenn sie mich beunruhigen, was kann ich daran ändern?
- Können Phantasien mein Sexualleben verbessern?

Diese Fragen verlangen nach Antworten, die wir in den folgenden Kapiteln geben wollen.

Sobald wir mehr über die Phantasien anderer Frauen hören, wird sich bei vielen von uns ein quälender Gedanke einstellen. Plötzlich möchten wir wissen: «Wie stehe ich im Vergleich zu den anderen da?»

Wenn wir dazu neigen, uns an anderen Frauen zu messen oder uns mit ihnen zu vergleichen, fragen wir uns möglicherweise auf einmal, ob unsere eigenen Phantasien zu geil oder zu «linientreu», zu sexy oder zu prüde sind. Vielleicht sind wir besorgt, daß wir zu oft oder nicht genug über Sex phantasieren. Und das ist ein großer Fehler. Die Beschäftigung mit unseren Phantasien ist kein Wettbewerb. Es gibt keine richtige oder falsche Art, sexy Gedanken zu haben. Zwar haben fast alle Frauen und Männer irgendwann im Leben sexuelle Phantasien, doch es gibt keine Zauberformel, die bestimmte sexuelle Phantasien mit einem tollen Sexualleben gleichsetzt.[2]

Anstatt also unsere Phantasien an denen anderer Frauen zu

messen, können wir durch die Geschichten in diesem Buch einen Eindruck von der Spielbreite weiblicher Erfahrungen gewinnen. Wir haben bewußt eine Vielzahl von Geschichten aufgenommen, um die Unterschiede und Parallelen zwischen den einzelnen Frauen zu illustrieren. Wie wir hören werden, lieben manche Frauen ihre Phantasien und rufen sie nach Belieben ab, um ihren sexuellen Genuß zu steigern. Andere hassen die erotischen Bilder, die ihnen beim Sex ungewollt in den Sinn kommen. Wieder andere sind zwar froh, daß ihre Phantasien so zuverlässig wirken, fühlen sich aber von ihnen gefangen oder gelangweilt. Frauen sprechen fast immer freudig über Phantasien, die sie zu Höhepunkten sexuellen Erlebens geführt haben.

Wenn wir beim Lesen dieser Geschichten genau auf unsere eigenen Reaktionen achten, spüren wir sofort, ob uns bestimmte Phantasien erregen oder eher abstoßen. Und dieser kurze Einblick kann ein hilfreicher Anhaltspunkt sein, wenn wir uns unser eigenes Phantasieleben bewußter machen. Viele dieser Geschichten werden über das momentane erotische Knistern hinaus noch lange in uns nachklingen, da sie uns etwas über unseren eigenen sexuellen Stil sagen.

Einzelheiten und Hinweise

Daphne ist eine zweiundzwanzigjährige Frau, deren sehr plastische Phantasie sie aus verschiedenerlei Gründen erregt:

> In dieser Phantasie sind mein Freund und ich mit einem anderen Pärchen, Pamela und George, in einer schäbigen Bar. Als ich auf die Toilette gehe, kommt Pamela mir nach. Kaum habe ich die Tür abgeschlossen, zieht Pamela mir den Slip runter und fängt an meine Klitoris zu lecken. Ich kann unsere Freunde direkt vor der Tür reden hören. Leise schwinge ich mich auf das weiße Porzellanwaschbecken und presse

ihr Gesicht noch tiefer in meine Muschi. Nach einer ganzen Weile klopfen unsere Freunde an die Tür und rufen uns. Pamela saugt nur noch stärker. In dem Moment bemerke ich, daß die Wände mit Spiegelscherben gefliest sind. Während ich mir zuschaue, wie ich komme, wird mein Bild hundertfach im Spiegelglas reflektiert. Es ist, als würde ich einen Kunstfilm sehen.

Wenn wir Daphne gebeten hätten, ihre Phantasie nur in wenigen Worten zu beschreiben, hätte sie vielleicht gesagt, es ging dabei um oralen Sex. Wir hätten niemals von der künstlerischen Qualität der sie erregenden Bilder erfahren oder verstanden, daß die Möglichkeit des Ertapptwerdens zum sexuellen Kitzel gehört. Wenn wir uns nicht die Zeit genommen hätten, mehr über ihr Leben zu erfragen, hätten wir niemals erfahren, daß sie ihren Freund für einen wunderbaren Liebhaber hält, doch die Phantasie ihr erlaubt, sich ihrem Verlangen nach Dingen hinzugeben, die sie sexuell mit ihm nicht erleben kann.

Richtig zuzuhören, wenn Frauen ihre sexuellen Phantasien erzählen, ist ein aktiver Prozeß. Wir müssen viele Fragen stellen, um sämtliche Facetten einer Phantasie aufzudecken. Die richtigen Fragen können einer Frau helfen herauszufinden, ob eine bestimmte Phantasie eine wichtige psychologische Botschaft enthält oder ob sie einfach nur Spaß macht. Wir werden sehen, daß Phantasien noch interessanter werden, wenn wir sie so genau betrachten.

Wenn sich Frauen mit der Frage beschäftigen, was an ihren Phantasien so besonders ist, entdecken wir auch, wie vielgestaltig und komplex diese Phantasiewelten tatsächlich sind. Eine Frau erzählte uns, daß sie als junge Mutter oft das Gefühl des Stillens erotisierte. «Ich liebte diese weiche Haut, den Geruch der kleinen Köpfchen, und ich wob diese Empfindungen beim Sex in meine Phantasien hinein.» Auf keinen Fall, betonte sie, habe sie inzestuöse Phantasien gehabt. «Ich würde niemals Sex mit meinen Kindern haben wollen.» Aber ihre Empfindungen bei diesem Hautkontakt hatten für sie ein starkes erotisches Potential.

Viele Frauen sehen in der Beziehungsdynamik eine Schlüsselkomponente ihrer Phantasien. Tatsächlich ist der eigentliche Sex oft nur ein kurzer Moment in einer viel längeren erotischen Geschichte. Eine Frau stellte es so dar: «Wenn in meiner Phantasie der Sex vorbei ist, stelle ich mir vor, wie mein Partner mich im Arm hält und mit mir spricht und sich nicht einfach wegdreht und einschläft.» Als eine Frau um die Zwanzig erklärte, warum sie sich oft den Schauspieler Denzel Washington als ihren Phantasieliebhaber vorstellt, sagte sie, daß er sie von seiner Intelligenz her an ihren echten Freund erinnert. Doch anders als ihr junger und eher unerfahrener Freund, der beim Sex oft zu hastig ist, würde der ältere und erfahrenere Schauspieler ihre Sinnlichkeit respektieren und mehr Zeit auf das Vorspiel verwenden.

Wenn wir uns die Phantasien im Detail anhören, stellen wir fest, daß Frauen auf ganz verschiedene und interessante Weise über Sex nachdenken. Bei manchen sind es nur flüchtige Gedanken, so rasch verfliegend wie ein unerwartetes Lächeln. Andere schaffen Phantasieskripte, die so verwickelt und ausgefeilt sind wie ein ganzer Thriller. Manche Frauen beschreiben lustvolle Bilder von aufrechten Brustwarzen und steifen Penissen, weichen Brüsten und strammen Hintern, so klar wie ein Pornofilm. Andere erzählen in einer Weise, die das sanfte, melancholische Licht einer Parfümreklame wachruft.

Während Frauen am häufigsten beim Sex oder bei der Selbststimulation phantasieren und so ihre Erregung an einer bestimmten Stelle ihres sexuellen Reaktionszyklus steigern, erleben viele auch in nichtsexuellen Situationen Phantasien.

Wir werden von Frauen hören, die sich sexuelle Phantasien ausdenken, während sie Bahnen schwimmen, Essen kochen, im Berufsverkehr stecken oder vor Publikum sprechen. Manche haben sexuelle Tagträume, die sie entspannen, aber keine sexuelle Reaktion auslösen. Einige Frauen beschreiben Phantasien, die für sie so erotisch sind, daß sie allein durch ihre Gedanken, ohne zusätzliche Stimulation, einen Orgasmus bekommen.

Wir haben gelernt, unsere Ohren zu spitzen, wenn eine Frau sagt, daß sie sich nicht sicher ist, ob ihre sexuelle Phantasie überhaupt als solche zählt oder ins Schema paßt. Oft sind dies die Fälle, in denen die Kreativität einer Frau alte Stereotypen und Mythen über sexuelle Phantasien in Frage gestellt und die Grenzen des uns Bekannten gesprengt hat. Manche Frauen finden zum Beispiel einen erotischen Kitzel in Achterbahnen, Saxophonen, Ozeanwellen oder Mangofrüchten. Sexuelle Phantasien können Sinneserfahrungen einschließen, die keinem erzählenden Skript folgen (wie Fayes Gitarrengeschichte), oder sogar Bilder enthalten, die wir normalerweise nicht als sexuell definieren würden.

Diese Variationsbreite hat uns zu einer neuen Definition der sexuellen Phantasie geführt, die allgemein genug ist, um die verschiedensten Erfahrungsformen von Frauen einzuschließen. *Sexuelle Phantasien sind alle sexuellen Gedanken und Bilder, die unsere Gefühle, Sinnesempfindungen oder unseren physiologischen Zustand verändern.* Wir bezeichnen diese Gedanken als sexuell, weil sie einen erotischen Effekt haben oder weil sie Bilder beinhalten, die wir gemeinhin mit Sex assoziieren.

Angesichts dieser weitgefaßten Definition sagten nur ganz wenige Frauen, daß sie niemals über Sex phantasieren. Als sie sich dann nach dem Grund fragten, erkannten die Betreffenden oft, daß ihre natürliche Fähigkeit zu phantasieren von früheren Erlebnissen, repressiven Auffassungen oder verbreiteten Fehleinschätzungen gehemmt wird.

Eine Frau erzählte uns zum Beispiel, sie hätte gedacht, eine sexuelle Phantasie zu haben bedeute, sich im Geiste als *Playboy*-Häschen oder Marilyn Monroe zu sehen oder einem anderen kulturellen Klischee von einer sexy Frau entsprechen zu wollen. Sie sagte: «Ich will mich nicht als Dummchen oder Schlampe sehen, um sexuell zu sein.» Nachdem ihr klargeworden war, daß sie sich sehen kann, wie immer sie möchte, konnte sie freier und spielerischer mit ihrer erotischen Phantasie umgehen.

Frauen unterdrücken ihre Fähigkeit, über Sex nachzudenken, aus vielen verschiedenen Gründen. Zu den stärksten Einflüssen, die das Phantasieleben einer Frau hemmen können, zählen sexuelle Traumata in der Vergangenheit. Ähnlich nachhaltig können sich eine sexuell repressive Kindheit oder religiöse Botschaften auswirken. Daher ist es wichtig, die sexuelle Vorgeschichte einer Frau individuell zurückzuverfolgen, wenn wir uns mit ihren Phantasien beschäftigen.

Eine Frau zum Beispiel, deren Vater sie als Mädchen gezwungen hatte, für Kinderpornos zu posieren, hatte später Angst vor dem ganzen Thema Phantasie. «Das ist ein Ort, an den ich mit meinen Vorstellungen heute nicht gehen kann, sosehr ich das als Erwachsene auch wollen mag», sagte sie. Eine andere Frau zensierte ihre sexuellen Gedanken nach der Pubertät aus einem ganz anderen Grund: Sie wollte Nonne werden. Mit fünfzig, nachdem sie aus ihrem Orden ausgetreten war und sich mit Männern zu treffen begann, erlebte sie zu ihrer Begeisterung eine erste erotische Phantasie, in der ein männlicher Bekannter zärtlich an ihren Fingern saugte. Der Genuß, den diese süße Phantasie bereitete, motivierte sie, kühnere und plastischere sexuelle Gedanken in ihrer Vorstellung zuzulassen.

Die Phantasien von Frauen entwickeln und verändern sich im Laufe eines Lebens aus vielerlei Gründen. Eine junge Frau erzählte, sie phantasiere seltener, seit sie zu ihrer lesbischen Neigung stehe und eine Beziehung mit einer Frau angefangen habe. «Wozu noch phantasieren, wenn du das wahre Gefühl gefunden hast?» kommentierte sie und tätschelte das Bein ihrer Partnerin. Im Gegensatz dazu sagte eine andere Frau, sie phantasiere intensiver und häufiger, seitdem sie sich mit über vierzig noch einmal verliebt habe. «Ich habe nach einer langen Dürre wieder Zugang zu meiner Sexualität gefunden, und meine Phantasien haben wieder angefangen», erzählte sie mit einem zufriedenen Lächeln. Manche Frauen stellen auch fest, daß ihre Phantasien von biologischen Faktoren wie Altern, Streß oder Hormonen beeinflußt werden.

Ein persönlicher Ansatz

Die besondere Art, wie Frauen über ihre Phantasien sprechen, hat die Herangehensweise dieses Buches geprägt. Wir verfolgen einen Ansatz, der die *persönlichen Erfahrungen* berücksichtigt, das heißt, wir betrachten die Phantasien vor dem Hintergrund des individuellen Lebens einer Frau. Eine der von uns befragten Frauen fand eine sehr schöne und zutreffende Formulierung. Sie sagte: «Eine Phantasie ist wie ein schöner Stoff, der aus allen Fäden deines Seins gemacht ist. Du brauchst dein ganzes Leben, um ihn zu weben.» Mit diesem persönlichen Ansatz gehen wir davon aus, daß jede von uns am besten selbst erspüren kann, woher die Phantasien kommen und wie gute Dienste sie uns im täglichen Leben leisten.

Wir wollen nun an einem Phantasiethema, das uns von vielen Frauen in verschiedenen Variationen beschrieben wurde, zeigen, wie unser Ansatz funktioniert. Es geht in der Phantasie darum, daß ein Lehrer eine Schülerin verführt. Doch keine zwei Frauen erzählen diese erotische Geschichte auf exakt die gleiche Weise. In einer Phantasie entwickelte sich die Geschichte folgendermaßen:

> Ich stelle mir ein junges Mädchen vor, bei dem sich gerade die Brüste zu entwickeln beginnen. Sie lebt auf einer abgeschiedenen Farm und ist oft einsam. Eines Tages kommt ein Handelsreisender vorbei. Ihr Vater bietet ihm an, auf dem Heuboden zu übernachten. Spätabends kommen der Mann und das Mädchen ins Gespräch. Sie findet es aufregend, einen neuen Freund zu haben. Als sie über Persönlicheres sprechen, erwähnt sie, daß Männer großbusige Frauen attraktiv zu finden scheinen. Sie sei besorgt, daß ihre Brüste klein bleiben könnten. Auf seinen Reisen, sagt er, habe er sich mit vielen Frauen angefreundet. Einmal habe ihm eine davon das Geheimnis verraten, wie man große Brüste bekommt, und er würde es ihr jetzt anvertrauen.
>
> Zuerst erzählt er ihr, sie müsse ihre Brüste und Brustwarzen vor dem Schlafengehen massieren. Am besten solle sie das vor ihrem Fenster tun, so daß er sehen könne, ob sie alles richtig macht. Dann bietet er an, ihr einige neue Streichelweisen zu zeigen, um «die Wachstumshormone zu wekken». Und er verrät ihr als Tip, daß ihre Brüste wachsen würden, wenn jemand an ihren Brustwarzen saugt. Ob ihr nicht aufgefallen sei, daß stillende Mütter große Brüste haben?
>
> Jedesmal, wenn der Handelsreisende wieder auf dem Heuboden übernachtet, gibt er ihr einen anderen Geheimtip, wie sie ihre Brüste zum Wachsen bringen kann. Sie freut

sich, ihren eigenen Lehrer gefunden zu haben, obwohl sie an der Größe ihrer Brüste keine großen Veränderungen feststellt. Doch er versichert ihr, daß es funktioniert. Und dann erzählt er ihr noch, daß man mit den gleichen Übungen den Penis eines Mannes zum Wachsen bringen kann. Er bittet sie, seinen Penis zu massieren, und zu ihrem Erstaunen sieht sie ihn vor ihren Augen wachsen. Er habe ihr noch eine Lektion beizubringen, doch dafür brauche er ihre Hilfe. Er fordert sie auf, sich auszuziehen, und zeigt ihr dann, wie gut sein steifer Penis in ihren Körper hineinpaßt. Nachdem er ihr gezeigt hat, wie sich ihre beiden Körper zusammen bewegen, sagt er ihr, daß sie jetzt erwachsen sei.

Wenn wir nur diese Geschichte hören, ohne etwas über die Frau zu erfahren, die sie erzählt, haben wir keinerlei Anhaltspunkt, warum sie sie erregend findet und wie sie selbst zu dieser Phantasie steht. Wie würde wohl eine junge, sexuell unerfahrene Frau, die beim Masturbieren erotische Gedanken erfindet, diese Phantasie empfinden? Wie anders würde die Phantasie dagegen erscheinen, wenn sie viel älter wäre und noch einmal den Kitzel ihres sexuellen Erwachens erleben möchte?

Tatsächlich stammt diese Phantasie von einer sechsundvierzigjährigen Frau namens Janette, die sie mit gemischten Gefühlen betrachtete. Sie mochte die Freundschaft und die sexuelle Verspieltheit zwischen dem Mann und dem Farmermädchen. Besonders erregend fand sie die Stimulation der Brüste. Wenn sie diese Phantasie beim Sex ablaufen ließ, wurde sie von den anschaulichen Bildern genug erregt, um zum Orgasmus zu gelangen. Doch obwohl die Phantasie ihr half, den Sex zu genießen, spürte sie auch eine quälende Abneigung dagegen.

Als wir mehr über Janettes Lebensgeschichte hörten, stellte sich heraus, daß sie von einem älteren Bruder an den Sex herangeführt worden war. Er hatte sie als Kind betastet und dabei so getan, als ob er ihr «Lehrer» sei. Die Phantasie von dem Farmermädchen erinnerte sie daran, wie sie selbst ihrer Unschuld beraubt worden war, und quälte sie deshalb. Eine Frau dagegen, die nie mißbraucht wurde, könnte dieselbe Art von Geschichte als rein spielerisch und erquicklich empfinden.

Phantasieinhalte lassen sich – ebensowenig wie Träume – nicht durch das oberflächliche Urteil eines Außenstehenden als «gut» oder «schlecht» bewerten. Jede Frau kann ihre sexuellen Phantasien und ihre eigenen Empfindungen dabei am besten selbst interpretieren. Wenn wir aus der Beschäftigung mit unseren Phantasien wirklich neue Erkenntnisse gewinnen wollen, müssen wir uns auf unsere Intuition verlassen.

Verstehen wir unsere Phantasien besser, können wir einzelne vielleicht gezielter einsetzen, um positive Effekte in unserem Sexualleben zu erzielen. Oder wir entwickeln neue Phantasien als spielerische Form der Selbstdarstellung. Die Erforschung unserer Phantasiewelt ist immens aufschlußreich und eröffnet uns neue Wege, sexuelle Gedanken zu entfalten.

Mit einer offenen Einstellung zu unseren Phantasien können wir dazulernen. Das erste Hilfsmittel ist ein Phantasievokabular, das die persönlichen Erfahrungen der Frauen respektiert.

KAPITEL 2

Phantasiestile beschreiben

«Privatparty: Zwei Mädchen machen's vor»

«Knackige Krankenschwester wird zur willigen Sexsklavin»

«Ehefrauen auf Abwegen»

«Ladys, holt euch eure Klapse!»

Überschriften wie diese, die mit Beschreibungen sehr spezifischer sexueller Situationen locken, finden sich heute in den pornographischen Mailboxforen der Computernetze. Auf den ersten Blick scheint es, als habe das Internet das Thema sexuelle Phantasien endgültig gesellschaftsfähig gemacht.

Bei näherem Hinsehen zeigt sich jedoch, daß dieses High-Tech-Medium sexuelle Phantasien auf die gleiche beschränkte Weise beschreibt und so kategorisiert, wie Erotikvideos und Pornomagazine in männerorientierten Sexshops geordnet sind.

Es ist weder neu noch originell, Phantasien nach dem sexuellen Akt, Objekt oder Fetisch zu klassifizieren. Eine Telefonsexanbieterin erzählte uns, die beliebtesten Phantasien von Männern, die sie hört, seien so stereotyp und voraussagbar, daß sie meist schon in der *ersten Minute* eines Anrufs weiß, welche Phantasie ein Mann durchspielen will. Hat sie die richtige Kategorie gefunden, weiß sie genau, welche Art von Skript ihn zum Orgasmus bringen wird.

Wenn Frauen ihre sexuellen Phantasien mit ihren eigenen Worten beschreiben, dauert das meist länger als eine Minute. Selten sind sie so voraussagbar und so sehr auf einen Orgasmus ausgerichtet. Nur sehr wenige Frauen, mit denen wir sprachen, sagten, daß ein bestimmter Geschlechtsakt, ein Körperteil oder ein bestimmter Partner ausreiche, um eine Phantasie verlockend zu machen. Vielmehr erklärten sie ausführlich, wie sie sich selbst in ihrer Phantasie sehen, welche Rolle sie spielen und welche Art sexuelle Energie in ihren Phantasien dargestellt wird.

Viele Frauen hielten ihre Phantasien für zu kompliziert, um sie ganz knapp zu beschreiben. «In meinen sexuellen Phantasien geht es um mehr als nur ‹saug-saug-saug, leck-leck-leck, bums-bums-bums›», sagte eine Frau. Was weibliche Phantasien erotisch und bemerkenswert macht, ist in der Tat oft der emotionale Gehalt, die Beziehungsdynamik und die verschiedenen Formen der sensorischen Stimulation.

Daß Frauen gerade auf diese Details Wert legen, stimmt mit allgemeineren Erkenntnissen über die Unterschiede zwischen den Geschlechtern überein. So ergaben frühere Untersuchungen zum Beispiel, daß die Phantasien von Männern meist visueller und plastischer sind als die von Frauen und daß weibliche Phantasien mehr taktile Stimulation beinhalten. Männliche Phantasien kommen in der Regel schneller zum eigentlichen Sexualakt, während die von Frauen sich meist langsamer aufbauen und ein längeres Vorspiel umfassen.

Eine Frau erzählte, wie sich diese biologischen Unterschiede in ihrem Leben manifestieren, und beschrieb, wie verschieden sie und ihr Mann mit Pornomagazinen umgehen: «Er sieht sich die Bilder an und wird erregt. Für ihn geht es beim Phantasieren nur um Visuelles, das hat sofortige Reizwirkung. Ich brauche mehr Drumherum, um Sex genießen zu können. Ich nehme mir mehr Zeit, die Geschichten zu lesen, und stelle mir vor, ich würde mich mit bestimmten Charakteren einlassen, die mir emotional zusagen. Dann merke ich auch, daß mich das erregt.»

Viele Untersuchungen über sexuelle Phantasien konzentrieren sich auf den Sexualakt und vernachlässigen den Kontext für die imaginären sexuellen Erlebnisse. Doch dieser Kontext bestimmt maßgeblich, wie Frauen ihre sexuellen Phantasien empfinden. Zum Beispiel phantasierten zwei Frauen von Gruppensex. Die eine stellte sich eine brutale Entführung und Vergewaltigung durch eine Motorradgang vor, während sich die andere auf einem Luxuskreuzschiff sah, wo sie die wunderbare und willkommene sexuelle Aufmerksamkeit aller Mannschaftsmitglieder genießt. Weil die sexuellen Handlungen unter so ungleichen Umständen stattfinden, hinterließen diese zwei Gruppensexphantasien ganz unterschiedliche Gefühle bei den beiden Frauen.

In früheren Studien wurden die Phantasien von Frauen und Männern nicht nur nach der Art des Geschlechtsakts, sondern auch nach dem sexuellen Fetisch, dem Ort oder dem imaginierten Partner der Sexualhandlung eingeteilt. Daraus geht hervor, daß Männer in ihren Phantasien am häufigsten von Sex mit attraktiven, begierigen, willigen Partnerinnen träumen. Frauen hingegen neigen eher dazu, sich als Objekt der Begierde zu sehen. Eine Untersuchung aus den achtziger Jahren faßt die fünf gängigsten Phantasien von Männern so zusammen: verschiedene Positionen beim Geschlechtsverkehr, die Frau als der offensive Part, oraler Sex, Sex mit einer neuen Partnerin, Sex am Strand. Und bei Frauen: sexuelle Betätigung mit dem jetzigen Partner, Wiederholung einer früheren sexuellen Erfahrung, verschiedene Positionen beim Geschlechtsverkehr, Sex in anderen Räumen als dem Schlafzimmer und Sex auf dem Teppich.[1]

Doch wenn Frauen ihre Phantasien beschreiben, erzählen sie von Bildern, die nicht so hübsch in diese Kategorien passen. Sie erzählen komplexe Geschichten, die ihren erotischen Wert verlieren, wenn sie auf die sexuelle Aktivität reduziert oder danach katalogisiert werden. Maggie zum Beispiel ist eine von vielen Frauen, die wir kennenlernten, deren Phantasien die Sinnlichkeit des Frauseins erotisiert. Ihre intimen Vorstellungen drehen sich um die Rundungen, die Schatten und die Weichheit des weiblichen Körpers. Doch im wirklichen Leben genießt sie den Sex mit Männern. Es falle ihr schwer, ihre Phantasien zu erklären, sagt sie, «weil mir die richtigen Worte dafür fehlen. Es ist keine lesbische Phantasie, auch wenn es nur um Frauen geht. Es ist eher so, als würde ich das Frausein zelebrieren.» Ähnlich erzählten uns einige Lesben von Phantasien über Penisse, Dildos und den erotischen Reiz maskuliner Energie.

Die Beschreibungen weiblicher Phantasien unterscheiden sich auch erstaunlich stark von der sehr direkten sexuellen Welt der Pornographie. Die typische pornographische Formel des schnellen sexuellen Vergnügens fanden viele unserer Gesprächspartnerinnen nicht aufregend. Im Gegensatz zu den Phantasien, die Frauen oft beschreiben, bietet die auf Männer abzielende Pornographie nur wenig Rahmenhandlung für den Liebesakt. Meist gibt es keine intime Beziehungen, und selten wird mit Bildern gearbeitet, die sinnlich *und* sexuell sind. In der weiblichen Phantasiewelt sind die rein körperlichen Aspekte von Sex zwar oft sehr anschaulich, stellen zumeist aber nur einen Teil dessen dar, was eine bestimmte Phantasie der Erinnerung oder Wiederholung wert macht.

Ein frauenfreundlicheres Klassifikationssystem erfaßt die ganze Bandbreite weiblicher Erfahrungen mit sexuellen Phantasien. Es benennt die verschiedenen Rollen, in denen sich die Frauen in ihren Phantasien sehen. Und es berücksichtigt die spezifischen sensorischen Elemente der Phantasien, die Frauen am erotischsten finden. Mit Hilfe dieses neuen Klassifikationssystems zur Beschreibung unserer Phantasien bekommen wir ein besseres Gefühl dafür, warum uns manche Phantasien ansprechen, andere hingegen abstoßen.

Im allgemeinen kann man bei den Phantasien, die Frauen beschreiben, zwei wesentliche Stilarten unterscheiden. Der eine Stil ist die *Phantasie mit Skript*. Diese Phantasien folgen einer Erzählhandlung mit einem Plot, identifizierbaren Charakteren und eventuell Dialogen. Die zweite Stilart ist die *Phantasie ohne Skript*. Diese Phantasien konzentrieren sich auf sinnesbezogene Bilder, die das, was eine Frau sexuell erlebt, wiedergeben oder steigern. Skriptlose Phantasien verstärken die optischen, akustischen oder sonstigen Sinnesempfindungen, die eine Frau mit Sex in Verbindung bringt. Diese Phantasien entfalten sich nicht wie eine traditionelle Geschichte mit klarem Anfang und Ende und definierten Charakteren. Hier geht es mehr um Sinneseindrücke von sich aufbauender und freigesetzter sexueller Energie.

Die meisten Frauen können ihre Phantasien irgendwo auf einem Spektrum einordnen, das vom fein ausgefeilten Skript bis zum völligen Fehlen eines solchen reicht. Die Schlüsselelemente, auf die Frauen abheben, wenn sie eher skriptbasierte Phantasien beschreiben, sind die Handlung, die Rollen der Charaktere und die Beziehungsdynamik. Bei eher skriptlosen Phantasien stehen Bilder im Mittelpunkt, die die Sinne dieser Frau am meisten erregen.

Es läßt sich nicht sagen, warum manche Frauen Phantasien mit Skript erfinden und andere ohne. Eine Schriftstellerin erzählte uns, daß sie ihre Arbeitstage damit zubringe, über Figuren, Handlung und Dialoge nachzudenken. In ihrem aktiven Sexualleben habe sie jedoch noch nie eine skriptbasierte

Phantasie gehabt. Beide Phantasiestile sind gleichermaßen dazu geeignet, die Sinne zu stimulieren und das sexuelle Vergnügen zu steigern. Wir konnten keinerlei Verbindung zwischen einem der beiden Phantasietypen und einem besseren Sexualleben feststellen.

Phantasien mit Skript

Phantasien mit konkreten Handlungen und identifizierbaren Charakteren sind der mit Abstand gängigste Phantasietyp, den Frauen beschreiben. Es sind dies meist die am besten definierten Phantasien und auch diejenigen, die im kulturellen Umfeld am häufigsten zu sehen sind.

Wenn wir unsere skriptbasierten sexuellen Phantasien besser definieren und verstehen wollen, können wir sie nach den verschiedenen Rollen einteilen, in denen sich die Frau innerhalb ihrer eigenen Phantasie sieht. Die sechs beliebtesten Rollen von Frauen sind:

- Prinzessin
- Opfer
- Wilde Frau
- Domina
- Angebetete
- Voyeurin.

Aus diesen sechs Rollen lassen sich neue Phantasiemodelle entwickeln, die so allgemein sind, daß jede von uns individuelle Details – wer wir sind und was wir innerhalb einer bestimmten Phantasierolle tun – einfüllen kann. Diese knappe Charakterisierung unserer eigenen Erfahrungen und der anderer Frauen hilft uns, über die besonderen Möglichkeiten und Grenzen der einzelnen Rollen zu sprechen.

Durch ein paar einfache Fragen läßt sich feststellen, welche dieser sechs Rollen wir in unseren eigenen Phantasien spielen:

- Bin ich in der imaginären Sexszene eher aktiv oder eher passiv?
- Bin ich mehr Initiatorin oder mehr Rezipientin?
- Ist die Interaktion ein gegenseitiges Geben und Nehmen, oder herrscht einer über den anderen?
- Mißfällt mir die sexuelle Interaktion, oder begrüße ich sie?
- Ist die sexuelle Energie Ausdruck von Zuneigung oder Feindseligkeit?
- Beteilige ich mich an der sexuellen Handlung, oder bin ich nur Zuschauer?

Zwar können uns diese Phantasierollen helfen herauszufinden, welche Art von Sex uns in unserer Phantasie anspricht, doch geben sie nicht unbedingt wieder, wer wir wirklich sind oder was wir wirklich wollen. Die Phantasie kann ein Ort sein, an dem wir in Rollen schlüpfen, die uns im wirklichen Leben entgehen, oder ein Ort, an dem wir sexuelle Situationen ausprobieren, die wir in Wirklichkeit niemals wollten. Eine Frau erklärte es so: «In meinem Leben gebe ich den Ton an. Ich rede am meisten, ich bin die Lauteste. In der Phantasie kann ich still sein, mich zurücklehnen und mich unterwerfen. Die Phantasie verleiht meinem Schatten-Ich Flügel.» Bei der Beschäftigung mit diesen Rollen können wir auch sehen, mit welchen davon wir uns vielleicht in der Vergangenheit identifiziert haben und mit welchen wir in der Zukunft experimentieren wollen.

Die Prinzessin

Ich bin in einem Schlafzimmer bei Kerzenlicht und trage ein dunkelgrünes Negligé mit schmalen Trägern. Die Tür geht auf, und es verschlägt mir den Atem, als ich den umwerfenden Hawaiianer erblicke, dessen blitzende schwarze Augen sich an diesem Tag in der Hotellobby mit meinen getroffen hatten. Es ist ein warmer Abend, und eine sanfte Brise vom Meer bewegt die Vorhänge. Ich sehe seinen nackten Oberkörper und die hautengen Jeans. Wie gerne würde ich seine glatte braune Haut berühren, aber ich wage es nicht, den Anfang zu machen. Ich warte. Die Augen niedergeschlagen, erhasche ich einen kurzen Blick auf seine Schlangenhautstiefel, als er hinter mich tritt. Er fängt an, meinen Hals und meine Schultern zu küssen und zu streicheln – mit einem sanften Druck, der meinen Körper genußvoll erzittern läßt. «Vertrau mir», murmelt er leise und verbindet mir die Augen mit einem Seidenschal. Dann zieht er mich aufs Bett. Daß ich nicht sehen oder steuern kann, was als nächstes passiert, steigert meine Erregung nur noch. Ich ergreife die Bettpfosten und schreie vor Wonne, als er sich an meinem Körper hinabarbeitet und zwischen meinen Schenkeln zu lecken und zu beißen beginnt.

In dieser Lieblingsphantasie von Judith spielt sie die Rolle der Prinzessin. In dieser Rolle machen sich die Frauen begehrenswerter und erotisieren oft den Verlust ihrer Hemmungen. Eine Frau, die sich als passives Objekt der Begierde sieht, erotisiert die Botschaft, mit der viele Frauen aufwachsen: daß es feminin und schön ist, sexuell unterwürfig zu sein. Da dies eine so weit verbreitete und gesellschaftlich akzeptierte Botschaft ist, ist die Rolle der Prinzessin eine der häufigsten von Frauen beschriebenen Phantasien.

Obwohl Judith in ihrer Phantasie ganz passiv ist, empfindet sie das imaginäre Zusammentreffen trotzdem als romantisch. Ihr Phantasieliebhaber würde ihr niemals weh tun wollen. Im Gegenteil: Sein Tun führt sie zu neuen Höhen der sexuellen Freude. Die Liebe, die sie empfindet, stimuliere sie, sagt sie, ebenso wie «das Gefühl, keine Kontrolle zu haben, nicht zu wissen, was passieren wird, und ihn übernehmen zu lassen». In der Realität sei sie zwar eine erklärte Feministin, doch im Bett und in ihren Phantasien spiele sie lieber eine passive Rolle. «Ich mag es, Liebe mit mir machen zu lassen. So verstehe ich eine sexuelle, begehrende Frau.»

Frauen in dieser Rolle interpretieren «schön» auf verschiedene Weise. Manche sehen sich selbst ziemlich genau so, wie sie im wirklichen Leben sind, während andere ihr Aussehen verändern, um kulturellen Schönheitsidealen zu entsprechen. Manche Frauen sagen, es sei eine innere Schönheit, ihr Humor oder ihre Intelligenz, die ihren Phantasiepartner verrückt macht, wie bei Shakespeares scharfzüngiger Katharina in *Der Widerspenstigen Zähmung*, die ihrem Holden durch ihre Schlagfertigkeit den Kopf verdreht.

Frauen, die die Rolle der Prinzessin erotisieren, inszenieren sich selbst in einem Part, in dem sie sich dem sexuellen Genuß frei hingeben können, ohne sich schuldig oder gehemmt zu fühlen. Deshalb spricht diese Phantasierolle auch manche Frauen an, die sich scheuen, Sex offener zu genießen. Weil sie nur «geschehen lassen», brauchen sie sich des Genusses nicht zu schämen, den sie dabei empfinden. Sie können sich vorstellen, sich sexuell gehenzulassen, und jeden Gedanken an negative Konsequenzen oder Verurteilung durch andere ausblenden. In dieser Rolle kann sich eine Frau als tugendhaft, ja mysteriös sehen, weil sie versteckte Leidenschaften hat. Daß sie von der Begierde ihres Partners überwältigt wird, befreit sie von der Notwendigkeit, Initiatorin zu sein, um ihre Leidenschaften freizusetzen.

Manche Frauen stellen die Rolle der Prinzessin romantisch

dar, andere betonen den Reiz sexueller Kraft. Manche stellen sich vor, daß sie gefesselt werden oder beim Gruppensex das Objekt der Begierde aller sind. Auch wenn eine Frau ihren Phantasiepartner als sexuell kraftvoll beschreibt, sieht sie ihn nicht als grausam, erniedrigend oder verletzend. «Ich stelle mir gern vor, sexuell überwältigt zu werden, aber niemals, verletzt zu werden», sagte eine Frau. Eine andere bemerkte, daß ihre Phantasiebeziehung immer gleich blieb, egal ob sie sich ihren Partner als einen Fremden, als ihren Lieblingsschauspieler oder als ihren wirklichen Freund vorstellte. «Er ist immer kraftvoll. Ich werde immer überwältigt. Aber es ist nicht wie eine Vergewaltigung. Ich lasse ihm absichtlich die ganze Kontrolle. Ich brauche ihm nicht zu sagen, was er tun muß, um mich zu erfreuen. Er weiß es schon.»

Obwohl diese Art von Phantasie eine sexuelle Rolle der Hilflosigkeit festzuschreiben scheint, sprechen die Frauen mitunter von einer besonderen erotischen Macht, die sie als Prinzessin erlangen. Eine Frau sah sich in ihrer Phantasie, in der sie bei einem Lieblingslehrer nachsitzen muß, als verbotenes Objekt der Begierde und bezog daraus ein Machtgefühl. Sie sagte: «Dieser phantastische bärtige Mann findet mich so anziehend, daß er einfach nicht anders kann. Die Tatsache, daß es so unrecht ist, mich zu verführen, macht einen Großteil des Reizes aus. Ich liebe es, mir vorzustellen, ich sei so unwiderstehlich, daß etwas Sexuelles passieren *muß.*» Sie fühlt sich in dieser Rolle alles andere als machtlos oder mißbraucht: «Ich habe die Macht, einen Mann verrückt zu machen. Indem ich mich unschuldig gebe, lasse ich ihn denken, es sei alles seine Idee, daß wir Sex haben. Aber ich arrangiere die ganze Szene zu meinem Vergnügen.»

Rückblickend konnten manche Frauen sehen, wie sie die Rolle der Prinzessin schon von Kindheit an erotisiert hatten, als sie sich zum erstenmal vorstellten, die Leidenschaft eines anderen auf sich zu ziehen. Sie wiesen auch auf die vielen kulturellen Vorbilder hin, in denen sich die Rolle der Frau als Objekt der Begierde widerspiegelt. In dem klassischen Musical *The Music Man* zum Beispiel erscheint die Figur der Bibliothekarin Marian farblos und asexuell, bis Professor Harold Hill ihr die Brille abnimmt, so ihre Schönheit enthüllt und ihre Leidenschaft entzündet. Der «Professor» ist zwar ein Schwindler, aber er wird durch seine Liebe zu Marian geläutert.

Obwohl es Prinzessinnen zur Genüge in der Literatur, im Film und im Märchen gibt, dürfte die bleibende Popularität von Liebesromanen wohl der beste Beweis dafür sein, wie vielen Frauen diese Phantasieformel gefällt. Interessanterweise haben regelmäßige Liebesromanleserinnen öfter Sex und berichten von einer größeren sexuellen Befriedigung als Frauen, die solche Romane nicht lesen. Die Rolle der Prinzessin hat ganz klar eine treue Anhängerschaft. Ob die Romanzen in historischen Epochen oder in unserer Zeit spielen, ob die Heldin in einem einsamen Moor lebt oder als internationale Spionin agiert, stets erlebt sie ein glückliches, oft erotisches Ende, indem sie den Mann ihrer Träume auf sich aufmerksam macht, für sich gewinnt und umkrempelt. «Von dem Moment an, da sie aufeinandertreffen», schreibt die Romanautorin Susan Elizabeth Phillips in einem Essay, «ist es um ihn geschehen. All seine Körperkraft, sein Reichtum und seine Macht kommen nicht gegen ihren Mut, ihre Intelligenz, Großherzigkeit, Loyalität und ihr freundliches Wesen an.»[2]

In den Phantasiewelten gibt es eine Vielfalt von Schauplätzen, an denen Frauen die Rolle der Prinzessin spielen. Oft sind diese zeitlich oder räumlich weit von der Realität entfernt. Eine Frau beschrieb, wie sie um 1800 nachts in einer Kutsche mit einem Mann nach Hause fährt, der nicht widerstehen kann, sie sofort, auf der Stelle, zu lieben, und sich durch die vielen Schichten ihrer Rüschenwäsche hindurchkämpft, während das Pferd mit lautem Hufgeklapper auf dem Kopfsteinpflaster dahintrottet. Eine andere Frau stellte sich vor, sie sei in einer Hütte auf Bali, «wo ein dunkeläugiger Mann mich mit seinem leidenschaftlichen Blick entkleidet». Viele Frauen sagen, diese historische oder physische Distanz sei wichtig. Ihre Phantasie sei ein Mittel, sie aus der Gegenwart fortzutragen, wo sie vielleicht unsicherer, zögerlich oder ambivalent sind, wenn es darum geht, sexuelle Wünsche zum Ausdruck zu bringen.

Während manche Frauen berichten, daß diese Phantasierolle ihnen hilft, Hemmungen zu überwinden, sind andere besorgt, daß sie ihre passive Rolle im wirklichen Leben verstärken könnte. Als Prinzessin muß eine Frau darauf warten, daß ihr Phantasiepartner den sexuellen Kontakt initiiert. Sie kommt nicht dazu, im Geiste zu proben, daß sie einmal selbst die Initiative ergreift. Eine der Frauen genoß ihre häufigen Phantasien, sah aber auch die Beschränkungen dieser Rolle: «Diese Kultur hat mich gelehrt, meinen Körper als eine Quelle des Genusses für Männer zu sehen. Das sitzt ganz tief.»

Frauen, die diese Rolle mögen, betonen allerdings oft, daß sie ihnen ein Gefühl der Kontrolle gibt, die sie im wirklichen Leben nicht immer haben. In ihrer Phantasie entscheidet die Frau selbst, wie schnell oder gemächlich sich das sexuelle Geschehen entfaltet. Sie wählt den Phantasiepartner, der sie verführt, und entscheidet, wie sie körperlich stimuliert wird. Sie inszeniert das Phantasiegeschehen so, wie es ihr gefällt und Spaß macht.

Das Opfer

> Ich bin allein in einer festungsartigen Umgebung. Die schweren Vorhänge lassen kein Sonnenlicht herein. Als ich meinen Körper einöle und ein hauchdünnes Kleid anziehe, das meine Brüste betont, klingelt das Telefon. Es ist mein Freund, der mir in schroffem Ton sagt, ich solle mich bereithalten. Er komme jetzt nach Hause und er bringe einen Freund mit. Als die beiden Männer eintreffen, serviere ich ihnen Drinks auf einem Silbertablett. Der Gast zieht mich auf seinen Schoß und fängt an, meine Brüste zu betatschen und zu drücken und unter meinem Rock herumzufummeln. Ich fühle, wie sein Penis steif wird. «Sie ist heiß, was?» sagt mein Freund zu seinem Gast. «Die Hexe läßt mich alles mit ihr machen.» Wenn ich das höre, weiß ich, daß ich meinen Job gut gemacht habe. Beide Männer werden derben Sex mit mir haben wollen, einer nach dem anderen, und mich durch eine kraftvolle Mischung aus Erniedrigung und Vergnügen zum Orgasmus bringen.

In Nitas Phantasie geht ihre sexuelle Passivität über den Verlust von Hemmungen hinaus. Sie sieht sich als Opfer. Frauen, die diese Rolle annehmen, sehen sich nicht in den Händen eines sanften Liebhabers, sondern stellen sich vor, sie würden gegen ihren Willen in eine sexuelle Situation gezwungen. Sie verknüpfen Erregung mit Bildern, in denen sie kontrolliert und dominiert werden oder ihnen sogar Schmerz zugefügt wird.

Beide Rollen, die der Prinzessin und die des Opfers, betonen die sexuelle Passivität der Frau. Doch sie repräsentieren unterschiedliche Sichtweisen von Sex und unterschiedliche Bedingungen für eine sexuelle Begegnung. Bei der Rolle der Prinzessin entstehen sexuelle Freuden aus Spontaneität, Liebe, körperlicher Anziehung und oft aus Spielerei, während die sexuelle Energie bei der Opferrolle aus Furcht, Haß, Gefahr oder manchmal aus Gewalt erwächst.

Frauen, die sich in dieser Rolle sehen, schildern mitunter Situationen, in denen sie gefangengehalten werden, gefesselt sind oder sogar gefoltert werden. Oft sagen sie, daß sie durch die Phantasie und den von ihr ausgelösten Adrenalinstoß intensiven sexuellen Genuß empfinden. Für kurze Zeit und ohne jede echte Gefahr können sie ihre Neugier in bezug auf gefährlichen Sex befriedigen.

Frauen in der Opferrolle beschreiben sich als machtlos. Der «Täter» hat alle Macht und hält die Zügel in der Hand. Um dieses Machtungleichgewicht zu betonen, beschreiben manche Frauen das Opfer als ein Kind, ein junges Mädchen oder zumindest als kleiner und schwächer als der dominante Sexualpartner.

Die Opferrolle entsteht oft aus frühen Assoziationen, die Frauen mit Sex und Macht, Schmerz, Angst oder Scham verknüpfen.[3] Lori Galperin, eine Sexualtherapeutin und klinische Koleiterin des «Masters and Johnson Sexual Trauma und Compulsivity Program», schildert, daß diese Opferphantasien häufig bei Klientinnen zum Tragen kommen, die sexuelle Gewalt erlebt haben. Sie erläutert: «Wenn sich die Erregungsmuster einer Frau im Kontext von Inzest, Brutalität oder Vergewaltigung entwickelt haben, dann setzt das eine Maschinerie in Gang. Dadurch werden Elemente zusammengebracht, die unter normalen Umständen nicht miteinander verknüpft würden.»

Nita zum Beispiel wurde als Teenagerin von ihrem strengen moslemischen Vater beim Küssen mit ihrem Freund erwischt. Auch wenn sie in einer bürgerlichen Vorstadt im Mittleren Westen lebten, erwartete ihr Vater von ihr, daß sie sich so benahm wie die Mädchen in seinem Heimatland im Nahen Osten. Er nannte sie eine Hure und schlug sie so heftig, daß sie medizinisch behandelt werden mußte. «Ich fühle mich immer noch schuldig für meine Sexualität», sagt sie heute. «Ich kann Sex nur genießen, wenn ich mir vorstelle, daß ich für meine Sexualität und meine Weiblichkeit bestraft werde.»

Opferphantasien, auch wenn sie von den Frauen als stark erotisch charakterisiert werden, hinterlassen oft ein Gefühl der Erniedrigung oder Demütigung. Diese Phantasien können so stark sein, daß manche Frauen das Gefühl haben, sie müßten sich ihnen entweder ergeben oder sich sexuell verschließen, um sie zu vermeiden. Eine Frau, die eine wiederkehrende Vergewaltigungsphantasie hatte, meinte: «Ich verstehe nicht, warum ich ein so abscheuliches Geschehen immer wieder durchspiele. Ich genieße zwar den Höhepunkt, aber danach muß ich weinen, wahrscheinlich weil ich mich schuldig fühle, daß ich auf diese Weise meinen Orgasmus bekomme.» (Wie wir in Kapitel 8 sehen werden, können Frauen lernen, lästige Phantasien zu löschen oder zu ersetzen und sexuelle Wünsche auf neue Art zu erleben.)

Das erotische Vergnügen, das Frauen aus einer Opferphantasie beziehen, kann ein Versuch sein, unangenehme oder schreckliche Erfahrungen der Vergangenheit zu verarbeiten. Wenn sich eine Frau irrigerweise die Schuld dafür gibt, daß sie mißbraucht wurde, kann die Phantasie eine Form der Selbstbestrafung sein. Wenn sie sich vor der Intensität ihrer eigenen Wut fürchtet, kann die Phantasie den Ausbruch dieses Zorns unterdrücken. Wenn sie Angst hat, beweist ihr die Phantasie, daß sie das schlimmste vorstellbare Szenario überleben kann. In einer Opferphantasie kann eine Frau im Prinzip Mißbrauchsszenarien zu psychologischen Zwecken durchspielen, ohne dabei die schreckliche Realität und die negativen Folgen echter Gewalt erfahren zu müssen. So bleibt eine Frau, die sich in ihrer Phantasie ausmalt, geschlagen zu werden, von den Blutergüssen verschont, die sie im wirklichen Leben davontragen würde.

Alice zum Beispiel wurde als Mädchen bei einer versuchten Vergewaltigung schlimm verletzt und als junge Frau bei einem Rendezvous vergewaltigt. Obwohl ihr wirklicher Liebhaber sanft und liebevoll ist, findet sie die größte sexuelle Befriedigung im Phantasieren «über gesichtslose Männer, die mich an den Knöcheln festhalten und mich brutal vergewaltigen. Schließlich bringe ich alle Peiniger zusammen, so daß sie in meinen Mund, meinen After und meine Scheide eindringen. Wenn sie anfangen zu fluchen und mich zu schlagen, komme ich endlich.»

In unserer Kultur gibt es genügend Vorbilder für die Opferrolle. Es ist eine Rolle, die auch Hollywood immer wieder gerne besetzt. In den fünfziger Jahren spielte Vivian Leigh in *Endstation Sehnsucht* die Figur der zerrütteten Blanche Dubois, über die Marlon Brando brutal herfällt. In den neunziger Jahren spielt Elizabeth Shue in *Leaving Las Vegas* eine Prostituierte, die von einer Bande Collegestudenten vergewaltigt wird. Wenn in einem Hollywoodfilm eine Vergewaltigungsszene gezeigt wird, ist das Opfer fast immer weiblich.[4] Wird tatsächlich einmal ein Mann im Film sexuell angegriffen, wie in *Beim Sterben ist jeder der Erste* oder *Pulp Fiction*, dann ist das so ungewohnt, daß das Publikum, sonst an Gewaltszenen und den begleitenden Adrenalinstoß gewöhnt, schockiert ist.

Im wirklichen Leben kann es einer Frau zu schaffen machen, daß die Opferphantasie möglicherweise eine Distanz zu ihrem echten Partner erzeugt. Eine Frau beschloß, ihre Phantasien zu ändern, als sie erkannte, wie sehr diese Rolle sie daran hinderte, sich ihrem Freund näher zu fühlen. «Er dachte an mich, wenn wir Liebe machten, aber meine Gedanken hatten nichts mit ihm zu tun.» Eine andere Frau fühlte sich schuldig, wenn sie beim Sex mit ihrer Partnerin Opferphantasien hatte. «Ich fühle mich verlogen. Ich genoß nicht den zärtlichen Sex, den sie mit mir zu haben glaubte.»

Opferphantasien haben ein noch problematischeres Potential: Sie können Frauen so konditionieren, daß sie im wirklichen Leben wieder zu Opfern werden. Wenn sich eine Frau wiederholt und intensiv mit Opferphantasien beschäftigt, verstärkt sie damit eine Verbindung zwischen Schmerz oder Gefahr und sexuellem Genuß. Im Kopf spielt sie riskante oder gefährliche Szenarien durch, die ohne die negativen Folgen der Realität bleiben. Das kann ihr Urteilsvermögen beeinträchtigen und sie blind für reale Situationen machen, in denen sie verletzt oder gedemütigt werden könnte.

Ellen Bass, Koautorin von *Trotz allem. Wege zur Selbstheilung für sexuell mißbrauchte Frauen*, stellt ganz richtig fest: «Die Opferrolle zeigt nicht das Wesen einer Frau, ihr wirkliches Selbst. Frauen denken irrtümlich, diese Phantasie sage etwas darüber aus, wer sie wirklich sind, anstatt sie als Reaktion auf eine äußere Kraft zu sehen. Es hilft, wenn man sich klarmacht, daß eine Phantasie nur eine Rolle ist, die wir erlernt haben, kein Schicksal.»

Die Wilde Frau

Ich bin mit einer Gruppe schöner Frauen in einer Hütte. Die Frauen umsorgen mich, schminken mich und ziehen mir hochhackige Schuhe und ein winziges Bikinihöschen an. Als ich fertig bin, gehen die Frauen, und zwanzig gutaussehende Männer betreten den Raum, nur in Boxershorts. Sie trinken, lachen und schauen mir zu, wie ich verführerisch zu der lauten Musik tanze, die plötzlich eingesetzt hat. Wenn ich so richtig in Stimmung bin, setze ich mich mitten im Raum auf einen Stuhl und befehle den Männern, zu mir zu kommen, einer nach dem anderen. Sie wollen sich amüsieren, genau wie ich. Ich sage jedem einzelnen, auf welche Weise er mich lieben soll. Und das tun sie, die ganze Nacht lang.

Bernadette, die in den fünfzehn Jahren ihrer Ehe mit keinem anderen als ihrem Mann intim war, genießt es, in ihrer Lieblingsphantasie eine Wilde Frau zu sein. Gelegenheitssex, anonym und manchmal roh, ist die Regel bei Frauen, die die Rolle der Wilden Frau annehmen. Sie ermöglicht es Frauen, Sex ohne Regeln, Tabus oder Verpflichtungen zu genießen. Als Wilde Frau brechen sie aus der traditionellen weiblichen Unterwürfigkeit aus und sind aktiv auf Vergnügen nach ihren eigenen Bedingungen aus. Sie genießen es, Sex zu initiieren und ein sexuelles Feuerwerk zu entzünden, ohne von der Lust eines Partners abhängig zu sein.

Typischerweise befriedigt die Wilde Frau zwar aktiv ihre eigenen Wünsche, aber ohne dabei ihre Phantasiepartner zu verletzen oder zu demütigen. Vergnügen, nicht Macht, ist die treibende Kraft bei dieser Phantasierolle. Wie die Prinzessin braucht auch die Wilde Frau in ihrer Phantasie Bedingungen der Sicherheit und des Einverständnisses. Auch die Wilde Frau baut mitunter Elemente des Abenteuers, der Spontaneität, der Spannung oder der Spielerei mit ein, um ihre Erregung zu steigern. Eine Frau erläuterte uns: «Meine Phantasie sagt mir, daß ich es wert bin, so viel Liebe und Aufmerksamkeit zu erhalten, wie ich nur kriegen kann. Ich habe überhaupt kein schlechtes Gewissen. In meiner Phantasie brauche ich keinem einen blasen, um all den Oralsex zu bekommen, den ich für mich selbst haben will.»

Manche Frauen übertreiben in der Person der Wilden Frau ihre sexuelle Potenz und Energie. Greta zum Beispiel phantasiert, sie sei eine reiche, unabhängige Geschäftsfrau voller Energie und Kreativität. Sie stellt sich vor, sie würde bei Partys auf Männer zugehen und kühn deren Hosenschlitz öffnen, um Sex zu initiieren. Sie malt sich aus, daß sie jeden Tag mehrere sexuelle Erlebnisse hat, oft als Exhibitionistin, die sich öffentlich entkleidet. Ihre Phantasiegestalt sei «sexuell viel expressiver, als ich es im wirklichen Leben bin. In der Phantasie schere ich mich nicht um gesellschaftliche Zwänge oder Konventionen. Ich bin schamlos, wild sexuell, ohne Konsequenzen. Ein freier Geist.»

Oft stellen sich die Frauen vor, sie würden diese Rolle an öffentlichen Orten, mit vielen verschiedenen Partnern oder noch auf andere Weisen spielen, die jedenfalls eklatant gegen sexuelle Konventionen und Schranken verstoßen. Erika zum Beispiel sieht sich in einem vollen Billardsaal, in dem Gelächter und laute Rock-'n'-Roll-Musik ertönt. «Einer der Männer, mit denen ich Billard gespielt habe, fordert mich heraus, auf dem Tisch zu tanzen. Nur zu gerne steige ich hinauf und tanze ihnen vor. Ich liebe es, wie mich die Männer mit offener, erotischer Begierde anschauen, obwohl mir diese Form von Aufmerksamkeit im wirklichen Leben unangenehm ist», vertraut sie uns an. «Dann fordere ich in meiner Phantasie einen der Männer – ein toller Typ! – auf, auch auf den Tisch zu steigen und mit mir zu tanzen. Ich sage ihm, er soll sich ausziehen. Als er das tut, sehe ich, daß sein Schwanz noch größer ist, als ich ihn mir vorgestellt hatte. Wir küssen uns, lassen uns auf den Tisch fallen und legen los. Die anderen Männer schauen zu und feuern mich an. In dieser Phantasie hole ich mir sehr kühn, was ich will. Ich sage dem Typen genau, wie er mich befriedigen soll. Nachdem ich mit ihm zum Orgasmus gekommen bin, nehme ich mir nacheinander alle anderen.»

Manche Frauen stellen sich in dieser Art von Phantasie vor, sie seien Verführerin, Vamp oder Prostituierte, und schlüpfen so in eine Rolle, die so alt ist wie die biblische Isebel. Doch im Unterschied zur realen Prostitution, wo sexuelle Gewalt und Erniedrigung zum Alltag gehören, birgt die Rolle der Phantasiehure keine Risiken. Eine Frau beschrieb ihre Phantasie als romantische Komödie. Sie war darin die «spezielle Hure» ihres Freundes, die in Strapsen eine atemberaubende Sexakrobatik hinlegt und kichernd einen Sexakt nach dem anderen vollführt. Wie die Nutte, die Julia Roberts in *Pretty Woman* spielt, phantasiert diese Frau von reichen Klienten, die sich in sie verlieben.

Die Wilde Frau ist das Cosmogirl, das seine erogenen Zonen kennt. Sie ist Madonna, die ihre Sexualität zur Schau stellt. Sie ist Elaine aus der beliebten Sitcom *Seinfeld*, die ihre Sexualpartner und -partnerinnen mit ihrem trockenen Humor anlockt. Die kulturellen Vorbilder sind Frauen, die in ihren Beziehungen offensiv für ihre sexuelle Befriedigung sorgen.

Viele Frauen genießen die Freiheiten und Freuden dieser Rolle, doch manche stört es, daß sie sich im wirklichen Leben so ganz anders verhalten. Andere empfinden eine Dissonanz zwischen der imaginären Reaktion ihrer Phantasiepartner auf ihre sexuelle Aggressivität und der Reaktionsweise, die ihre echten Partner vermutlich an den Tag legen würden, wenn sie ihre sexuellen Wünsche direkter zum Ausdruck brächten. Weil es der typischen Wilden Frau primär darum geht, körperlichen Genuß zu erreichen, manchmal auf selbstsüchtige Weise, vermissen manche Frauen eine tiefere Intimität oder Gleichwertigkeit innerhalb der Phantasie oder mit ihrem wirklichen Partner.

Manchmal schlüpfen Frauen in diese Rolle, um sexuelle Beziehungen zu erkunden, auf die sie neugierig sind, die sie aber real nicht erlebt haben. Eine vierzigjährige Frau erzählte zum Beispiel, sie phantasiere vom Sex mit einer anderen Frau, obwohl sie niemals eine lesbische Begegnung hatte. Sie stellt sich eine Szene der gegenseitigen sexuellen Entdeckung mit einer Frau vor, die ihr sehr ähnlich sieht. «Mein Erkundungsdrang und meine Neugier erregen mich. Ich entkleide meine Phantasiepartnerin und küsse und streichle ihren Körper entdeckerisch, leidenschaftlich, aber vor allem sanft. Dann macht sie das gleiche bei mir.»

Manchen Frauen gibt diese Rolle die Freiheit, reale Wünsche und Empfindungen extremer fortzuführen. Die vierunddreißigjährige Maureen zum Beispiel malt sich in ihrer Phantasie aus, mit Partnern zusammenzusein, die beim Sex keine Grenzen setzen und alles zulassen. «Meine Phantasiepartnerin öffnet sich ganz meiner Berührung. Ich genieße absolute Freiheit und das Vertrauen, mich mit ihrem Körper zu vergnügen, wie ich will. Das törnt mich wahnsinnig an, aber es ist keine Spur von Demütigung oder Entwürdigung dabei. Wir geben uns beide total unseren Empfindungen hin, bewegen uns aber nie am Rande der Gefahr. Es fühlt sich frei an, extravagant, unendlich genußvoll.»

Die Domina

> Ich phantasiere gerne, daß ich Männer jage. Ich stelle mir vor, daß ich mir aus einer Menschenmenge einen attraktiven Mann herauspicke und ihm nachstelle. Ich lasse ihn ein bißchen das Gefühl von Macht kosten, gerade genug, damit er denkt, er sei der Boß. Dann, wenn er ohne mich nicht mehr leben kann, wenn er mir verfallen ist, drehe ich den Spieß um. Ich übernehme dann das Kommando. Ich gebe den Ton an. Er ist nur zu meinem Vergnügen da. Und wenn ich genug Spaß gehabt habe, bin ich mit ihm fertig. Er fühlt sich wie ein begossener Pudel. Das ist mein Spiel.

Monica beschreibt die Phantasie einer Domina oder Herrin. In dieser Rolle wird eine Frau von ihrer Macht und ihrer erotischen Kontrolle über andere erregt. Ihre Phantasien konzentrieren sich darauf, einen Partner dazu zu bekommen, das zu tun, was sie will.

Monica versteht diese Phantasierolle als Reaktion auf frühere Erfahrungen mit Sex. «Ich bin erst einundzwanzig», sagte sie, «aber ich fühle mich viel älter. Ich habe in meinem Leben schon genug Sex gehabt, um sagen zu können, daß es in jeder Beziehung einen dominanten und einen unterwürfigen Partner gibt. Ich hatte schon Phantasien, in denen ich das Opfer war, und ich habe beschlossen, daß ich mich nie wieder dominieren lasse. Damit bleibt mir nur eine Alternative: mir vorzustellen, ich sei am Drücker.» Auch anderen Frauen gefällt die Rolle der Dominierenden, weil sie den Wunsch haben, sexuelle Macht zu übernehmen, alte sexuelle Wunden zu heilen oder der Opferrolle beim Sex zu entkommen.

Wie die Wilde Frau initiiert auch die Domina aktiv sexuelle Begegnungen zu ihrem eigenen Vergnügen. Doch während die Wilde Frau dies in einem Rahmen von Sicherheit und Einverständnis tut, kümmert sich die Domina nicht unbedingt um das Sicherheitsempfinden und langfristige emotionale Wohlergehen ihres Phantasiepartners. Für sie ist das Gefühl der Macht das erotisch Reizvolle.

Frauen berichten von sehr unterschiedlichen Erfahrungen mit Dominaphantasien – das reicht von einem spielerischen Umgang bis hin zu abscheulichen Erfahrungen damit. Eine Frau sagt, sie spiele mit dieser Rolle nur flüchtig in Gedanken, wenn sie phantasiert, im Bett mehr Ansprüche zu stellen. Im wirklichen Leben hat sie diese Phantasie weder jemals realisiert noch ihrem Partner von ihren besonderen sexuellen Wünschen nach mehr Kontrolle erzählt.

Eine Grundschullehrerin berichtete, sie und ihr Freund würden abwechselnd den dominanten und den unterwürfigen Part übernehmen, um ihrem Liebesspiel gelegentlich ein bißchen Würze zu verleihen und mit dem Reiz der Macht zu spielen. Spielerisch verwenden sie Sexhilfsmittel wie Handschellen oder Schals, aber niemals mit dem Ziel, dem anderen weh zu tun. Dabei ginge es nicht darum, sagt sie, wer sie wirklich sei, sondern: «Das machen wir nur zum Spaß, so zur Abwechslung, wenn wir keine Lust mehr auf altmodischen Sex haben. Wir spielen mit allen möglichen Rollen im Bett, und das ist nur eine davon.»

Wir lernten auch einige Frauen kennen, die nicht zum Spaß oder zur Abwechslung die Dominarolle spielen. Bei ihnen war der Gefallen an sadomasochistischem Sex (SM) ein Versuch, einen erlittenen sexuellen Schmerz zu überwinden. Sie waren in der Realität zu Sexopfern geworden und wollten nun das, was sie in der Vergangenheit verletzt hatte, zumindest in der Vorstellung beherrschen.

Das Dominaklischee ist auch eine weitverbreitete Männerphantasie, die man in der Pornographie, im Film und in anderen kulturellen Arenen findet. Die Sexindustrie versorgt die Fans dieser Rolle mit Fesselutensilien und nietenbesetzten Lederoutfits. Eine Frau, die im Sexgewerbe tätig ist, sagte, sie werde häufig und zunehmend von Männern gebeten, sie sexuell zu dominieren.

Eine professionelle Domina erläuterte den Reiz dieser stark skriptbasierten Phantasiespielart: «Sex kann sowohl sanft als auch derb sein, zärtlich und grob. Manche brauchen diesen Kontrast. Er erzeugt einen Zustand der Erregung im ganzen Körper, nicht nur in den Geschlechtsteilen.» Die Rolle der Domina, sagte sie, «spielst du nicht einfach, um jemandem Schmerz zuzufügen. Wenn dein Partner geschlagen werden will, schlägst du ‹mit Liebe›. Du fängst langsam an und steigerst allmählich, so daß die Haut nach mehr schreit. Für mich, als Domina, ist interessant, daß der Mann als Unterwürfiger seine Verletztheit mit mir teilt.»

Trotz ihrer kulturellen Präsenz wird die Dominarolle oft verachtet oder geringgeschätzt. Es ist die Rolle der bösen Verführerin, die Sex dazu benutzt, um zu bekommen, was sie will, wie etwa Demi Moore in *Enthüllung* oder Glenn Close in *Eine verhängnisvolle Affäre.* In diesem filmischen Muster schwindet der Sex-Appeal einer Frau, wenn sie allzu überlegen, lautstark oder sexuell fordernd auftritt. Anders als die Wilde Frau, die den sexuellen Genuß sucht, wird die Domina häufiger als sexuell bedrohend oder entmannend dargestellt.

Weil es bei der Dominarolle um Kontrolle geht, kann eine Frau, die sie auf die Wirklichkeit überträgt, Gefahr laufen, einer auf Liebe und Vertrauen aufgebauten Beziehung zu schaden. Wir trafen eine Frau, deren Beziehung wegen Sadomasospielchen auseinandergegangen war. «Meiner Partnerin gefiel es, wenn ich sie mit Ausdrücken wie ‹dreckige Schlampe› oder ‹Stück Scheiße› beschimpfte. Aber ich bin im Grunde ein sanfter Mensch. Wenn ich Liebe mache, soll es zärtlich und liebevoll sein. Dies war genau das Gegenteil. Ich mochte keine der beiden Partner, zu denen wir in unseren Phantasierollen wurden.»

Die Frauen, die diese Phantasie am meisten zu begeistern scheint, betonen, daß sie die Dominarolle niemals ihre intimen Beziehungen definieren oder beeinflussen lassen. Vielmehr, so führte eine Frau aus, «ist das etwas, was ich einsetzen kann, wenn ich mich steigern will und den Sex intensiver machen will, aber ich weiß immer, daß es nur eine Phantasie ist».

Die Angebetete

Ich kenne meinen imaginären Partner schon einige Zeit, aber wir haben bis jetzt noch damit gewartet, intim zu werden. Er hat mich den ganzen Tag über mit Aufmerksamkeit überschüttet, beim Essen meinen Erzählungen gelauscht, mich mit einem brennenden Verlangen angesehen, als wir Hand in Hand durch die geschäftigen Straßen der Stadt spazierten. Jetzt, wieder in meinem Apartment, hält er mich eng umschlungen und eröffnet mir flüsternd seine Gefühle für mich. Er sagt mir, daß ich der Mittelpunkt seines Lebens bin, die einzige, für die er jemals so empfunden hat. Das finde ich aufregend und spüre ein noch größeres Verlangen nach ihm. Unsere Küsse sind zuerst zärtlich, dann werden wir beide leidenschaftlicher. Wir lassen uns auf den Boden fallen, reißen einander die Kleider vom Leib, halten dann inne in unserem Taumel, um uns gegenseitig in Ruhe zu betrachten. Wenn unsere beiden Körper sich schließlich vereinigen, ist das nicht nur Sex, sondern es verschmelzen zwei Menschen miteinander, mit Leib und Seele.

Jayne, 29, beschreibt hier ein Kernelement der Angebetetenphantasie: die Seelenfreundschaft. Diese Phantasie spielt im Reich der gefühlvollen Intimität, wo die Lust der Liebenden im Herzen beginnt. Typischerweise empfinden die Frau und ihr Partner bei dieser Rolle es als besonderes Glück, einander gefunden zu haben. Ihre Liebe ist der Vorsehung geschuldet, wie bei Romeo und Julia, und ihre Verbindung hat etwas Besonderes, Kostbares, ja Spirituelles. Eine Frau sagte: «Mein Phantasiepartner glaubt an mich. Er fühlt sich nicht von meinem Intellekt und Ehrgeiz bedroht. Er ist stark und selbständig. Aber er kann nicht genug von mir bekommen, und ich nicht von ihm. Wir sind die einzigen, die unser gegenseitiges Verlangen stillen können.»

In der Rolle der Angebeteten genießt die Frau ein Gefühl der Gleichwertigkeit und der starken gegenseitigen Anziehung. Eine junge Frau namens Kim sagte zum Beispiel, bei ihrer aufregendsten Phantasie gehe es nicht «um einen Serienmörder oder einen Frauenschänder. Wir sind einfach zwei normale Menschen, die sich lieben.» Was ihrer Phantasievorstellung mehr Dynamik verleihe, sei die Vorstellung, sie und ihr Phantasieliebhaber (der einem ehemaligen Freund aufs Haar gleicht) seien karrierebedingt häufig voneinander getrennt. Sie sieht sich als Asienkorrespondentin für das *Time*-Magazin und ihren Liebhaber als erfolgreichen, international tätigen Fernsehproduzenten aus Australien. In einer ihrer Phantasien malt sie sich aus, wie sich ihre Wege in Los Angeles kreuzen. «Als ich aus dem Flugzeug steige, wartet mein Liebhaber in einer Limousine des Filmstudios auf mich. Wir küssen uns leidenschaftlich und würden einander am liebsten auf der Stelle die Kleider vom Leib reißen. Aber wir nehmen uns Zeit. Wir fahren in sein Hotelzimmer, wo ein chinesisches Essen, das er bestellt hat, schon auf uns wartet. Ich nehme meine Stäbchen und lecke und sauge genüßlich an jedem Bissen. Er weiß, daß ich das mit ihm machen möchte, und grinst frech. Unter dem Tisch berühren sich unsere Füße, und unsere Beine schlingen sich ineinander. Wir reden davon, was in unserem Leben, in unserem Beruf, in der Welt so los war. Ja, wir reden über alles außer Sex. Diese Unterhaltung führen unsere Körper miteinander.» Wenn sie schließlich anfangen sich zu lieben, flüstert er ihr ins Ohr, wie sehr er sie vermißt hat. Irgendwann werden seine Liebeserklärungen übertönt von beider lustvollem Stöhnen.

Frauen mögen die Angebetetenrolle, weil sie so Intimität und Liebe mit Sex vermischen können. Manche Frauen phantasieren von ihrem ersten Mal und zelebrieren dabei ihre junge Liebe. Andere stellen sich vor, sie selbst und ihr Partner wären noch jünger und aktiver im Bett. Wieder andere flechten in ihre Phantasie den Wunsch ein, ein Kind zu empfangen und damit aus ihrer Liebe neues Leben zu erschaffen.

Maxine schilderte uns eine Angebetetenphantasie, die in der freien Natur spielt und die Liebe zu ihrem Mann Jeff widerspiegelt. «Ich male mir aus, daß wir in den Bergen an einem klaren See campen. Der Boden ist mit wilden Sommerblumen übersät, und die Luft duftet süß nach Kiefer. Wir sind an einem abgelegenen Fleck, ganz für uns, und beschließen, nackt zu baden. Kaum sind wir im Wasser, rücken wir instinktiv näher zusammen. Zuerst halten wir einander umschlungen, um uns zu wärmen, dann betrachten wir uns voller Verlangen. Als wir uns küssen, spüre ich, wie sich unsere Hälse, unsere Herzen, unsere Bäuche berühren. Unser Atem geht schneller, und bald kriechen wir in unser Zelt, das die Nachmittagssonne aufgewärmt hat. Wenn wir uns dann berühren, flüstern wir uns Liebeserklärungen ins Ohr. Ich kann Jeffs Bewunderung für mich durch seine Fingerspitzen spüren und erwidere seine Liebe, als wir anfangen, uns gegenseitig die Genitalien zu küssen und zu lecken. Er dringt in mich ein, als ich auf seinem Schoß sitze, und wir schwingen vor und zurück und im Kreis. Lächelnd, manchmal sogar lachend, spüren wir, wie sich die Leidenschaft in uns aufbaut, bis wir beide mit rhythmischem Pulsieren explodieren und dabei das Innerste des anderen tief in uns aufnehmen. Noch immer ist Jeff in mir, sein Kopf auf meiner Brust, wir legen uns hin und schlafen ein. Jedes Gefühl des Getrenntseins verschwindet. Ich bin eins mit der Welt.»

Maxine sagte, ihre Campingphantasie sei eine Ode an die Liebe, die sie und Jeff füreinander empfinden. Andere Frauen hingegen betonten den Kontrast zu ihren realen Beziehungen, der sie traurig macht. «Die Männer in meinem Leben kommen und gehen, aber mein Phantasiemann läßt mich nie sitzen», sagte eine Frau, die im wirklichen Leben viel Pech in der Liebe hatte. Eine andere klagte, daß sie noch niemals einen echten Partner gefunden habe, der so gewesen wäre wie der in ihrer Angebetetenphantasie. «Im wirklichen Leben fühlt sich ein Mann unsicher und bedroht, wenn er nicht der absolute Mittelpunkt für die Frau ist. Ich möchte mal einen Mann kennenlernen, der Gleichheit genauso sexy findet wie ich.» Einige Frauen haben sich Angebetetenphantasien ausgedacht, um über den Schmerz einer gescheiterten Beziehung hinwegzukommen. Eine Frau war in der Realität von ihrem Freund betrogen und wegen einer anderen Frau verlassen worden. Aber in ihrer Phantasie malte sie sich aus, wie er zu ihr zurückkehrt und sie sich zärtlich lieben.

Frauen, die im wirklichen Leben eine Beziehung gegenseitiger Anbetung genossen haben, empfinden diese Art Phantasie manchmal als zu schmerzlich, wenn sie ihren Partner durch Tod verloren haben. Rosie zum Beispiel ist eine zweiundsechzigjährige Witwe, die fast vierzig Jahre lang glücklich verheiratet war. Sie und ihr Mann hatten ein aktives, aufregendes Sexleben miteinander. Doch seit seinem Tod ist es ihr unmöglich, von ihm sexuell zu phantasieren, obwohl sie das früher erotisch reizte. «Das wäre jetzt zu traurig. Es würde mich daran erinnern, wieviel ich verloren habe.»

Wenn sich Frauen in der Rolle der Angebeteten oder in einer anderen der vier zuvor beschriebenen beliebten Phantasierollen sehen, so entsteht der erotische Reiz jeweils aus dem Gefühl, an der Handlung beteiligt zu sein. Manchmal stimuliert es Frauen aber am stärksten, wenn sie sich vorstellen, sie würden anderen beim Sex zusehen.

Die Voyeurin

Ich stelle mir vor, ich bin wieder im College und eine andere Frau ist mit mir im Zimmer. Wir hören Musik, tanzen, verkleiden uns mit Schals, Hüten und extravaganten Klamotten. Sie legt sich auf ihr Bett und fängt an zu masturbieren. Ich tue so, als würde ich nichts bemerken, aber es ist offensichtlich, was sie tut. Dann fängt sie an mit mir zu reden, sagt, daß sie mich berühren muß. Ich sitze da wie eine Statue, während sie sich an mir reibt und ihren Orgasmus hat. Ich mache in dieser Phantasie nicht beim Sex mit. Es ist, als wäre ich hinter den Kulissen meiner eigenen Phantasie. Ich sehe ihr zu, und ich sehe, wie sie mich will. Es ist, als würde ich mich selbst in einem Heimvideo sehen. Die Bilder laufen in meinem Kopf ab wie flimmernde alte Filmausschnitte.

Für Eileen ist es eine erotische Phantasieerfahrung, sich in der Rolle einer Voyeurin zu sehen. Bei dieser Rolle kann eine Frau ihre eigene Phantasie mit einem gewissen emotionalen Abstand betrachten. Sie kann es genießen, einer Szene zuzusehen, ohne das Gefühl haben zu müssen, an der Story beteiligt zu sein. Ihre voyeuristische Vorstellung bietet ihr eine Pufferzone, die sie von der erotischen Handlung trennt, beinahe wie eine Phantasie innerhalb einer Phantasie.

Frauen, die in ihrer Vorstellung eine Voyeurin spielen, bauen oft andere Phantasierollen in die Geschichte ein, der sie imaginär zuschauen. In Eileens Phantasie über die Zimmergenossin war zum Beispiel auch die Rolle der Prinzessin enthalten. Sie phantasierte, wie sie sich selbst als das Objekt der Begierde einer anderen Frau beobachtete. Ähnlich entwikkeln andere Frauen voyeuristische Phantasien, in denen die Beziehungsdynamik der Wilden Frau, des Opfers, der Domina oder der Angebeteten enthalten ist.

Als Voyeurin kann eine Frau die Erotik einer Sexszene genießen, ohne dabei selbst eine bestimmte Rolle übernehmen zu müssen. Eine Frau hatte beispielsweise Phantasien, in denen sie zusah, wie ein Mädchen sexuell gefoltert wird, aber es schauderte ihr bei dem Gedanken, sich selbst als Opfer zu sehen. Da in Voyeurinphantasien so viele Rollen dargestellt werden, kann die zwischenmenschliche Dynamik der imaginären Sexszenen sehr unterschiedlich sein. Eine Frau sah in ihrer Phantasie etwa zwei Jungverheirateten zu, wie sie sich gegenseitig in einen sexuellen Taumel steigerten, während eine andere sich vorstellte, sie würde dabei zusehen, wie eine Frau in einer Gefängniszelle eine andere dominiert.

In der Rolle der Voyeurin kann die Frau in bezug auf die primäre sexuelle Handlung passiv bleiben. Ihre Macht und Erregung bezieht sie daraus, daß sie sich aufs Zuschauen beschränkt. Die erotische Spannung, die sie empfindet, läßt sich noch erhöhen, wenn die Möglichkeit besteht, entdeckt zu werden. Eine Frau stellte sich zum Beispiel vor, sie habe sich in einem Wandschrank versteckt und beobachte von dort aus, wie eine Prostituierte einen Freier oral befriedigt. Sie masturbiert dabei und stöhnt genußvoll, was ihre eigene sexuelle Erregung und das Risiko, erwischt zu werden, noch erhöht. Manche Frauen sagten, sie genössen den Reiz des Tabus, den die Rolle der Voyeurin bietet. In ihrer Vorstellung, sie verletzen die Privatsphäre anderer, können sie sich so über gesellschaftliche Konventionen – und sogar über das Gesetz – hinwegsetzen, ohne negative Folgen befürchten zu müssen. Eine Frau kommentierte: «Ich denke nicht daran, wie sich die Charaktere in meinen Phantasien fühlen. Ich identifiziere mich nicht mit ihnen. Was mich in Fahrt bringt, ist, ihnen zuzusehen und zuzuhören, ihrem Seufzen und Stöhnen und anderen Lauten, die sie beim Sex machen.»

Da sich die Phantasierende von der sexuellen Handlung fernhält, fühlt sie sich weniger für das Phantasiegeschehen verantwortlich. Sie kann genüßlich einer Szene zuschauen, die sie selbst vielleicht nicht erleben möchte oder kann. Als Voyeurin kann sie eine sichere emotionale Distanz zur Dynamik einer Phantasie wahren, die ihr aus irgendeinem Grund nicht behagt. Es kann auch eine Sicherheitszone sein, wenn sie eine neue Phantasie testen oder eine problematische Phantasie verändern will.

Obwohl es bei dieser Rolle immer um das Zuschauersein geht, erleben Frauen sie sehr unterschiedlich, je nachdem, welche imaginäre Perspektive sie einnehmen und wieviel sie von sich selbst in die Phantasie einbringen. Verschiedene

Frauen könnten zum Beispiel eine Voyeurinphantasie wie eine Orgie schildern. Die erste Frau stellt sich vielleicht vor, sie liege inmitten der Orgie auf einer Couch, während es die Leute um sie herum wild miteinander treiben. Eine andere entfernt sich vielleicht weiter von der Handlung und stellt sich vor, sie würde die Sexszene durch ein Fenster beobachten. Eine dritte läßt die Orgienszene vielleicht einfach in ihren Gedanken ablaufen, ohne selbst «anwesend» zu sein. Eine vierte könnte sich vorstellen, selbst bei der Orgie dabeizusein, aber es so empfinden, als würde sie sich selbst aus einer gewissen Entfernung zusehen.

Bei voyeuristischen Phantasien erfinden die Frauen bisweilen Hilfsmittel, um sich von der sexuellen Handlung, die sie imaginär beobachten, zu distanzieren oder loszulösen. So stellen sie sich beispielsweise vor, sie würden durch einen einseitig durchsichtigen Spiegel, unter einem Bett, in einem Theater oder hinter einem Schirm zuschauen. Manche Frauen phantasieren, sie würden Liebende durch eine Schlafzimmerwand belauschen oder Sexgeräuschen am Telefon zuhören.

Bei manchen Frauen wurzelt der Gefallen an der voyeuristischen Rolle möglicherweise darin, daß sie schon früh mit Pornographie konfrontiert waren. Indem sie anderen beim Sex zuschauten und davon erregt wurden, schufen sie ein erotisches Muster, das ihnen in der Phantasie geblieben ist. Bei ein paar Frauen ging diese Konditionierung so weit, daß sie beim realen Sex nur erregt werden konnten, wenn sie sich vorstellten zuzuschauen, wie ihr Partner mit jemand anderem Sex hat.

Teilweise genießen die Frauen zwar die Distanz, die entsteht, wenn sie die Voyeurin spielen, doch diese Distanz kann sich auch nachteilig auswirken. Eine Frau, die sich nur am Rand ihrer eigenen Phantasie aufhält, kann sich selbst die vollen Vorzüge einer anderen Phantasierolle vorenthalten.

Vielleicht hat sie das Gefühl, selbst nicht die Aufmerksamkeit, Intimität oder Macht zu verdienen, in deren Genuß die anderen Phantasiefiguren kommen. «Meine voyeuristische Phantasie spiegelt andere Bereiche meines Lebens wider, wo ich auch nur Beobachterin bin, nicht aktiv beteiligt», erklärte eine Frau. «Manchmal meine ich, ich würde zusehen, wie mein Leben an mir vorbeizieht, einschließlich meines Phantasielebens.» Eine andere Frau sagte, sie fühle sich im wirklichen Leben immer distanziert von den Menschen um sie herum: «Ich stehe immer am Rand und schaue zu, was mit den anderen passiert. Ich bin nicht dabei. Und in meinen Phantasien sehe ich auch nur von außen zu.»

*

Die meisten Frauen, die Phantasien mit Skript haben, stellen fest, daß eine der beschriebenen Rollen gut zu ihnen paßt. Ja, viele Frauen ziehen eine bestimmte Rolle den anderen vor. Oftmals können sie eine bestimmte Phantasierolle mit einer bestimmten Lebensphase in Verbindung bringen. «Früher war ich die Prinzessin», sagte eine Frau, «aber nachdem ich jetzt im wirklichen Leben mehr sexuelle Abenteuer hatte, bin ich in meinen Phantasien zur Wilden Frau geworden.» Gelegentlich fühlen sich Frauen in einer bestimmten Phantasierolle gefangen. Dann ist diese Rolle für sie nicht etwas, wofür sie eine Vorliebe oder ein vorübergehendes Faible haben, sondern der einzige Weg, der zur sexuellen Befriedigung führt.

Manche Frauen stellen fest, daß sie ohne weiteres von einer Phantasie zur nächsten oder sogar innerhalb derselben Phantasie die Rollen wechseln können. Eine Frau schilderte uns beispielsweise eine komplexe Phantasie, die damit anfing, daß sie als Schulmädchen entführt und in eine unterirdische Höhle gebracht wird. Nachdem sie den Rest der Phantasie erzählt hatte, konnten wir nachträglich sämtliche verschiedenen Rollen benennen, die sie eingebaut hatte: «Ich bin mit einer Gruppe anderer Gefangener gefesselt [Opfer]. Eine Domina, die eine Peitsche schwingt, befiehlt einem männlichen Gefangenen, niederzuknien und oralen Sex bei ihr zu machen. Ich sehe zu [Voyeurin]. Irgendwie fliehen der Mann und ich aus der Höhle und gelangen in einen versteckten Raum mit einer Couch. Ich schlafe entweder ein und wache auf, als mich der Mann vor Freude zum Schreien bringt [Prinzessin], oder ich ergreife die Initiative und sage ihm genau, was er tun soll, damit ich Spaß habe [Wilde Frau].»

Manche wechseln nicht nur die Rollen innerhalb einer Phantasie, sondern stellen sich auch vor, sie würden das Geschlecht oder die sexuelle Orientierung wechseln. Eine heterosexuelle Schwarze malt sich zum Beispiel aus, sie wäre ein schwuler Weißer. Eine andere stellt sich vor, daß sich durch einen Zauber ihr Geschlecht umwandelt und sie zu einem stattlichen Mann wird, der begierig und fähig ist, eine ganze Truppe von Frauen zufriedenzustellen.

Haben wir diese Definition der gängigsten Phantasierollen von Frauen erst einmal verstanden, können wir klarer über unsere sexuellen Wünsche reden. Ein Paar kam zu Wendy in die Beratung, weil es Probleme mit seinem Sexualleben hatte. Sie sprach mit ihnen über Phantasierollen und konnte so zu der Erkenntnis verhelfen, daß sie beide eine passive Rolle beim Sex wollten. Die Frau sah sich als Prinzessin und wollte von einem aggressiven Partner überwältigt werden. Der Mann stellte sich vor, er wäre mit einer Wilden Frau zusammen, die den Sex initiieren würde. Ihr Sexualleben stagnierte, weil sie beide darauf warteten, daß der andere das Liebesspiel einleitete – in ihren Phantasien und im richtigen Leben.

Phantasien ohne Skript

Wenn Frauen beschreiben, was ihre Lieblingsphantasien ausmacht, heben sie oft kleine Details hervor: den Duft eines bestimmten Parfüms, den Geschmack von Schokolade, die auf ihrer Zunge zergeht, das Brausen der Brandung, die Nachmittagshitze eines Sommertages. Die Detailfreudigkeit gilt auch für viele Frauen, wenn sie Phantasien mit Skript beschreiben, ist aber um so deutlicher ausgeprägt bei Frauen, deren primäre Phantasien kein Skript haben und sich eher um Empfindungen als um Charaktere drehen.

Eine Frau namens Rani sagte, sie fühle, wie sich viele verschiedene körperliche Empfindungen in ihr zu einem intensiven Höhepunkt steigern, wenn sie einen ihrer «Feuerhauchorgasmen» hat:

> Ich liege auf dem Rücken, die Beine aufgestellt und die Füße flach auf dem Boden. Ich stelle mir vor, wie aus der Erde Energie emporsteigt, in meine Füße hinein, durch meine Beine in meine Genitalien strömt. Während ich spüre, wie sich diese Energie in mir aufbaut, beginne ich, aus dem Becken heraus zu schaukeln und zu pumpen. Anstatt sie wieder rauszulassen, baue ich die Energie noch weiter auf. Ich stelle mir vor, ich würde sie kreisend durch meinen Körper wirbeln, um sie zu speichern. Ich atme mit ihr. Ich arbeite mit dieser Energie, presse meine Beckenmuskulatur zusammen, während ich den Atem ausströmen lasse. Wenn es sich dann so anfühlt, als wäre die Energie in meinen Genitalien eingeschlossen, berühre ich mich dort, um sie freizulassen und ihr zu helfen, sich durch meinen Körper zu bewegen. Je mehr Energie sich aufbaut, desto intensiver wird meine Atmung. Ich öffne meine Kehle und lasse Laute heraus. Ich wirbele die Energie weiter durch meinen Körper, bis ich spüre, wie der Orgasmus von meinem Becken und meinem G-Punkt zu meinem Herz aufsteigt. Wenn er meinen Hals erreicht, er-

> hebt sich mein Körper zu einem Bogen, und die Energie in mir explodiert schließlich. Meine Laute sind ein Echo dessen, was ich im ganzen Körper fühle. Meine Stimme bebt und schwillt an wie der Ruf eines wilden Urwaldvogels.

Wenn Rani ihren Feuerhauchorgasmus beschreibt, hebt sie die Schlüsselempfindungen hervor, die sie zu solchen Höhepunkten sexuellen Erlebens bringen. Sie konzentriert sich auf Gedanken, die ihren Atem intensivieren, auf das Gefühl physikalischer Energie und die Laute, die den Sex begleiten. «Ich bin kein sehr visueller Mensch», sagte sie zur Erklärung, warum diese anderen Sinne wichtiger für sie sind.

Wenn wir einmal näher hinschauen, welche Sinne in einer Phantasie angeregt werden, erfahren wir oft Neues über unsere sensorischen Vorlieben und unseren Sexualstil. Frauen, die eher visuell veranlagt sind, werden vielleicht am schnellsten erregt, wenn sie von Bildern phantasieren. Frauen, die mehr auditiv veranlagt sind, reagieren vielleicht eher auf Worte, Stöhnen, Musik oder andere Geräusche, die sie mit Sex in Verbindung bringen. So spielte eine Frau bei der Liebe gerne Songs ihrer Lieblingsband, Duran Duran, im Geiste ab.

Entsprechend stellen manche Frauen fest, daß ihr Sexualstil stärker auf die Körperbewegung fixiert ist. Frauen mit dieser kinästhetischen Empfindungsweise beim Sex lieben es, den körperlichen Tanz der Lust zu spüren. Sie konzentrieren sich darauf, wie sich ihr ganzer Körper beim Sex bewegt und anfühlt. Für sie beginnt die Phantasie oft mit einem starken körperlichen Sinneseindruck. Dann suchen sie nach Worten, mit denen sie die Erinnerung an ihr kinästhetisches Erlebnis einfangen können. Sarah, eine Frau in den Sechzigern, hatte früher immer gedacht, sie hätte keine sexuellen Phantasien. «Aber mit einem bestimmten Partner», sagte sie, «gehe ich beim Sex irgendwie in einen anderen Zustand über.

Ich habe das Gefühl, mit ihm zu verschmelzen, fast als würden wir zusammen ins Weltall hinausgewirbelt. Ich kann dieses Gefühl nicht bewußt in mir erzeugen. Aber wenn es passiert, ist es etwas ganz Besonderes.»

Lonnie Barbach, eine bekannte Sexualtherapeutin und Autorin, sagt, sie könne nicht erklären, warum für manche Frauen bestimmte sensorische Wahrnehmungen wichtiger sind als andere. «Entscheidend ist, zu verstehen, daß verschiedene Frauen auf verschiedene Weise sexuell erregt werden. Wenn eine Frau sehr visuell orientiert ist, können die Bilder ihrer Phantasien ebenso wichtig für ihre sexuelle Erregung sein wie klitorale Stimulation für eine andere Frau. Wenn eine Frau ein auditiver Typ ist, muß sie beim Sex etwas hören. Wenn ihr Partner nicht mit ihr spricht, kann ihr ein wichtiger Teil des Erregungsprozesses abgehen.» Eine Frau kann in ihren Phantasien sämtliche ihre Lust fördernden Sinne stimulieren oder deren Stimulation steigern.

Wenn wir einmal genauer überlegen, welche Sinneseindrücke beim Sex am stärksten beteiligt sind, werden wir eine oder mehrere der folgenden für uns als relevant erkennen:

- visuelle (Sichtbares)
- auditive (Geräusche)
- taktile (Berührung)
- olfaktorische (Gerüche)
- kinästhetische (Körperbewegung)
- geschmackliche

In skriptlosen Phantasien erhöhen Frauen bisweilen den erotischen Genuß mit Hilfe von Bildern, die eine dieser spezifischen Empfindungsweisen unterstreichen. So können Phantasien entstehen, die jemand anders vielleicht nicht als sexuell empfindet, vielmehr sind solche Bilder neue Metaphern für sexuelle Energie. Eine Frau mit kinästhetischen Phantasien stellte sich zum Beispiel beim Sex einen Zug vor, der bergauf fährt. Wenn die Spitze eines steilen Hanges erreicht ist, bekommt sie einen Orgasmus. Ihr sexueller Reaktionszyklus paßt sich dem Rhythmus des Zuges an. Eine andere Frau stellte sich ihr sexuelles Verlangen als einen Fluß in ihrem Körper vor. Wenn sie die erste Erregung spürt, imaginiert sie ein kleines Rinnsal, das im Gebirge entspringt. Je näher sie dem Orgasmus kommt, desto stärker schwillt der Fluß an, bis er schließlich zum reißenden Strom wird. Beim Orgasmus sieht sie dann einen Wasserfall vor sich. Andere Frauen beschrieben Bilder von Sturmwolken, wie sie sich zusammenballen und dann ihr Wasser ausschütten, oder Blumen, wie sie sich von der Knospe zur Blüte öffnen und dabei ihren Duft verströmen.

Bilder aus der Natur fangen für eine Frau, die Jenny heißt, am besten ein, wie sie sich während ihrer herrlichsten sexuellen Erlebnisse fühlt. «Einmal, bei der Liebe mit diesem einen Menschen, den ich wirklich anbete, hatte ich eine Vision von einem Baum. Ich stellte mir vor, das sei der Baum des Lebens, dessen Wurzeln bis zur Mitte der Erde hinuntergehen und dessen Blätter und Äste zur Sonne emporreichen. Ich hatte das Gefühl, dieser Baum zu sein, und mein Liebster war die Sonne. Ich konnte spüren, wie seine Lebensenergie durch meinen Körper strömte.» Bei der bloßen Erinnerung an dieses starke sensorische Erlebnis, sagte sie, bekomme sie heute noch eine Gänsehaut.

Eine andere Frau hingegen stellte beim Gedanken an Naturbilder im Schlafzimmer nüchtern fest: «Ich bin wohl kein Naturmensch. Ich hätte wahrscheinlich Angst vor Ungeziefer und könnte den Sex wohl gar nicht genießen.» Fraglos müssen die Bilder oder Empfindungen, die wir in unsere Phantasien einflechten, zu unserer persönlichen Definition des Erotischen passen.

Da diese Phantasien keinem Skript folgen, beinhalten sie weder Beziehungsfragen noch typisierte sexuelle Rollen. Dadurch dürften sie bei Frauen auch seltener Gefühle der Besorgnis auslösen, die sich auf die jeweiligen Machtkonstellationen oder auf ihr in der Phantasie zum Ausdruck kommendes Selbstbild beziehen. Nur selten beschreiben Frauen sensorische Phantasien, die sie als störend oder ungebeten empfinden. Wenn doch, so geht es darin meist um körperliche Schmerzen, schlechte Gerüche oder andere Bilder, die sich wie Rückblenden anfühlen und die oft mit negativen Erlebnissen aus der Vergangenheit zu tun haben.

Die meisten skriptlosen Phantasien, die uns von Frauen geschildert wurden, sind sehr individuell und originell. Eine Frau, die für sich zu der Erkenntnis gelangt war, daß sie die Farbe Rot mit Leidenschaft assoziiert, hatte ihr Schlafzimmer mit Kunstwerken und Stoffen in Rottönen dekoriert, damit sie beim Sex immer «rot denkt». Eine andere, die sich von Geruchseindrücken stimulieren läßt, setzt ihrem Badewasser Rosenblüten zu, um bei der Liebe den süßen Blütenduft auf ihrer warmen Haut einatmen zu können.

Ein weiteres beliebtes Element in vielen Frauenphantasien ist das Essen. Hier verschmelzen geschmacklicher Genuß und erotische Befriedigung in einer Weise miteinander, die bisweilen die eigentlichen sexuellen Freuden in den Hintergrund geraten läßt. In der Sammlung *Ladies Own Erotica* erzählen Frauen Geschichten, die beispielsweise die erotischen Qualitäten von Austern, Spargel und Pfirsichen illustrieren. In einer Geschichte spielt die Autorin Rose Solomon mit dem erotischen Reiz von Schokolade:

«Sie nahm die größere Erdbeere und tunkte sie ins Fondue. Die Schokolade war noch sehr warm, und ein paar Tropfen lösten sich von der kühlen Beere und liefen an ihrem Arm hinunter. Lilah sah zu, wie der Rest an der Erdbeere fest wurde, bevor sie sie in den Mund steckte ... Inzwischen war Lilahs Kleid mit Schokoladenspritzern übersät. Die größeren davon leckte sie ab, um nur ja keinen Tropfen zu verschwenden. Dann tunkte sie ganz langsam beide Hände in das restliche Fondue, hob sie wieder heraus und schaute zu, wie die Schokoglasur von ihren Fingern triefte. Sie schleckte jeden Finger einzeln ab, tunkte sie wieder hinein ...»[5]

Marge Piercy beschreibt in ihrem Gedicht «Wet» die genußvolle Verschmelzung aller Sinne in Gedanken an Sex:

«... Tiefer und tiefer hinein
in die dicke warme Transparenz
wo Körper und Geist verschmelzen
wo wir mit unserer Zunge sehen
und mit unseren Fingern schmecken;
der Horizont der Exzesse
kommt näher und entfaltet sich
zu Ebenen des Unersättlichen ...»[6]

Viele Frauen mit einer Vorliebe für solche sexuelle Bilder sagen, daß es Zeit, Erfahrung, Reife und eine Bereitschaft zur Kreativität braucht, um skriptlose Phantasien zu entwickeln. Modelle für diese sexuelle Metaphorik sind weder augenfällig noch verbreitet. Tatsächlich sind Phantasien ohne Skript bei Forschungen über Phantasien zumeist übersehen worden. Die Pornographie konzentriert sich auf die sichtbaren und hörbaren Aspekte von Sex, doch meist auf eine so beschränkte und plastische Weise, die nicht bei allen Frauen die sensorischen Bedürfnisse befriedigt. Frauen mit einer Vorliebe für skriptlose Phantasien äußern oft, daß ihre sinnesbezogenen Bilder ihnen helfen, sich beim Sex spontaner zu fühlen.

*

Wir haben Phantasien mit und ohne Skript getrennt voneinander betrachtet. Das soll nicht heißen, daß Frauen diese Stile nicht mischen oder sich überschneiden lassen könnten, um so die Vorteile beider Phantasietypen zu genießen. So können Phantasien mit einer Handlung auch die Sinne stärker mit einbeziehen und skriptlose Phantasievorstellungen durch eingewobene Handlungsfäden an Spannung gewinnen.

Haben wir uns mit dieser neuen Sprache zur Beschreibung weiblicher Sexualphantasien einmal angefreundet, so sind wir auf dem Weg zu einem besseren Verständnis unserer eigenen sexuellen Gedanken. Doch ist es nur der erste Schritt auf diesem Weg, wenn wir herausfinden, ob wir Angebetenen- oder Voyeurinnenphantasien unterhalten oder eine mehr sensorische, skriptlose Variante bevorzugen. Im nächsten Schritt können wir mit Hilfe dieser neuen Sprache erkunden, woher unsere Phantasien kommen und wie sie sich im Lauf der Zeit ändern.

Woher kommen sexuelle Phantasien?

Draußen zog die weite, offene Landschaft von Montana endlos an ihr vorüber. Mißmutig blickte die zwölfjährige Annie vom Rücksitz des Familienkombis aus dem Fenster. Wäre sie doch nur zu Hause, dann könnte sie sich heute mit ihren Freundinnen im Schwimmbad treffen oder vielleicht einen Einkaufsbummel machen. Statt dessen saß sie hier fest, neben ihrem kleinen Bruder, mit einem Stapel Zeitschriften, die sie schon gelesen hatte, und verschwendete ihren Sommer für eine Urlaubstour mit der Familie. Bevor sich Mom oder Dad wieder umdrehen konnten, um ihr zu erzählen, wie schön der Westen doch sei, schloß sie die Augen und stellte sich schlafend.

Aus heiterem Himmel fiel ihr plötzlich der Western ein, den sie gestern abend in einem Motel im Fernsehen gesehen hatte. Besonders hatte ihr eine Szene gefallen, wo der Cowboy eine junge Frau aus einer außer Kontrolle geratenen Postkutsche rettet, indem er sie schnappt und auf den Rücken seines Pferdes setzt. Sie konnte sich vorstellen, wie sie ihre eigenen Arme fest um seine Hüften schlingt, wie ihr Haar und ihre Röcke im Wind flattern und das Pferd mit ihnen in den Sonnenuntergang galoppiert. Den Kopf an seine Schulter gepreßt, kann sie sein Rasierwasser riechen (ungeachtet dessen, daß Cowboys vermutlich kein After-shave benutzten). Als sie sich ausmalte, wie sich das weiche Leder seiner Jacke an ihrer Wange anfühlen würde, spürte sie plötzlich ein unbekanntes

Kribbeln zwischen ihren Schenkeln, genau da, wo sie den Sattel umschließen würden. «Hey, Annie», krähte ihr kleiner Bruder, piekste mit seiner Spielzeugpistole in die Rippen und zerstörte damit ihre Phantasie. «Guckst du mit nach Nummernschildern?»

*

Sexuelle Phantasien entstehen oft aus romantischen oder sinnlichen Ideen der Kindheit, die sich mit zunehmender Reife immer mehr ins Sexuelle entwickeln. Nach ihren frühesten sexuellen Gedanken gefragt, erzählt uns Annie diese Prinzessinphantasie, die ihr damals spontan einfiel. Es war eine Zeit, in der vieles in ihrem Leben zusammenkam, was sie erregte, ihre Sinnlichkeit entfachte und in ihr den Wunsch wach werden ließ, ihre Sexualität besser zu begreifen. Annie wurde in der frühen Pubertät nicht nur von einer bestimmten Phantasiebeziehung, sondern auch von einer Mischung aus visuellen und kinästhetischen Sinneswahrnehmungen erregt. Im Erzählen wurde ihr bewußt, wie jung sie war, als sie begann, ihre persönliche Mixtur von Elementen zu kreieren, die sie heute, als Erwachsene, als angenehm und erotisch definiert.[1]

Wenn wir an unsere frühesten Gedanken an Sex zurückdenken, werden die meisten von uns im nachhinein erkennen, daß wir unsere ersten Sexualphantasien erfanden, ohne daß uns jemand beibringen mußte, wie das geht.

Die frühesten Phantasien von Frauen sind oft eine natürliche Fortführung kindlicher Träumereien, Phantasiewelten oder anderer Kinderspiele. Kinder verwenden intuitiv Rollen- und Phantasiespiele, um sich die Welt zu erschließen und Entwicklungsschritte zu meistern. Dank ihrer blühenden Vorstellungsgabe können Kinder mit unbelebten Objekten wie Spielzeugautos, Puppenhäusern, Stofftieren und Modelleisenbahnen eigene lebendige Welten voller Dramatik, Abenteuer und Phantasiegestalten erstehen lassen. Durch die Phantasie schaffen sich Kinder auch einen privaten, inneren Spielplatz. An diesem Ort können Mädchen wunderbar allerlei neue Ideen entwickeln und ausprobieren, auch ihre ganz intimen sexuellen Gedanken.

Die Sexualphantasien, die Frauen als Kind entwickeln, haben oft etwas mit einer frühen Sehnsucht nach Liebe und mit den sexuellen Fragen zu tun, die sie in dieser Lebensphase besonders neugierig machen. In sexuellen Phantasien können Mädchen ihre natürliche Neugier über den weiblichen Körper, den Körper eines Jungen und diese warmen, angenehmen Gefühle ausleben, die sie vielleicht schon zwischen ihren Beinen entdeckt haben.

Die Entwicklung von Phantasien scheint sehr eng mit der sexuellen Entwicklung verknüpft zu sein. Die Umstände, unter denen sich unsere Sexualität in der Kindheit entfaltet hat, können viel damit zu tun haben, welche Art Phantasien wir mögen oder entwickeln. Unsere frühen sexuellen Phantasien werden aus vielerlei Quellen inspiriert. Eine Phantasie kann mit einem wirklichen Erlebnis oder der zufälligen Entdekkung einer neuen, angenehmen körperlichen Empfindung anfangen. Sie kann eine Lieblingsszene aus einem Film nachspielen oder einen erotischen Gedanken fortsetzen, der erstmals im Traum an die Oberfläche gekommen ist.

Sexuelle Phantasien beginnen keinesfalls im luftleeren Raum. Als Mädchen bekamen wir vielerlei Botschaften über Sex und weibliche Sexualität von den Eltern, von Freunden, Geschwistern, Lehrern und Geistlichen übermittelt. Wir saugten noch mehr solche Botschaften aus Magazinen, Büchern, Film und Fernsehen auf. Wenn wir uns fragen, wie diese frühen Einflüsse auf uns persönlich gewirkt haben, können wir oft sagen, welche dieser Botschaften wir ignoriert haben und welche für unser späteres Sexualleben relevant geblieben sind.

Zwar dürften unsere frühesten Sexualphantasien von einer Kombination verschiedener Faktoren geprägt worden sein, doch wir wollen im folgenden sechs verschiedene Ursprünge und Einflüsse getrennt voneinander untersuchen. Während wir den Erfahrungen anderer Frauen zuhören, können wir uns selbst Fragen stellen, um herauszufinden, wie sich unser persönlicher Sinn für das Erotische erstmals manifestiert hat:

- Fand ich es aufregend, zur Frau zu werden?
- Was waren meine frühesten sexuellen Gedanken?
- Wie sahen meine frühen Hoffnungen, Unsicherheiten oder Ängste beim Thema Sex aus?
- Entfaltete sich meine Sexualität auf natürliche, angenehme und willkommene Weise?
- Fühlte ich mich zum Sex gedrängt oder gezwungen, bevor ich dazu bereit war?

«Wie schön es ist, eine Frau zu sein»

In dem Filmmusical *Bye bye Birdie*, einem Salut an die weiblichen Hormone, hat die Figur Kim eine einprägsame Szene, nachdem sie gerade von einem Jungen gefragt worden ist, ob sie fest mit ihm gehen will. Sie tanzt durch ihr Schlafzimmer und singt: «Wie schön es ist, eine Frau zu sein.» Obwohl sie noch ein Teenager ist, stellt sie sich vor, sie sei schon voll in die Rolle einer Frau hineingewachsen. Und diese Vorstellung liebt sie, keine Frage.

Diese Filmszene spricht viele Frauen an, die sich zärtlich an diesen bedeutungsvollen Übergang vom Mädchen zur Frau und an die Gefühle zurückerinnern, die diesen romantischen Lebensabschnitt oft begleiten. Hollywood zelebriert diese wichtige Geschichte des Erwachsenwerdens immer wieder. In Filmen wie *West Side Story*, *Romeo und Julia*, *Gigi* und *Mandelaugen und Lotosblüten* bekommt die jugendliche Hauptdarstellerin eine Szene, in der sie ihre erwartungsvolle Sehnsucht nach dem Frauwerden ausdrücken darf. Und die jungen Mädchen, die auf dem Kinostuhl zuschauen, träumen ihren eigenen Traum vom Erwachsenwerden und empfinden körperlich vielleicht Ähnliches wie die Schauspielerinnen auf der Leinwand.

Bei ihrem Versuch zu verstehen, wer sie sind, beginnen Mädchen schon sehr früh, in Phantasierollen auszuprobieren, was es bedeutet, weiblich zu sein. Das Geschlecht ist eine der ersten Gewißheiten bei der Identitätsfindung. Beim frühen Rollenspiel der Mädchen, bei dem es um äußere Erscheinungen geht, werden oftmals Eigenschaften überzogen, die mit dem Frausein gleichgesetzt werden. Viele Frauen erinnern sich vermutlich daran, wie sie auf den hohen Absätzen ihrer Mutter einherwackelten, den BH einer älteren Schwester ausstopften, damit er paßt, oder sich geborgtes Make-up ins Gesicht schmierten. In diesen Momenten probierten sie aus, wie sich ihr Körper als erwachsene Frau anfühlen würde.

Auch heute noch (und oft zum Ärger der Eltern, die ihre Kinder frei von starren Geschlechterrollen erziehen wollen) lieben es viele kleine Mädchen, Kleider und Schmuck ihrer Mütter anzuziehen, ihre Barbiepuppen in exotische Gewänder zu kleiden und wie Mannequins vor dem Spiegel zu posieren. Wenn Mädchen, egal wie oberflächlich, in die weibliche Rolle schlüpfen, kosten sie die Hoffnungen und Träume der Frau, zu der sie eines Tages werden könnten. So entwickeln sie peu à peu auch ein positives Verhältnis zur Sexualität.

Eve ist eine Frau über sechzig, die eine lange, erfolgreiche Karriere als Universitätsprofessorin hinter sich hat. Sie hat in ihrem Leben einige Stationen durchlaufen, darunter Ehe,

Mutterschaft, Singledasein und Liebesbeziehungen als älterer Mensch. Sie liebt Sex und hatte leidenschaftliche Begegnungen mit männlichen wie weiblichen Partnern. Es ist lange her, daß sie ein Mädchen war und von der Liebe keine Ahnung hatte. Trotzdem konnte sie sich, den Blick aus ihrer Hochhauswohnung gerichtet, ohne Probleme an ihre erste sexuelle Phantasie erinnern.

Als kleines Mädchen lag Eve oft stundenlang in ihrem Himmelbettchen wach. Nie beklagte sie sich bei den Eltern über diese hartnäckige Schlaflosigkeit. Im Gegenteil, sie liebte diese Zeit in ihrem Tagesablauf. Sie drapierte die Bettlaken so um ihren Körper, daß sie sich in ihrer Vorstellung von der Fünfjährigen im bunt gestreiften Flanellpyjama zu einer schönen jungen Frau im trägerlosen Satinabendkleid verwandelte. Dann ließ sie ihrer Phantasie und den damit einhergehenden Empfindungen freien Lauf und stellte sich vor, sie würde mit ihren favorisierten Verehrern zu Glenn-Miller-Jazzmelodien tanzen.

Die Details dieser ersten Phantasien waren so lebendig, daß Eve sich noch heute daran erinnern kann. «Ich hatte zwei imaginäre Freunde, Dick und Bob. Sie sahen beide gut aus und waren total in mich verliebt. Sie wetteiferten um mich, wissen Sie, weil ich so beliebt war.» Eve kultivierte ihre romantische Angebetetenphantasie mindestens ein Jahrzehnt lang. Wie die Seifenopern im Radio, denen ihre Mutter andächtig lauschte, nahmen auch ihre Phantasien dramatische Handlungswenden. Sie malte sich zum Beispiel aus, sie würde Bob heiraten, der würde bei einem tragischen Unfall ums Leben kommen, sie würde zu Dick zurückkehren, und am Schluß würde Bob auf geheimnisvolle Weise wiederauftauchen.

Allmählich, als sie körperlich reifer wurde, ihre ersten Verabredungen hatte und mehr über Sex wußte, wurden ihre

Phantasien expliziter und erregender. Jetzt kam auch schon mal Masturbation ins Spiel. Aber schon von klein auf hatte sie Weiblichkeit damit definiert, von anderen begehrt zu werden. Auch als Erwachsene geht es in ihren Phantasien vor allem um Romantik und darum, begehrenswert zu sein.

Eve erhielt in ihrer Kindheit von den Eltern positive Botschaften und nützliche Anleitungen zum Thema Sex, sie ließen ihr auch Zeit, sich in ihrem eigenen Tempo zu entwikkeln. Sie wurde nicht zu sexuellen Akten gedrängt oder mit sexuellen Bildern konfrontiert, bevor sie alt genug war, um sie zu verstehen. «Und ich wußte immer, daß ich meine Eltern alles fragen konnte, auch über Sex, und eine offene Antwort bekam», sagte sie. «Für ihre Generation waren sie sehr ungewöhnlich. Sie vermittelten mir den Eindruck, daß Sex etwas Gutes ist.»

Eine andere Frau, Diane, wuchs ebenfalls mit Sex bejahenden Botschaften auf. Ihr Großvater erzählte ihr oft und stolzerfüllt: «Libanesisches Blut brodelt immer.» Von klein auf begriff sie: «Wir sollten leidenschaftliche, sexuelle Menschen sein. So einen Satz vergißt du dein ganzes Leben nicht.» Sie erinnerte sich, wie sie ihre erste Phantasie aus ihrer natürlichen Neugierde auf das Frausein entwickelte.

In Dianes frühester Phantasie stehen die körperlichen Attribute der Weiblichkeit im Vordergrund. Sie war etwa acht Jahre alt, als ihre Neugier sie zu einer erotischen Schlüsselerkenntnis führte. Im Hinterzimmer des Gemüseladens ihres Onkels stieß sie zufällig auf einen Stapel alter *National-Geographic*-Magazine. Sie war fasziniert und bewegt von den Bildern barbusiger Frauen von einem fernen Kontinent. Als sie das nächstemal einen *Archie*-Comicband aufschlug, fiel ihr auf, daß Betty und Veronica enge Kleidung trugen, die ihren vorstehenden Busen betonte. Dianes früheste Phantasien, als flachbrüstiges kleines Mädchen, drehten sich um Frauen mit üppigem Busen. Das war das Bild, das sie erstmals auf den Gedanken stieß: «*Das* ist also eine richtige Frau.» Und genauso wollte sie eines Tages aussehen.

Auch als Erwachsene, sagt Diane, hat dieser visuelle Aspekt des Frauseins für sie einen erotischen Reiz. Beim Liebesspiel mit ihrem Mann läßt sie oft Bilder von Frauenbrüsten vor ihrem inneren Auge aufblitzen, um ihre Erregung zu steigern.

Obwohl sich unser persönliches Erotikempfinden im Laufe unseres Lebens verändert und entwickelt, bleiben diese frühen Eindrücke oft zeitlebens hängen. Eine Frau, heute über vierzig, erinnert sich daran, wie sie als Kind von den Vargas-Mädchen-Kalendern fasziniert war, die in der staubigen Kellerwerkstatt ihres Vaters hingen. In ihren frühesten sexuellen Phantasien, etwa mit neun Jahren, sah sie sich als Showgirl, das mit einem durchsichtigen Kleid in einer Mondsichel auf der Bühne sitzt und ein Liebeslied singt. Von da an drehten sich ihre erotischen Phantasien immer um Frauen in sexy Vargas-Kostümen, auch wenn ihre Vorstellungen mit zunehmender Reife offeneren sexuellen Charakter annahmen. Ihre frühesten Phantasien, in denen sie sich als unschuldiges Objekt der Begierde sah, waren im Stil der Prinzessin. Als Erwachsene ist sie in ihren Phantasien eine Wilde Frau, die sexy Mode für Frauen entwirft und, mit ihren eigenen offenherzigen Kreationen bekleidet, aufregende erotische Abenteuer sucht.

Im Gegensatz zu Eve, Diane und dem jungen Vargas-Mädchen, die alle die Sexualität in ihrem persönlichen Tempo erkundeten, entwickelten viele Frauen frühe Sexualphantasien aus einem Gefühl der Verwirrung über Sex heraus. Die Phantasie bot einen willkommenen Fluchtpunkt, wo sie ganz für sich ihrer Weiblichkeit und beginnenden Sinnlichkeit huldigen konnten, ohne sich für ihren Körper oder ihre natürlichen

Wünsche schämen zu müssen. So bewahrten sie sich einen Ort, an dem es erlaubt war, eine sexuelle Frau zu sein, auch wenn es im Umfeld andere Botschaften gab, die sie hemmten.

Angelina zum Beispiel wurde von ihren strengen spanisch-amerikanischen Großeltern erzogen. «Ich hatte keinen blassen Schimmer von Sex. Das Wort kam in unserem Haus nicht vor», sagte sie. Die einzige Art, wie Angelina ihre Sinnlichkeit zeigen durfte, war der Flamenco. «Ich liebte es, mit einem Rüschenkleid und einer Blume im Haar auf der Bühne zu stehen. Auf diese Weise konnte ich meine innere Schönheit zum Ausdruck bringen. Wenn ich die älteren Mädchen vortanzen sah, wollte ich es ihnen gleichtun, wollte so werden wie sie. Sie waren Madonnen, so schön und leidenschaftlich.»

Angelinas Großmutter nähte ihr Tanzkleider mit üppigen, wirbelnden roten Röcken und tiefem Ausschnitt, obwohl sie sonst jedes Mädchen kritisierte, das sich außerhalb der Bühne aufreizend kleidete oder bewegte. Angelina war dieses Paradox durchaus bewußt. «Meine Großmutter versuchte, Sex aus meinem Kopf zu streichen. Als ich meine Periode bekam, schrie und weinte sie auf spanisch, als wollte sie mir vorwerfen, daß ich zur Frau wurde. Aber Tanzen war für sie kreativ und künstlerisch, Teil unseres Erbes. Also ließ sie mich tanzen.»

Die Phantasie, die Angelina seit ihrer Mädchenzeit hat, handelt vom Flamencotanz. Sie sagt, sie könne sich noch immer den Schlag der Gitarren, die trommelnden Rhythmen vorstellen und in ihrem Körper erwache das Verlangen. «Wenn ich jemanden mag, stelle ich mir vor, ich würde so mit ihm tanzen, daß ich ihn in den Bann meiner sexuellen Energie ziehe.»

Viele Frauen erkennen, wie sehr sie sich durch beschränkte kulturelle Modelle dessen, was als sexy gilt, beeinflussen ließen. Eine Afroamerikanerin erzählte, sie habe sich die ganze

Kindheit lang vorgestellt, sie sei eine ihrer weißen Barbiepuppen. Eine Lesbierin, die heute über vierzig ist, erinnert sich, wie sie sich als Teenagerin schlicht übersehen fühlte. «Ich kicherte nicht über die Jungs, und ich hatte niemanden, mit dem ich über die Mädchen hätte kichern können. Nirgends fand ich eine Liebesgeschichte, in der zwei Mädchen händchenhaltend bei Sonnenuntergang am Strand spazierengingen.»

«Ich schwärme für dich!»

Die ersten Phantasien beginnen oft als Schwärmereien. Von der Grundschule bis weit ins Teeniealter richten Mädchen ihre romantischen Sehnsüchte und Träume oft auf ein Liebesobjekt, das in der Regel nichts von seiner Existenz weiß. Seit der Zeit, als Frank Sinatra die jungen Mädchen reihenweise ohnmächtig werden ließ, haben sich Mädchen ihre Wände mit Postern von Stars wie Elvis, James Dean, Jim Morrison oder ihrem Lieblings-Beatle gepflastert. Die Tradition setzt sich heute natürlich fort mit Schwärmereien für Brad Pitt, Antonio Banderas, Keanu Reeves, Coolio, Rap-Stars oder für k. d. lang und Jodie Foster, die heute das Gewicht erwachender weiblicher Sinnlichkeit auf ihren Schultern tragen.

In Schwärmereien wird oft sehr viel Energie investiert. Manche Frauen erinnern sich, wie sie sich in Fanclubs engagierten, Liebesbriefe schrieben oder ihr ganzes Taschengeld für Andenken an ihren Schwarm ausgaben. Für ein junges Mädchen, das mit den Veränderungen ihres Körpers und den neuen sexuellen Gefühlen zurechtkommen will, sind Schwärmereien ein sicheres, akzeptiertes Ventil. Dies ist eine kulturell sanktionierte Form der sexuellen Phantasie. Über Schwärmereien läßt sich wunderbar tratschen, wenn man bei der Freundin übernachtet oder stundenlang am Telefon hängt.

Die meisten Frauen erinnern sich, daß sie für jemanden schwärmten, der für sie nicht nur umwerfend attraktiv, sondern auch vollkommen unerreichbar war. Dadurch konnten sie sich vorstellen, sich zu verlieben, ohne dabei das Risiko einer echten gefühlsmäßigen Verwicklung einzugehen. Doch nicht alle beschränkten sich auf Hollywood. Viele Frauen schwärmten auch für einen Lieblingslehrer, den Freund eines älteren Bruders oder einen Klassenkameraden. Aber von diesen «erreichbaren» Schwärmen sprachen sie meist nicht, sondern behielten sie für sich.

Ein Schwarm bestärkt ein Mädchen positiv in dem Gefühl, liebenswert und attraktiv zu sein. Die Phantasie bestätigt ihr, daß sie zu jemand Attraktivem passen würde. Zu der romantischen Logik von Schwärmereien gehört es, daß Mädchen sich einbilden, ihre Angehimmelten würden sie wirklich zärtlich lieben, wenn sie nur die Chance hätten, sie im echten Leben zu treffen.

Manche Mädchen glauben fest daran, daß ihre Liebe heilen könne. Sie stellen sich vor, die Kraft ihrer Liebe würde ihre Angebeteten irgendwie verwandeln oder aus dem Unglück erretten. Als James Dean sein trauriges Gesicht machte, phantasierten Tausende von Mädchen, sie könnten ihn zum Lächeln bringen. Und als Ricky Nelson in «Travelin' Man» von seinen Freundinnen auf der ganzen Welt sang, träumten viele Mädchen, sie seien diejenige, die den ewigen Globetrotter seßhaft und glücklich machen könnte. Wie sentimental uns diese frühen Phantasien als Erwachsene auch erscheinen mögen, in einem früheren Lebensabschnitt spielten sie eine wichtige Rolle. Denn sie haben uns bestätigt, daß wir fähig sind, anderen Freude und Liebesglück zu bescheren.

Entwicklungspsychologisch betrachtet bieten Schwärmereien einem Mädchen die Möglichkeit, für sich zu definieren, was sie einmal an einem realen Partner attraktiv finden wird. Das kann etwas so Allgemeines wie die Hautfarbe oder etwas so Besonderes wie die vollen Lippen eines imaginären Liebhabers sein. Manchmal kann die Anziehung aber auch mehr mit der Persönlichkeit als mit dem Aussehen zu tun haben.

Eine Frau, die eine katholische Schulerziehung genossen hatte, erzählte zum Beispiel von ihrer Schwärmerei für den Gemeindepriester – ein Liebesobjekt, wie es unerreichbarer nicht sein könnte. «Er war so um die Achtundzwanzig, dunkelhaarig, Italiener und einfach phantastisch. Er war so lieb zu den Kindern, besonders zu den Mädchen. Wenn wir irgendeinen Kummer hatten, legte er den Arm um uns und tröstete uns. Es lohnte sich fast, auf dem Spielplatz hinzufallen, nur damit er dich aufheben konnte», sagte sie. Diese wirklichen Berührungen, auch wenn sie nicht sexuell waren, nährten ihre Phantasien. Sie lernte schon früh, daß ihr eine zärtliche Form der Erotik zusagte.

Mädchen können so nicht nur erforschen, was sie sich an einem Partner wünschen, sondern sich auch vergewissern, daß es potentielle Partner gibt. Corina beispielsweise entschied sich mittels ihrer Phantasien für den Typ Mann, den sie eines Tages zum Partner haben wollte, obwohl sie noch lange nicht für eine Beziehung reif war. Von klein auf hatte sie leidenschaftlich gern gelesen, vor allem die klassischen Kinderbücher. Ungefähr mit neun Jahren verliebte sie sich in Robin Hood. Träumerisch malte sie sich aus, daß sie im wirklichen Leben jemanden wie ihn finden würde. «Er war für mich der Inbegriff eines richtigen Mannes. Wenn ich also meiner Bücherwelt entstieg, dachte ich über verschiedene Männer in meinem Leben nach – Lehrer, ein Onkel oder ein Freund der Familie – und suchte mir einen aus, auf den ich mich fixierte. Es mußte jemand Gepflegtes sein, mit guten

Manieren, jemand, der mit Kindern reden konnte, ohne herablassend zu sein. Bei so jemandem dachte ich: ‹Ja, das ist ein Mann. Ein richtiger Mann.›»

Corina wußte zwar nicht so genau, wie sich ihr Leben verändern würde, wenn sie erst einen liebenswerten Mann gefunden hätte, aber sie spürte, daß sie da draußen in der Welt der Beziehungen Gutes erwartete. Durch ihre Schwärmereien für anständige, warmherzige, aufmerksame Männer übte sie für den Tag, an dem sie sich reif für einen Partner fühlen würde. «Mir war klar, daß es irgendein Geheimnis der Männer gab. Sie hatten irgendein geheimes, größeres Wissen, das ich einfach haben wollte.» Und in ihren Phantasien konnte Corina gefahrlos erkunden, was dieses Geheimnis wohl sein könnte, und sie konnte sich vorstellen, selbst das passende Gegenstück dazu zu sein.

Die persönlichen Merkmale unserer frühen Schwarmobjekte können darauf hindeuten, was wir von einer Beziehung ersehnten und warum. Lois zum Beispiel schwärmte schon als junger Teenie intensiv für verschiedene Filmstars. Als sie dann aufs College ging, entwickelte sie eine starke Zuneigung zu dem blauäugigen Komiker Gene Wilder. Sie sah sich alle Wiederholungen seiner Filme an. Sie las alles, was sie über ihn finden konnte. Sie verfolgte seine Romanze mit der Schauspielerin Gilda Radner und war gerührt, als sie erfuhr, wie liebevoll Wilder sich um sie kümmerte, als sie tödlich an Krebs erkrankte. Obwohl Lois auf intellektueller Ebene klar war, daß sich ihr Lebensweg nie mit dem von Gene Wilder kreuzen würde, zögerte sie nicht, sich die sexuellen Eskapaden auszumalen, die sie miteinander haben könnten.

Gefragt, was sie an Gene Wilder so faszinierte, antwortete Lois spontan: «Die Augen!» Als sie dann darüber nachdachte, warum ausgerechnet Augen ein solcher erotischer Magnet für sie waren, stellte sie einen Zusammenhang her, an den sie noch nie zuvor gedacht hatte. Als kleines Mädchen und als Tochter eines oft ärgerlichen und kritischen Vaters hatte sie gelernt, seine Augen zu beobachten, um seine Stimmung darin abzulesen. «Es kam zwar nicht oft vor, aber hin und wieder war er auch mal zufrieden mit mir. Er war gerade nicht böse und brüllte nicht, und alles war okay. Das Zwinkern, das er dann in seinen Augen hatte, war einfach unglaublich. Ich schmolz dahin. Nur in diesem Zwinkern sah ich jemals seine Liebe.» Durch die Phantasie erhielt sie diese wirkliche Liebeserfahrung lebendig. Und in Gene Wilders Augen entdeckte sie jene süße, zärtliche Liebe, die sie sich im wirklichen Leben wiederzufinden wünschte.

Durch Schwärmereien in der Kindheit und Jugend kann sich ein positives Verhältnis zum Sex entwickeln und bewahren lassen. Diese frühen Phantasien können die sexuelle Entwicklung eines Mädchens in die richtigen Bahnen lenken, selbst wenn die Realität ihr Stolpersteine in den Weg legt. Luanne zum Beispiel wurde mit sieben von einem älteren Bruder sexuell belästigt. Aber für dieses verträumte, phantasievolle Farmermädchen wurde die Gedankenwelt zum Ventil für eine gesunde Sexualentwicklung. Für Luanne war auch wichtig, daß ihre Eltern ihr ein positives Rollenmodell eines liebenden Paares boten. Sie kicherte immer vor Vergnügen, wenn ihr Vater ihre Mutter auf seinen Schoß zog. Mit zwölf fing sie dann an, für einige Jungs aus der Schule zu schwärmen. Sie schrieb ihre Initialen in den Sand am nahegelegenen Flußufer und träumte vom Händchenhalten oder Küssen. Es machte ihr nichts aus, wenn ihre Eltern sie neckten, daß sie mannstoll sei.

In ihrer Vorstellung, anders als bei dem realen Erlebnis mit ihrem Bruder, konnte Luanne selbst das Tempo vorgeben, in dem sich die sexuelle Aktivität entfaltete. «Die Phantasie ermöglichte es mir, mir auf sehr gesunde Weise den Sex als etwas vorzustellen, was Spaß macht und gefahrlos ist, nicht eklig und beängstigend wie mit meinem Bruder.» Die Phantasie half Luanne, einen Traum von Romantik und Liebe mit einem würdigen und respektvollen Partner zu entwickeln. Auch heute noch, als dreiundvierzigjährige Erwachsene, ersinnt sie Phantasien, in denen der heitere, spielerische Aspekt des Sex mit ihrem echten Partner im Vordergrund steht.

Eine andere Frau wurde als älterer Teenager, als sie sich gerade mit ihrer lesbischen Neigung anfreundete, bei einem Autounfall schwer verletzt. Durch heimliche Schwärmereien für verschiedene Krankenschwestern und für die kernige Schauspielerin Annette Funicello konnte sie ihre Sexualität über eine lange und schwere Genesungszeit hinweg am Leben erhalten. Ihre Phantasie bewahrte sie davor, sich asexuell zu fühlen. Und sie war ein Ersatz für die echten Verabredungen, auf die sie wegen ihrer Krankheit verzichten mußte.

Eine Schwärmerei ist für Mädchen auch eine Gelegenheit, um sich über sexuelle Gefühle klarzuwerden, für die sie im wirklichen Leben vielleicht noch zu jung sind. Zum Beispiel können sie sich die männlichen Geschlechtsteile vorstellen, die in echt aus der Nähe zu sehen sie noch nicht reif sind, oder im Geiste einen Phantasiepartner entkleiden, dem sie aber noch nicht in Fleisch und Blut begegnen wollen. Weil sie ihren Schwarm anbeten, können sie über einzelne Teile seines Körpers, den Schwung seiner Hüften oder die Form seiner Lippen phantasieren, ohne das Gefühl zu haben, ihn zum Objekt zu machen. In der Zauberwelt der Phantasien können sie ihren Idealpartner gleichzeitig sexualisieren und bewundern. Aus dem sicheren Abstand, den eine Schwärmerei bietet, kann ein Mädchen in ihrer Vorstellung sehr weit gehen.

Diesen Abstand brauchen Schwarmphantasien meist, damit sie funktionieren. Darin liegt ein Teil ihres Zaubers. Eine Frau erinnerte sich gut, daß sie sich zu Hause ausmalte, wie ein bestimmter Junge sie küßt und streichelt. Als sie ihn später in der Schule sah, war ihr das peinlich, und sie konnte nicht einmal mit ihm sprechen. Eine andere Frau erzählte, wie sie sich in der dritten Klasse geächtet fühlte, als eine Klassenkameradin herausfand, daß sie das Objekt ihrer Zuneigung war. «Die Phantasie war so schön gewesen, bis sie von einem anderen Mädchen davon erfuhr. Sie war stinksauer auf mich, und alle unsere Klassenkameradinnen hänselten mich.»

Kommt ein Schwarm einem ungemütlich nahe, macht es nicht mehr soviel Spaß. Die sexuelle Energie eines jungen Mädchens muß bei einer Schwärmerei einseitig bleiben. Daß sie ihre Zuneigung auf einen imaginären Partner richtet, muß nicht bedeuten, daß sie von der Entwicklung her weit genug ist, um umgekehrt sexuelle Energie zu empfangen. Eine Frau erzählte, daß sie auf der Junior-High-School intensiv für ihren Mathelehrer schwärmte. Aber sie fühlte sich dabei nur so lange sicher, wie er vorne an der Tafel stand. Sie sagte: «Am Ende der siebten Klasse hatten wir eine Schwimmbadparty. Dieser Lehrer hatte Aufsicht. Irgendwer fing mit einer Wasserschlacht an, und ich zielte meine Wasserbombe natürlich auf ihn. Er machte mit, hob mich hoch und wollte mich ins Wasser werfen. Ich war total schockiert, obwohl ich mir monatelang ausgemalt hatte, wie es wäre, in seinen Armen zu liegen. Er muß den Ausdruck des Schreckens in meinen Augen gesehen haben, denn er setzte mich sanft ab und ging weg.»

Eine andere Frau erzählte uns folgende Geschichte: Im Alter von etwa neun Jahren saß sie oft in der Auffahrt und schaute einem etwas älteren Nachbarjungen beim Basketballspiel zu. Wie sehr wünschte sie sich, daß er auf sie aufmerksam würde. Als er sie eines Tages in sein Zimmer zum Kartenspielen einlud, zögerte sie keinen Moment mitzugehen. Doch als er anfing sie zu betatschen, fühlte sie sich vollkommen überfahren. Sie fühlte sich nicht nur körperlich, sondern auch in der zärtlichen Liebe mißbraucht, die sie in der Sicherheitszone ihrer Phantasie ausgetestet hatte. Wegen ihrer Schwärmerei fühlte sie sich am Ende sogar schuldig für das, was vorgefallen war, obwohl sie nichts Ungebührliches oder Falsches getan hatte.

Auf dem schwierigen Weg von der Kindheit zur sexuellen Reife wachsen wir irgendwann aus der Schwarmphase heraus. Die Poster werden abgehängt. Wir schreiben keine heimlichen Valentinskarten mehr. Entwicklungspsychologisch gesehen geben uns Schwärmereien Zeit, für echte Beziehungen zu proben und uns ein Zielobjekt für die in unserem Körper erwachende sexuelle Energie vorzustellen. Idealisierte Romanze und neue Empfindungen verschmelzen hier zu einer Einheit, aus der wir unseren persönlichen Sexualstil prägen.

«Was für ein Gefühl!»

Das sexuelle Erwachen stellt sich manchmal ganz plötzlich ein, als Reaktion auf ein äußeres Ereignis, das die Sinne auf neue, unerwartete Weise anregt. Es kann sich um ein plötzliches Glücksgefühl, ein Kribbeln in den Genitalien oder eine innere Hitzewelle handeln. Plötzlich verstehen wir, worüber unsere Freundinnen und älteren Schwestern gekichert haben. Endlich «haben wir's kapiert».

Natürlich sind die Erinnerungen von Frauen an diesen ersten Ansturm der Gefühle unterschiedlich, doch sind sie auch in gewisser Weise typisch. Vielleicht war es das Gefühl des warmen Badewasserstrahls auf ihrer Scham. Oder ein angenehmes Pulsieren beim Fahrradfahren oder beim Reiten. Manche Frauen erinnern sich an eine Fahrt mit der Achterbahn oder mit dem Aufzug, bei der sie ein Kribbeln im Bauch und ein warmes Gefühl zwischen den Beinen verspürten.

Andere empfanden einen herrlichen Kitzel, als sie ein Geländer herunterrutschten, auf einer Wippe saßen oder Körpermilch auf ihre Brustwarzen strichen. Und weil es sich so gut und so aufregend anfühlte, suchten sie nach diesem Gefühl in ihren Phantasien.

Eine Frau erzählte, wie sie von der ersten sexuellen Empfindung in ihren Genitalien überrascht wurde, als sie mit gespreizten Armen und Beinen in ein kühles Schwimmbecken sprang. Noch heute, vierzig Jahre später, kann sie zum Höhepunkt gelangen, wenn sie sich nur an dieses plötzliche Gefühl erinnert, das sie beim Sprung ins Wasser überwältigte. Eine andere Frau erinnerte sich an eine Phantasie, in der sie nackt rittlings auf dem Ast eines Kirschbaumes sitzt. Sie hatte dieses Phantasiebild als Zehnjährige im ländlichen Japan entwikkelt, wo sie ihre Kindheit verbrachte. Doch die Erinnerung daran und ihre entsprechenden Empfindungen sind ihr zwanzig Jahre lang geblieben. In diesem kurzen Aufblitzen spürte sie zum erstenmal ihre aufkeimende Sexualität.

Frauen beschreiben diese frühen sexuellen Regungen manchmal als etwas, das tropfenweise beginnt, manchmal auch als eine Flutwelle erotischen Empfindens. Madeline zum Beispiel wurde von ihren ersten sexuellen Empfindungen vollkommen überrascht. Das große, blasse, gescheite Mädchen wuchs in einer klüngelhaften Kleinstadt im amerikanischen Süden auf. Die Jungs flogen nicht auf sie wie auf andere Mädchen, die instinktiv zu wissen schienen, wie man flirtet. Für ihre Sozialkontakte war es auch nicht sonderlich förderlich, daß sie einer konservativen Baptistengemeinde angehörte, die Sexualität und Tugendhaftigkeit als etwas einander Ausschließendes ansah. Weil Madeline sich so bescheiden gab, war sie in der Sonntagsschule sogar zur «Besten Christin» gewählt worden.

Eines Tages, in der neunten Klasse, saß Madeline in der

Orchesterprobe und spürte plötzlich, wie der Junge neben ihr sein Bein gegen ihres preßte. «Wir spielten beide ausgerechnet Trompete. Ich spürte sein Bein und sah, wie sein Gesicht rot wurde, und plötzlich durchströmten mich all diese warmen Gefühle. Es war mehr als Wärme – es war wie eine Flamme. Und meine Phantasie war, daß er vor lauter Verlangen nach mir rot wurde. Da wußte ich mit einemmal, worum es beim Sex geht. Ich hatte überhaupt keine Angst. Ich war sehr aufgeregt.»

Eine halbe Weltreise entfernt, in Malaysia, entwickelte ein anderes Mädchen ähnlich starke sexuelle Gefühle, als sie mit zwölf zum erstenmal beim Tanzen war. Ein großer Junge forderte sie erst zu einem schnellen, dann zu einem langsamen Tanz auf. Sie legte ihre Arme um seine Hüften und spürte sein schweißnasses Hemd, während sie sich zur Musik hin und her wiegten. Ihre Genitalien wurden warm und weich, als ihr das erregende Gefühl gegenseitiger Berührung bewußt wurde. Auf der ganzen Heimfahrt im Auto ihrer Eltern wiederholte sie diesen Tanz in ihren Gedanken. Sie fragte sich, wie es wohl gewesen wäre, wenn er sich zu ihr hinabgebeugt und sie geküßt hätte. Als sie in dieser Nacht in ihrem Bett lag, wiegte sie sich hin und her, küßte ihr Kopfkissen und träumte davon, was sie gerade erlebt hatte, um diese herrlichen Empfindungen wieder in sich hervorzurufen.

Manche Frauen erleben ihre ersten richtigen sexuellen Gefühle oder Gedanken im Traum. Wie andere schöne Erfahrungen können sexuelle Träume uns überraschen oder erstaunen und den Wunsch erzeugen, diese neue Empfindung wieder zu spüren. Eine Frau erinnerte sich zum Beispiel an einen Traum, den sie hatte, nachdem ihre Mutter versucht hatte, sie aufzuklären. Sie erzählte: «Ich war ungefähr in der vierten Klasse. Zuerst empfand ich nur Ekel. Meine Mutter drückte sich ziemlich nebulös aus, und ich konnte mir nicht recht vorstellen, wie die Körper zusammenpassen sollten. Nicht lange nach unserem Gespräch träumte ich, ich wäre mit einem jungen Mann im Bett und wir würden uns gegenseitig berühren. Er schmiegte sich von hinten an mich, schmuste mit mir. Ich war erregt. Aber bevor es zum Geschlechtsverkehr kam, sagte ich ihm, daß es nun genug sei. Er lächelte, drehte sich um und ging. Dann war der Traum zu Ende. Ich erwachte mit dem aufregenden Gefühl, daß auch ich sexuelle Empfindungen hatte.»

Für die neunzehnjährige Juanita sind Träume eine sichere Möglichkeit, ihre sexuellen Gefühle von allein an die Oberfläche kommen zu lassen. «Meine Eltern sind altmodische Mexiko-Amerikaner mit konservativen Wertvorstellungen», sagte sie. «Sie erzählen mir, daß Sex etwas Besonderes ist und daß ich mir damit Zeit lassen soll.» Juanita unterdrückt ihre sexuellen Regungen, wenn sie wach ist, aber in einem Dämmerzustand, zum Beispiel beim Einschlafen oder Aufwachen, wenden sich ihre Gedanken erotischen Empfindungen zu, die sich gut anfühlen und ihre Hemmungen lösen:

> Ich liege mit einem dunkelhaarigen Liebhaber in einem Weizenfeld. Alles ist von einem sanften Gelb – das Korn, der Himmel, das Nachmittagslicht. Ein goldenes Leuchten umgibt uns. Wir sind ganz allein. Wir breiten eine Decke aus, öffnen unseren Picknickkorb und fangen an, uns zu küssen und zu streicheln. Ich phantasiere, wie es wäre, wenn ich noch mehr Leidenschaft zuließe und richtig Liebe mit ihm machen würde. Ich sehe mich selbst, wie ich darüber nachdenke, obwohl ich eigentlich immer noch träume, und ich fühle mich überhaupt nicht schuldig. Ich wache mit klopfendem Herzen auf, feucht zwischen den Beinen.

Viele Frauen erinnern sich, daß sie ihre ersten Gefühle sexuellen Genusses bei unschuldigen Kinderspielen erlebten, als sie sich küßten, berührten oder umarmten. Eine Frau namens Ellen konnte sich noch gut an die Freundin aus dem Kindergarten erinnern, die ihr zeigte, wie man masturbiert. «Sie nannte es ‹Tuten›. Sie lehnte sich gegen das Fensterbrett und rieb sich daran auf und ab. Ich wußte gleich, daß es sich gut anfühlte, und auch, daß niemand anders davon wissen sollte. Ich konnte den Leuten draußen zuwinken, und sie hatten keine Ahnung, was ich machte.»

Als Erwachsene findet Ellen noch immer die Vorstellung erregend, eine andere Frau würde direkt vor ihren Augen masturbieren. Als sie reifer wurde, entwickelte sie Phantasien mit konkreterer Handlung, die aber immer noch mit Selbststimulation verknüpft sind. Wie viele andere Frauen entdeckte sie, daß Gedanken *und* die Berührung des eigenen Körpers eine noch intensivere erotische Erregung erzeugen, weil sowohl Geist als auch Körper Genuß erleben.

Während Ellen Spaß an den frühen sexuellen Spielen hatte, können solche Begegnungen mit Gleichaltrigen auch verwirrend sein und später gemischte Gefühle auslösen. Bei Nicole, die heute über vierzig ist, erwachten die sexuellen Regungen im frühen Teenageralter unter alles anderem als idealen Umständen. Bei einer Freundin im Keller tanzte sie mit einem gleichaltrigen Jungen eng umschlungen zu Motown-Musik. Alles an der Stimmung, der Bewegung, der Situation paßte zu ihren Phantasievorstellungen darüber, wie es sein würde, sich zu verlieben. Plötzlich löste sich der Junge von ihr und ließ sie mitten auf der Tanzfläche allein stehen.

«Ich dachte, ich hätte etwas falsch gemacht und daß er mich nicht mochte. Ich war verletzt», erzählte sie. Erst Jahre später erfuhr sie von einer Freundin, daß der Junge während ihres engen Tanzes ejakuliert hatte und aus Verlegenheit geflohen war. Bei ihrem sexuellen Erwachen verbanden sich Erregung mit Scham und Verwirrung. Trotzdem beginnt heute ihre leidenschaftlichste Phantasie mit der Vorstellung eines langsamen Tanzes. Als sie reifer wurde, gelang es Nicole, ihre Schamgefühle zu überwinden und an der ursprünglichen Erotik jener Situation auf der Tanzfläche anzuknüpfen.

Ebenso wie Nicole über das Erlebnis in dem schummrigen Keller verwirrt war, erinnern sich andere Frauen an ein gewisses Unbehagen, das mit ihren ersten sexuellen Empfindungen verknüpft war. Eine der Frauen fürchtete zum Beispiel, sie habe ihre Klitoris «kaputtgemacht», als sie als Kind masturbierte. «Man sagte mir, es gäbe etwas da unten, und wenn ich das kaputtmachte, würde mich kein Mann heiraten. Ich glaubte jahrelang, ich sei ruiniert. Erst mit über zwanzig Jahren wurde mir klar, daß ich meine Klitoris mit dem Jungfernhäutchen verwechselt hatte.» Eine andere Frau erinnerte sich, wie heftig ihre Großmutter reagierte, als sie ihre Genitalien berührte. «Nimm die Finger da weg!» schrie sie. «Da sitzt Gott. Wenn du dich da berührst, läßt du ihn heraus.» Sie war erschrocken und fasziniert zugleich, voller Erstaunen, daß ihr Körper eine solche Macht beherberge.

Manchmal wirken sich solche negativen Botschaften zu ganz natürlichen sexuellen Gefühlen so stark und unerbittlich aus, daß die Frauen als Reaktion darauf die Entwicklung positiver, angenehmer sexueller Phantasien unterdrücken. Leider berichteten manche Frauen von noch größeren Hürden, die auf diesem Weg lagen.

Die Schöne und das Biest

Das sexuelle Erwachen kann auch Gefühle der Angst oder des Schreckens in uns erzeugen. Die Phantasien, die aus diesen intensiven frühen Erfahrungen entstehen, sind oft nicht einfach Ausdruck von Mädchenträumen und -wünschen, sondern psychologisch anders motiviert.

Jodi zum Beispiel war etwa acht Jahre alt, als eine Szene aus dem Film *King Kong* sie total fesselte. Atemlos schaute sie zu, wie der Affe mit seiner riesigen behaarten Hand nach der hübschen jungen Frau griff, die sich vor Angst wand. Jodis eigener Körper wand sich ebenfalls, als sie mit einer unbekannten, erotischen Aufregung reagierte, die sie nicht mit Worten beschreiben konnte. Erst Jahre später wurde es ihr klar, daß sie die Vorstellung, von einem starken Mann eingeschüchtert und überwältigt zu werden, sexuell erregte.

Wie so viele Mädchen hatte Jodi die Botschaft aufgesogen, daß man als Frau sexuell verwundbar ist. Mädchen bekommen diese Botschaft sehr unterschiedlich vermittelt: wenn sie auf dem Spielplatz von Jungs gejagt werden, wenn sie Nachrichten über Vergewaltigungen hören, Filme sehen, in denen Frauen nachgestellt wird, oder wenn sie von wohlmeinenden Eltern gewarnt werden, sich nicht mit Fremden einzulassen. Jodi hatte die Warnungen vor den realen Gefahren des sexuellen Mißbrauchs verinnerlicht und fand die Vorstellung, ein Mann könnte sie mit seiner sexuellen Energie verschlingen, sowohl beängstigend als auch aufregend.

Nachdem sie den Film gesehen hatte, verwandelte Jodi ihr Zimmer monatelang in einen imaginären Dschungel, in den sie sogar einen Wasserfall aus einem Stück fließenden Stoff hindrapierte. Sie wählte stets ihre hübscheste Puppe für die Rolle des Dschungelmädchens aus. In ihrem erotischen Phantasiespiel aktivierte sie ein kulturelles Szenario, das die weibliche Schönheit und die männliche Kraft thematisiert. «Je schöner das Mädchen war, desto mehr würde King Kong sie lieben und umsorgen und ihr nicht weh tun wollen.»

Jodis Phantasieformel ist klassisch: Weibliche Schönheit zähmt rohe, gefährliche männliche Kraft. Auf ebendiesem Mythos bauen unzählige Liebesromane und Märchen auf. Die meisten heranwachsenden Mädchen begegnen wiederholt diesem Rollenmodell der schönen Frau, die von einem Mann zum Objekt gemacht, beherrscht und überwältigt wird. Der starke Mann verliebt sich in sie, von ihrer Schönheit und ihrem Charme in die Knie gezwungen. Viele Frauen verinnerlichen als Kind diese Botschaft und entwickeln später Phantasien nach dem Konzept der Prinzessin.

In Phantasien, die dem Muster «Die Schöne und das Biest» folgen, erotisieren wir Ängste und andere emotionale Nöte. Angst und sexuelle Erregung sind Gefühle, die man leicht verwechseln oder sogar vermengen kann, wenn man bedenkt, wie ähnlich der Körper auf beide Situationen reagiert. In beiden Fällen sind Puls und Atem beschleunigt, und Adrenalin wird ausgestoßen. So können wir etwas Beängstigendes rasch in etwas Stimulierendes umwandeln, was uns Genuß anstatt Schmerz bringt.

Wenn wir uns nun mit kindlichen Phantasien beschäftigen, die Kummer oder Konflikte sexualisieren, bekommen wir einen Eindruck davon, wie kreativ Frauen gegen jene Kräfte anzukämpfen vermögen, die ihre sexuelle Entwicklung bedrohen. Wir sehen auch, daß frühe Phantasien ein lebenslanges Erregungsmuster begründen können. Eine erwachsene Frau, die sich eigentlich nach Liebe und Geborgenheit sehnt, mag sich von Gedanken an sexuelle Aggressivität, Gefahr und Untreue erregen lassen, weil dies die Vorstellungen sind, die sie zuerst mit Erotik in Verbindung brachte.

Marta ist eine junge Frau, die ihre frühen Phantasien entwickelte, um dem starken Einfluß sexueller Schamhaftigkeit zu begegnen. Sie hatte ihre ersten Lebensjahre auf einer Insel im südlichen Pazifik verbracht, wo sie oft nackt oder kaum bekleidet im Meer herumplanschte. Sie und ihre Freunde erforschten gegenseitig ihre Körper bei Doktorspielen und befriedigten so ihre Neugier über die menschliche Anatomie. Da diese Erkundungen gegenseitig gewünscht waren, empfand Marta ihre frühen sexuellen Gefühle niemals als von Angst oder Erniedrigung geprägt.

Als Marta ins Grundschulalter kam, zog sie mit ihrer Familie auf das amerikanische Festland zurück. Ihre neuen Spielkameraden sagten ihr, Sex sei etwas Schmutziges. So machte sie erstmals Bekanntschaft mit unschönen Schamgefühlen. Etwa zur gleichen Zeit sah sie zum erstenmal einen furchteinflößenden Film. In ihrer Phantasie verquickte sie diese beiden neuen Eindrücke miteinander. «Meine sexuellen Phantasien hatten plötzlich etwas von einem Horrorfilm, so als wären alle meine Gefühle der Freude von einem dunkelgrünen Überzug bedeckt. Ich stellte mir zum Beispiel vor, wie ein Vampir eine schlafende Frau lüstern betrachtet. Diese Szene war ungeheuer erotisch für mich. Ich verwandelte meine Schamgefühle in eine Quelle des sexuellen Kitzels.»

Die Frauen beschrieben uns schier endlose Variationen dieses Themas: von männlicher sexueller Kraft überwältigt oder verführt zu werden. Eine Frau erzählte, wie sie sich als Teenager gemeinsam mit einer Schulfreundin eine solche Phantasie ausgedacht hatte. «Eine von uns spielte eine schlafende Frau, ihr Nachthemd ist weit nach oben gerutscht. Die andere war ein Einbrecher, der sich nachts mit einer Taschenlampe ins Haus schleicht. Das Licht seiner Lampe fällt auf den Körper der Frau. Er zieht die Bettdecke zurück und beleuchtet jeden Zentimeter ihres Körpers. Natürlich vergißt er ganz, daß er zum Stehlen gekommen ist. Uns erregte die Mischung aus imaginärer Gefahr und echtem erotischen Knistern.» Durch ihre Phantasie entdeckten die beiden Mädchen, daß Leidenschaft Spannung erzeugen und sexueller Genuß Erleichterung verschaffen kann.

Frauen erfinden sexuelle Phantasien, um mit emotionalen Problemen wie Verlassens- oder Verlustängsten besser fertig zu werden. Shirlee beispielsweise lernte schon in sehr jungen

Jahren, ihre tiefsten inneren Bedürfnisse zu erotisieren. Als sie etwa fünf war, verlor sie den Kontakt zu ihrem Vater, der in seine chinesische Heimat zurückkehrte und Shirlee mit ihrer amerikanischen Mutter in New York zurückließ. Schon als Teenager war Shirlee eine aktive, kreative Phantasieautorin. Eines ihrer Lieblingsthemen war, daß zwei Freunde um ihre Gunst wetteiferten, oft mit dramatischem Ausgang. In einer ihrer Phantasien flieht sie vor dem sexuell aggressiven Peter in die sichereren Arme von Eddie, der am Central Park West im achten Stock wohnt. Aber auch Eddie versucht, sie zu umarmen, und sie weicht voller Angst zurück. «Ich rutsche aus und hänge am Fensterbrett, in Todesangst, acht Stockwerke über dem Central Park. Er zieht mich in die Wohnung zurück, dann fallen wir zu Boden und lieben uns leidenschaftlich. Natürlich war ich noch Jungfrau. Aber ich konnte davon phantasieren, wie Sex sein würde.»

Shirlee spielte imaginär das ganze emotionale Spektrum von Angst über Erregung bis zu sexueller Befriedigung durch und milderte durch diese Phantasie ihre realen Ängste. Der Orgasmus brachte Erleichterung von ihrer inneren Anspannung, auch wenn der reale Konflikt in ihrem Leben nichts mit Sex zu tun hatte. Ihr tiefstes Bedürfnis, nämlich von ihrem Vater geliebt zu werden, war kein sexuelles Bedürfnis. Es war kein Zufall, daß sie immer zwei Freunde hatte: «Auf diese Weise hatte ich auf jeden Fall immer einen von ihnen bei mir. Ich wollte nie mehr verlassen werden.»

Durch die Beschäftigung mit frühen, auf inneren Ängsten beruhenden Phantasien entdecken Frauen oftmals, was ihnen als Kind Angst oder Sorgen bereitete und wie sie diese Ängste mit sexueller Energie abzuschwächen vermochten. Solche Phantasien können aus realen Erlebnissen entstehen, bei denen, wie etwa bei einem Kindesmißbrauch, Angst und Sex miteinander verknüpft sind. Oder sie können, wie in Shirlees

Fall, ein sexueller Lösungsversuch anderer kindlicher Ängste sein. Das Ergebnis ist in beiden Fällen ähnlich: Durch ihre Phantasie verwandelt die Frau etwas Angsterregendes in etwas Angenehmes. Die Phantasie vermittelt ihr das Gefühl von Kontrolle, Macht und Sicherheit, das sie im wirklichen Leben vermißt. Sie überlebt nicht nur die Bedrohung, sondern sie meistert die Gefahr. Sie macht ihr Angstobjekt zu einem Liebesobjekt. In ihrer Phantasie schafft sie es, das Biest zu zähmen.

«Das also muß Sex sein!»

Wenn wir an unsere Kindheit zurückdenken, erinnern sich wohl die meisten von uns an die Neugier auf Sex. Wenn wir keine befriedigenden Antworten auf unsere ersten Fragen zu diesem Thema erhielten, machten wir uns vielleicht daran, die «Wahrheit» über Sex herauszufinden. Durch diese Neugier landeten manche Frauen in der untergründigen Welt vorgefertigter, käuflicher Sexphantasien. Pornographische Bilder und Szenen von der Stange formten und verfolgten ihre erotischen Gedanken.

Eine Frau entdeckte als Sechsjährige die *Playboy*-Magazine ihres Bruders unter seinem Bett. Daraufhin stellte sie sich selbst vor den Spiegel und ahmte die verführerischen Posen der barbusigen Models nach. Sie stellte sich vor, wie sie sich einem Mann präsentierte und zu ihm sagte: «Hier bin ich – mach mit mir, was du willst.» Besonders aufregend fand sie ein Foto von einer nackten Frau, deren Hände über dem Kopf gefesselt waren. Vom ersten Augenblick ihres sexuellen Erwachens an erotisierte sie diese «Nimm-mich»-Energie, die sich bis in ihre Prinzessinphantasien als Erwachsene fortsetzt.

Eine andere Frau las heimlich die Erotikromane, die ihre

Mutter im obersten Schrankfach aufbewahrte, und entdeckte erstaunt die Geschichten der sexuellen Verführung im Viktorianischen Zeitalter. Obwohl sie zur Mittelschicht gehörten und in einem normalen Haus in der Vorstadt lebten, dachte sie sich Geschichten aus, in denen sie Zimmermädchen in einem englischen Herrenhaus war und vom Hausherrn verführt wurde.

Wieder eine andere Frau fand die versteckten *Penthouse*-Hefte ihres Vaters, als sie etwa sieben war. In ihren Phantasien kombinierte sie diese Bilder von Frauenkörpern mit einer beliebten Science-fiction-Serie aus dem Fernsehen. «Ich stellte mir vor, ich wäre eine erwachsene Frau mit großen Brüsten und würde von einem Mann in ein Sexlabor verschleppt. Dort bekäme ich Drogen gespritzt, die mich gefügig machen sollten. Ich würde wie in einem Bienenstock mit Hunderten von Frauen, alle in knappen Bikinis, in einer Zelle gefangengehalten. Es war eine Kreuzung aus *Penthouse* und *Buck Rogers*.»

Die Pornographie beantwortet zwar manche Grundfragen über Sex, präsentiert tendenziell jedoch eine überaus beschränkte, einseitige Sicht sexuellen Verhaltens. Typischerweise wird die Frau als Lustobjekt des Mannes dargestellt. Pornomodels haben unrealistisch schöne Körper, neben denen sich Frauen fast zwangsläufig gehemmt oder unzulänglich fühlen. Pornographie vermittelt die Botschaft, Sex sei Selbstzweck, und versäumt es, sexuelle Erregung mit emotionaler Nähe, Zuneigung oder persönlicher Achtung in Verbindung zu bringen. Ein früher Kontakt mit Pornographie kann unser späteres Phantasieleben in unterschiedlichem Maße beeinflussen. So können in Opferphantasien die pornographischen Bilder von mißbrauchten und erniedrigten Frauen imitiert werden.

Die heute einundzwanzigjährige Robyn erhaschte in der

sechsten Klasse einen ersten Blick auf Pornographie. Eine Freundin zeigte ihr den Playboy-Kanal im Fernseher ihres Vaters. Robyn war gebannt. «Ich sah diese Frauen sich berühren und stöhnen, und ich dachte, das muß sich gut anfühlen. Ich wollte verstehen, was daran so aufregend war.» Als sie wieder zu Hause war, schaltete sie denselben Kanal ein. Ohne Erfolg. Da ihre Eltern keine Abonnenten waren, bekam sie nur ein verschlüsseltes Empfangsbild. Doch vom Ton kam einiges durch, und das reichte aus, um Robyns Phantasie anzuregen. Während sie dem lustvollen Stöhnen lauschte, erkundete sie ihre Genitalien und stellte sich vor, was auf dem Bildschirm wohl passierte. Heute sagt sie, das verschwommene Fernsehbild habe sie gelehrt, sich eigene aufregende Phantasien zu schaffen.

Als Erwachsene mag Robyn heiße, heftige sexuelle Eskapaden. Sie phantasiert davon, daß sie Sex mit Fremden – Männern und Frauen – hat und ihr Freund dabei zusieht. Sie bittet ihren Freund, sie zu beschimpfen, wenn sie Liebe machen, und findet es besonders geil, wenn er die erniedrigenden Dinge sagt, wie sie sie zuerst in den Pornos gehört hat (etwa: «Fick mich stärker, Miststück!»). Sie zieht sich aufreizend für ihn an – so, wie sie glaubt, daß sich eine Prostituierte kleidet. Obwohl ihr Freund es im Bett manchmal lieber sanfter mag, zieht sie Sex der harten, schnellen und derben Art vor.

Auch Latoya sah in ihrer Jugend Pornovideos im Kabelfernsehen, doch wurde ihre Sicht von Sex nicht so stark davon geprägt: «Ich fand es einfach nur albern und amüsant. Was ich als Erwachsene am Sex mag, ist Romantik, Nähe, Berührung.» Wenn in den Videos übergroße Körperteile oder übertriebene Potenz gezeigt wurden, brachte sie das zum Kichern. In einem Video tauchte eine pinocchioähnliche Figur auf, nur mit dem Unterschied, daß bei ihm nicht die Nase, sondern ein anderer Körperteil länger wurde, wenn er log. «Ich fand diesen gigantischen Penis nur lustig», erzählte sie.

Nicht nur die Pornographie, auch reale Sexszenen, die Frauen in sehr jungem Alter sahen oder hörten, können ihr Phantasieleben beeinflussen. Marilyn beispielsweise wuchs in verschiedenen Hippie-Wohngemeinschaften auf. Sie sah in ihrer Kindheit reichlich nackte Körper und jede Menge Sex. «Eine Zeitlang lebten wir in einer Hütte, und meine Mutter und ihr Freund trieben es direkt über uns. Es war wie ein Erdbeben. Die ganze Hütte wackelte. Ich empfand es als eklig, wie einen Übergriff auf meine Intimsphäre, aber es war auch sehr stimulierend.» Ihre frühesten Phantasien waren verstohlen, aber erotisch. «Da war ich im Dunkeln mit jemandem zusammen, wir flüsterten und berührten uns, aber keiner sollte uns hören», erzählte sie. Als Erwachsene, so sagte sie, baue sie immer noch dieses Element der Heimlichkeit in ihre Phantasien ein. «Ich stelle mir zum Beispiel vor, ich fahre in einem Kabriolett auf einer Landstraße und sehe plötzlich jemanden in einem anderen Wagen. Ohne ein Wort zu wechseln, erkennen wir uns. Es ist, als wären wir seelenverwandt. Wir fahren an irgendeinen abgelegenen Ort und haben Sex miteinander, ohne auch nur ein Wort miteinander zu sprechen.»

Durch die kindliche Neugier auf Sex erhielten manche Frauen mehr Informationen, als sie von ihrer Entwicklung her verarbeiten konnten. Das prägte dann ihr späteres Phantasieleben nachhaltig. Doch bei ein paar Frauen, mit denen wir sprachen, wurde ihre sexuelle Entwicklung nicht durch die eigene Neugier bestimmt. Vielmehr wurden sie in das Phantasieleben anderer hineingezogen, ohne daß sie selbst irgendeine Wahl oder Entscheidungsmöglichkeit gehabt hätten. Als Erwachsene müssen sie einräumen, wie diese frühen

Erfahrungen ihre Fähigkeit beeinflussen, eigene Sexualphantasien zu entwickeln und zu genießen.

Feindliche Übergriffe

Frauen, die in der Kindheit sexuell mißbraucht wurden, hatten keine Chance, sich in ihrem eigenen Tempo an die Sexualität heranzutasten. Vielmehr wurden sie zu früh und oft traumatisch mit Sex konfrontiert. Rückblickend beschreiben sie ihre Kindheit häufig als eine Zeit der sexuellen Manipulation und Beherrschung und gerade nicht als Phase des gefahrlosen Entdeckens. Entwicklungsaufgaben, die eigentlich in der Kindheit bewältigt werden, wie zum Beispiel Vertrauen und eine positive Einstellung zum eigenen Körper lernen, sich als eigenständige Persönlichkeit stark fühlen, Initiative ergreifen, müssen bis zu einem viel späteren Zeitpunkt im Leben warten. Es gibt Formen von Mißbrauch, bei denen auch das Phantasieleben von einer anderen Person okkupiert wird.

In extremen Fällen, wenn der Mißbrauch nach ausgeprägten Phantasieskripten und Rollenspielen ablief, verloren die Frauen ihre eigene Identität aus den Augen. Sie definierten sich fortan über die Rolle, die sie in der Phantasie eines anderen zugewiesen bekommen hatten. Erst als Erwachsene wird ihnen klar, wie sehr der Mißbrauch ihre Fähigkeit beeinträchtigte, wirklich eigene Phantasien zu entwickeln.

Zum Beispiel Emily: Sie sagt, sie könne niemals das glitschige Gefühl des schwarzen Negligés vergessen, in das ihr Vater sie zum erstenmal etwa mit acht Jahren steckte. Es war viel zu groß, aber wenn sie sich nicht bewegte, still und regungslos verharrte wie eine Statue, ein Träger über die Schulter gerutscht, wie ihr Vater es mochte, saß das Negligé einigermaßen. Dann war er schneller mit seinen Aufnahmen fertig, und sie konnte wieder ins Bett.

Heute, als Erwachsene, sieht Emily, daß sie niemals die Chance hatte, spielerisch und natürlich eigene Gedanken über Liebe oder sexuelles Vergnügen zu entfalten. Die Kinderporno-Phantasiewelt ihres Vaters wurde zu ihrer Realität. Im Alter zwischen acht und zwölf wurde sie regelmäßig mitten in der Nacht geweckt und mußte ihm in einem kalten Keller für seine Fotos Modell sitzen. «Ich habe meine ganze Kindheit verloren. Ich träumte niemals von Jungs oder schwärmte für Filmstars. Ich hatte keine Verabredungen. Ich habe das Gefühl, um meine Jugend betrogen worden zu sein.»

Emily weiß auch noch, wie schwer es ihr als Mädchen fiel, sich mit den Gefühlen zu identifizieren, die sie für die Fotos imitieren sollte. Sie hatte noch keine Chance gehabt, für sich herauszufinden, was es bedeutet, eine sexuelle Frau zu sein. «Ich versuchte, so gut es ging, so auszusehen, wie er es wollte, damit es schneller vorbei war. Aber ich konnte es nie verstehen. Meine Mutter gab sich nicht sexy, also konnte ich mir bei ihr nichts abgucken. Er zeigte mir Bilder von nackten Frauen und wollte, daß ich sie imitiere, aber ich schaffte es einfach nicht, so auszusehen. Er dachte, ich sei stur. Aber ich weiß bis heute nicht, wie man einen sexy oder verführerischen Eindruck macht.» Emilys Phantasieleben lag so lange brach, bis sie den Mißbrauch in der Kindheit verarbeitet hatte. Erst dreißig Jahre nach diesen Erlebnissen mit ihrem Vater fand sie zu sexuellen Gedanken, die ihr Freude machten.

June, inzwischen Ende Zwanzig, kam gerade ins Teeniealter, als ihr Stiefvater sie in seine Phantasiewelt hineinzog. Als ihr Körper sich durch die Pubertät zu verändern begann, sprach er sie mit dem Kosenamen Lolita an. Damit verband sie nichts, bis er ihr Nabokovs Roman zu lesen gab, der von einem pädophilen Mann und seiner Liebe zu der zwölfjährigen Lolita handelt.

In den nächsten Jahren, in denen ihr Stiefvater sie mit Geschenken umwarb, sie ausführte und anfing, sie sexuell zu belästigen, identifizierte sich June immer stärker mit der Romanfigur Lolita. Allmählich, so sagt sie, habe sie diese Phantasie übernommen. «Ich studierte dieses Buch. Es wurde zur Grundlage meines Selbstverständnisses. Ich erkannte, daß Lolita sexy und wißbegierig und neugierig war, ebenso wie ich. Sie baute ihre Macht auf. Und ich wollte all die Annehmlichkeiten, die sie bekam. Die Phantasie bestand für mich darin, schon mit vierzehn in tollen Klamotten mit meinem Stiefvater tanzen zu gehen. Ich war die Prinzessin. Ich fühlte mich sexy. Ich sah erwachsen aus. Und ich wollte Aufmerksamkeit. Mir wurde klar, daß ich mir das andere Zeug von ihm gefallen lassen mußte, um das zu bekommen, was ich wollte.»

Als ihr Stiefvater sexuell aggressiver wurde, wünschte sich June, daß ihr Körper nicht mehr reifer würde. «Ich dachte, das alles passiere nur, weil ich zur Frau wurde. Ich wollte keine Brüste, keine runden Hüften haben. Dann würde ich vielleicht keine Lolita werden.» Erst zehn Jahre später erkannte June, wie stark die Phantasie ihres Stiefvaters ihr Selbstbild geprägt hatte. Als sie sich schließlich davon erholte und ihre eigene Identität zurückeroberte, nahm sie ihren *Lolita*-Band und schrieb mit großen Buchstaben «NEIN!» über jede Seite.

Auch andere Frauen erinnern sich, wie sie, wenn auch weniger kraß, in die Phantasiewelt anderer hineingezogen wurden. Eine Frau wurde von ihrer Mutter schon als Mädchen in sexy Kleidung gesteckt und vorgezeigt, um die Männer anzulocken. Eine andere schilderte, wie ihr eigenes Selbstbild davon verzerrt wurde, daß ihr Vater total auf große Busen fixiert war. Bei ihnen zu Hause gab es stapelweise Obenohne-Heftchen, und der Swimmingpool im Garten war stets von vollbusigen Frauen in knappen Badeanzügen bevölkert.

«Ich habe BH-Größe 85D, und trotzdem hatte ich immer das Gefühl, ich sei nicht gut genug bestückt, um einem Mann zu gefallen», sagte sie.

*

Mehr oder weniger deutlich wurde allen unseren Gesprächspartnerinnen bewußt, daß ihre frühen Lebenserfahrungen ihre Vorstellung von Sex geprägt haben. Die sexuellen Phantasien, die Frauen als Erwachsene erleben, enthalten oft ein Stück Wahrheit oder Erkenntnis über ihre Vergangenheit. Manche Frauen stellen fest, daß ihr gegenwärtiges Phantasieleben das widerspiegelt, was sie als Mädchen genossen. Für andere sind die Phantasien ein Weg, die Vergangenheit zu überwinden.

Die Phantasien der Frauen entwickeln sich weiter, wenn nach der Pubertät die sexuell aktivere Phase des Erwachsenseins beginnt. Gerade das Phantasieleben einer Frau ist ein Spiegel ihrer Suche nach sexueller Macht, Freude und Identität, die schon in der Kindheit beginnt. Bis zum Ende der Pubertät haben sich die meisten von uns eine individuelle Sammlung erotischer Eindrücke zugelegt, mit deren Hilfe wir unser sexuelles Genußempfinden als Erwachsene definieren. Nachdem wir jetzt wissen, woher die Phantasien kommen, können wir uns der Frage zuwenden, wie wir sie in unserem Erwachsenenleben einsetzen.

KAPITEL 4

Wie Phantasien uns helfen

Sexuelle Phantasien helfen uns auf vielerlei Weise. Manchmal ist ihr Nutzen unmittelbar und leicht ersichtlich. Zum Beispiel wenn uns eine bestimmte Phantasie zu einem prickelnden Orgasmus verhilft, ist das ein klarer Fall von Ursache und Wirkung. In anderen Fällen sind die positiven Aspekte unserer Phantasien weniger klar erkennbar, aber in unserem Leben nicht minder wichtig.

Annie ist eine siebenundzwanzigjährige Frau, die seit früher Jugend ihr Sexleben durch Phantasien unterstützt. Wir begegneten ihr am Anfang von Kapitel 3, als sie sich mit zwölf Jahren auf der Rückbank des Familienwagens zu Tode langweilte. Sie floh mental, indem sie davon phantasierte, sie würde als Prinzessin mit einem gutaussehenden Cowboy in den Sonnenuntergang reiten. Rund fünfzehn Jahre später sitzt Annie in folgender Phantasie klar auf dem Fahrersitz:

> Allein mit ihren Gedanken und der Landschaft und immer noch zweihundert Meilen von einem langersehnten Treffen mit ihrem ehemaligen Freund entfernt, gähnt Annie und öffnet das Wagenfenster, um etwas frische Bergluft hereinzulassen. Es ist ein wenig kühl, aber ihre Lieblingslederjacke hält sie warm genug. Als sie keine Lust mehr zum Singen hat, läßt Annie ihre Gedanken zu dem bevorstehenden Wiedersehen mit Jake schweifen. Als sie an einem Plakat vorbeikommt, das einen markigen Kerl mit Schnurrbart zeigt, stellt sie sich lächelnd vor, wie Jake wohl mit mehr Gesichtsbehaarung – passend zu seiner dunklen, krausen Brustbehaarung – aussehen würde.

In den letzten vier Monaten, die sie sich aus beruflichen Gründen nicht gesehen haben, hat Annie nicht vergessen, wie gerne sie Jake immer dabei zusah, wenn er sich darauf vorbereitete, mit ihr Liebe zu machen. Am liebsten zog sie sich zuerst aus und sah dann im Liegen zu, wie sein schlanker, muskulöser Körper aus seinen Kleidern hervorkam wie ein Geschenk aus der Verpackung. In ihrer Vorstellung sieht sein Po noch knackiger aus als im wirklichen Leben. Sie stellt sich vor, wie sie beide nackt sind und wie sie ihn mit ihren Händen in sich hineinführt. Annie seufzt, erregt von ihren immer lebendigeren Wilde-Frau-Phantasien. Sie ist sich immer noch nicht sicher, was bei diesem Wochenende herauskommen wird, aber eines weiß sie jetzt gewiß: Auch wenn sie nicht auf Dauer wieder zusammenfinden, freut sie sich jedenfalls auf eine klasse Zeit im Bett mit Jake. Sie läßt eine Hand vom Steuer gleiten und legt sie sanft zwischen ihre Beine, als Vorgeschmack auf kommende Freuden.

Stunden später, als sie endlich bei ihm ankommt, sieht sie zu ihrer Überraschung zwei Autos in der Auffahrt stehen. Offenbar haben sich seine Eltern dasselbe Wochenende für einen Überraschungsbesuch ausgesucht. In dieser Nacht, als Jake und Annie endlich allein miteinander in seinem Kingsizebett liegen, muß sie dauernd daran denken, daß die Eltern im Nebenzimmer schlafen. Aber als sie sich dann küssen und streicheln, sind alle Ablenkungen vergessen. Ihre Gedanken kehren zu den weiten, offenen Landschaften zurück, durch die sie gefahren ist, und sie sieht sich und Jake allein in einer Wiese voller wilder Blumen. Ihre Erregung steigert sich, sie steigt auf ihn, schlingt ihre Beine um seinen Körper und gräbt ihre Finger in sein dichtes Brusthaar. Als er ihre Brüste liebkost, finden sie zu ihrem alten Rhythmus zurück und galoppieren vereint einem gemeinsamen Höhepunkt entgegen.

Annie hatte schon als junges Mädchen intuitiv verstanden, daß sie ihre Phantasie in den Dienst ihrer persönlichen und sexuellen Bedürfnisse stellen kann. Hier setzt sie nun ihre

Phantasie auf verschiedene Weise ein, um die Chancen auf ein positives Erlebnis mit Jake zu verbessern. Zuerst phantasiert sie, um die Monotonie einer langen Autofahrt zu durchbrechen und neuen Schwung zu finden. Dann benutzt sie ihre Phantasie, um schöne Erinnerungen aus der Vergangenheit wiederaufleben zu lassen und ihre Hoffnungen auf die unmittelbare Zukunft zu konkretisieren. Sie bessert Jakes Aussehen in ihren Tagträumen ein wenig auf und heizt auch ihre eigene Lust an. Am Abend versetzt sie sich gedanklich an einen anderen Ort und überwindet so ihre Irritation darüber, daß seine Eltern in Hörweite schlafen. Auf diese Weise kann sie sexuell besser funktionieren. Und das Phantasieren läuft wie von selbst, ohne daß sie sich dessen überhaupt bewußt ist.

«Phantasie», schreibt die Psychiaterin Ethel Person, «ist ein Zaubertrick, den der oder die Phantasierende vollführt, ohne zu wissen, wie.» [1]

Die Fähigkeit zu phantasieren gehört zu den Merkmalen, die uns Menschen auszeichnet. Wir benutzen unsere Phantasie auf vielerlei Weise, um uns an unterschiedliche Situationen anzupassen. In der Phantasie können wir für die Zukunft proben, Vergangenes wiedererstehen lassen und die Grenzen der Gegenwart überwinden. Frauen erzählen, daß sie im Alltag Phantasien spinnen, um Langeweile zu bekämpfen, ihre Nerven zu beruhigen, verletzte Gefühle zu überwinden, zu proben, was sie in einer Sitzung sagen wollen oder wie sie beim ersten Treffen das Eis brechen wollen.

Seit Jahren ist es unter Sexualtherapeuten anerkannt, daß Phantasien ein effektives Hilfsmittel sein können, um bei Frauen die sexuelle Funktionsfähigkeit zu verbessern. Sie empfehlen häufig, Phantasien einzusetzen, um die sexuelle Reaktion zu fördern, als geistigen Vibrator sozusagen. Eine Frau, die bestätigte, daß Phantasien ihr zum Orgasmus verhelfen, beschrieb ihre bevorzugten Phantasien als «eine Mischung aus allem, was mich sexuell am meisten erregt». Die Richtigkeit dieses Ansatzes ist durch Studien belegt. Frauen mit einem besonders aktiven, befriedigenden Sexualleben haben meist auch ein aktives Phantasieleben.

Das schöne an der Phantasie ist, daß wir diese Quelle der Kreativität anzapfen können, wann und wo immer wir wollen, ohne daß irgend jemand davon wissen muß. «Ein wichtiger Vorteil der Phantasie als Mittel zur körperlichen sexuellen Stimulation», schrieb Lonnie Barbach in *For Yourself*, einem Klassiker über die weibliche Sexualität, «ist, daß man dazu keinerlei Hilfsmittel benötigt und daß man sie jederzeit verfügbar hat.»[2] Die Phantasie ermöglicht es uns, brisante sexuelle Szenarien auszuprobieren, die jenseits dessen liegen, was das wirkliche Leben erlaubt. So überrascht es nicht, daß Frauen Phantasien meistens dazu benutzen, um ihre sexuelle Lust zu steigern und ihr sexuelles Funktionieren, insbesondere das Erreichen eines Orgasmus, zu erleichtern.

Phantasien eignen sich nicht nur dazu, das sexuelle Begehren zu schüren, sondern sie beinhalten darüber hinaus ein erstaunliches Potential, uns bei der Bewältigung von emotionalem Streß beim Sex zu helfen. Sie bieten eine Möglichkeit, das größte Hindernis für sexuellen Genuß zu verkleinern: Angst. Wenn wir einmal die Funktionsweise bestimmter Phantasien genauer betrachten, entdecken wir, daß sie Ängste und Sorgen, die uns sonst daran hindern würden, den Sex zu genießen, mindern oder von ihnen ablenken. Indem wir uns auf die feurigen Bilder und Geschichten in unseren Gedanken konzentrieren, fühlen wir uns weniger gehemmt und mehr dazu angeregt, sexuell offen und expressiv zu sein. So intensivieren sexuelle Phantasien die sexuelle Stimulation und vermindern gleichzeitig emotionale Ängste. Gefragt, wann und warum sie zu Phantasien greifen, führen viele Frauen sowohl sexuelle als auch emotionale Faktoren an.

In der Regel gibt es einen ganz bestimmten Grund für die Phantasien, die wir am liebsten durchspielen. An diesen wiederkehrenden Phantasien feilen wir, damit sie einen bestimmten Zweck erfüllen. Frauen beschreiben sie als zuverlässig und fügen oft hinzu: *«Es funktioniert immer.»*

Die neun häufigsten Funktionen von weiblichen Sexualphantasien sind:

1. Selbstachtung und Attraktivität erhöhen
2. Sexuelles Interesse und Lust steigern
3. Den Orgasmus erleichtern
4. Den Augenblick zelebrieren
5. Neugier befriedigen
6. Für die Zukunft proben
7. Streß und Anspannung abbauen
8. Schöne Erinnerungen bewahren
9. Alte Wunden heilen

Viele Frauen stellen fest, daß ein und dieselbe Phantasie für sie mehrere Funktionen zugleich erfüllt. Zum Beispiel kann eine Phantasie, die eine schöne Erinnerung am Leben erhält, auch das sexuelle Interesse erhöhen und den Orgasmus erleichtern. Andersherum können Phantasien unterschiedlichen Ursprungs und Inhalts ganz ähnlich funktionieren. So können eine erniedrigende Opferphantasie und eine romantische Angebetetenphantasie gleich gut geeignet sein, einen Orgasmus herbeizuführen. Wir brauchen eine bestimmte Phantasie nicht zu *mögen*, damit sie eine positive Wirkung haben kann.

Die Teilnehmerinnen unserer Phantasie-Workshops stellen oft fest, daß sie die positive Wirkung ihrer Phantasien noch besser würdigen können, wenn sie bewußt auf diese Funktionen achten. Viele von uns werden eine bestimmte eigene Phantasie besser verstehen, wenn wir uns an der folgenden Auflistung orientieren und uns fragen, welche Funktionen sie alles für uns erfüllt.

Funktion Nr. 1: Selbstachtung und Attraktivität erhöhen

Obwohl sich Margaret und ihr Liebhaber normalerweise im Bett bei ausgeschaltetem Licht lieben, spielt sich ihre Lieblingsphantasie im Hellen vor einem Spiegel ab:

«Ich stelle mir vor, ich wäre in der Ankleidekabine eines schicken Kaufhauses und probierte ein tief ausgeschnittenes Seidenkleid an, das meinen Busen betont, am Oberkörper eng anliegt und an den Hüften bauschig wird. Im wirklichen Leben würde ich niemals etwas so Gewagtes tragen, aber ich sehe in diesem schwarzen Kleid verdammt sexy und gut aus. Ich drehe mich hin und her und bewundere mich von allen Seiten. Dann stecke ich meinen Kopf in den Gang hinaus und rufe meinen Freund. Er hat geduldig gewartet, während ich Kleider anprobiere, und ich habe beschlossen, ihm dieses aus der Nähe zu zeigen. Ich winke ihn in die Kabine und lege meinen Finger auf die Lippen, um ihm zu signalisieren, daß er still sein soll. Sobald er in der Kabine ist, verriegele ich die Tür und drehe mich zu ihm um. Ich sehe, daß ihm mein Anblick gefällt. Er hebt mich auf einen Hocker, der vor den Spiegeln steht, und plötzlich sind seine Hände überall. Er greift unter das Kleid und zieht mir meinen Spitzenschlüpfer aus. Dann taucht er mit dem Kopf unter den weiten Rock und fängt an zwischen meinen Beinen zu lecken und zu küssen. Meine Hüften pumpen in einem bekannten Rhythmus, der immer zum Höhepunkt führt. Ich sehe uns im Spiegel zu. Forsch lächelnd beschließe ich, dieses Kleid doch zu kaufen.»

So wie Aschenputtel im Märchen durch einen Zauber zu

höchstem Glanz gelangt, können Frauen sexuelle Phantasien benutzen, um ihr Selbstwertgefühl und ihre Attraktivität als Sexualpartnerin zu erhöhen. Die Phantasie ermöglicht es, sich auf die Eigenschaften zu konzentrieren, die wir als sexy definieren. Wir können unser Aussehen in der Phantasie besonders hervorheben oder auch verbessern. Manche Frauen nähern sich im Geiste den allgemeinen Schönheitsidealen an, indem sie sich zum Beispiel jünger machen, mit größeren Brüsten oder schlankeren Beinen, längeren Haaren, weicherer Haut oder strafferen Körpern. Sich attraktiver zu machen kann die sexuelle Energie einer Frau erhöhen oder sie von ihren vermeintlichen Unzulänglichkeiten ablenken. Dank dieser imaginären Verwandlungen fühlt sich die Frau oft auch eher der sexuellen Aufmerksamkeit eines anderen würdig.

Eine Frau, die in ihrer Vorstellung gerne Wilde Frau ist, erläuterte uns: «In meiner Phantasie bin ich dreißig und habe prachtvolles, langes Haar. Ich bin feurig und sexy und liebe es, wenn Männer mich ansehen. Im wirklichen Leben bin ich fünfzig und unterdrücke meine sexuellen Bedürfnisse eher. Meine Haare sind kurz, geschäftsmäßig, und es ist mir unangenehm, wenn Männer zu mir hersehen.»

Wir werden in unserer Kultur unaufhörlich mit Bildern der perfekten weiblichen Schönheit bombardiert. Daraus entsteht bei manchen Frauen das Gefühl, keine sexuelle Aufmerksamkeit zu verdienen, weil ihr Körper nicht an diese unerreichbaren Maßstäbe herankommt. «In Wirklichkeit», so eine Mittvierzigerin, «kann mein Mann seine Hände nicht von mir lassen. Aber *mich* hindert mein eigener Körper echt daran, mich als sexuell zu empfinden. Ich kann mir nicht vorstellen, daß jemals ein Mann auf diesen Körper, diese Beine sexuell ansprechen könnte. Beim Sex muß ich mir vorstellen, ich wäre jünger, beweglicher und hätte eine ganz andere Statur, damit ich mit meinem Partner besser erregt werde.»

In unserer Vorstellung können wir mühelos jeden Makel an uns beseitigen und auf diese Weise unsere Befangenheit abbauen. Oder wir können uns darauf konzentrieren, ein Merkmal oder eine Eigenschaft, die wir an uns mögen, noch zu verbessern, um unsere Selbstachtung zu stärken. Die Phantasie bietet eine Möglichkeit, vor uns selbst als unserem schärfsten Kritiker zu fliehen. Oder wie eine Frau es scherzhaft formulierte: «In meinen sexuellen Phantasien wache ich morgens frisiert und mit geputzten Zähnen auf.»

Phantasien bieten auch eine Fluchtmöglichkeit vor fremder Kritik. In ihrer liebsten Phantasie beim Masturbieren sieht sich Meg zum Beispiel als erfolgreiche, streitbare Hollywood-Drehbuchautorin, die für einen Artikel im *Life*-Magazin fotografiert wird. Der Fotograf, der dem Schauspieler Al Pacino unglaublich ähnlich sieht, folgt ihr wochenlang durch Los Angeles und schießt Hunderte von Fotos, wobei er stets einen angemessenen Abstand wahrt. Jedesmal, wenn er sie durch die Linse seiner Kamera mit seinen dunklen Schlafzimmeraugen ansieht, kann Meg sein sexuelles Verlangen spüren und fühlt sich in ihrer sexuellen Ausstrahlung bestätigt.

Schließlich tut Meg unverhohlen den ersten sexuellen Schritt, indem sie ihn einlädt, sie am Strand bei Sonnenuntergang zu fotografieren. Als er sie durch seine Linse mustert, geht sie langsam auf ihn zu und streift ihm den Riemen der Kamera vom Hals ab. Dann zieht sie ihm das Hemd aus, schält ihn aus seiner Hose und entkleidet sich selbst, während sie zusieht, wie sein Körper vom Anblick des ihren immer mehr erregt wird. Sie haben auf einem Strandlaken Sex miteinander, und Megs lustvolle Phantasie kulminiert in einem echten Orgasmus. Ihr Exmann wäre wahrscheinlich schockiert darüber, da ist sie sich sicher. Denn während ihrer unglücklichen Ehe, die zehn Jahre dauerte, hatte er ihr immer wieder gesagt, sie sei frigide. Heute, mit 52 und seit langem geschieden, weiß Meg aus ihren leidenschaftlichen Phantasien, daß ihr Körper sehr wohl zu einer sexuellen Reaktion fähig ist. Obwohl sie sehr stark an Arthritis leidet, «scheine ich in meinen Phantasien unglaublich viel sexuelle Energie und Durchsetzungskraft zu besitzen», sagt sie.

Durch ihre Einbildungskraft kann eine Frau ihre innere Schönheit, Stärke und sexuelle Attraktivität lebendig erhalten und sich den Zugang dazu bewahren, auch wenn das Leben gerade wenig Gelegenheit für positiven sexuellen Ausdruck bietet. Eine achtundzwanzigjährige Frau erzählte, sie habe im Moment keine feste Beziehung, «aber über meine Phantasien erhalte ich mein sexuelles Interesse aufrecht, während ich im Prinzip enthaltsam bin».

Funktion Nr. 2: Sexuelles Interesse und Lust steigern

Dorie behilft sich oft mit Phantasien, um ihre sexuelle Energie am Ende eines langen Tages in Schwung zu bringen. In einer ihrer liebsten Phantasien stellt sie sich vor, ein Mann würde von einem Sessel in einer Ecke des Wohnzimmers aus zusehen, wie sie mit ihrer Partnerin auf dem Sofa schmust. Wenn sie die Hemdbluse ihrer Partnerin aufknöpft und ihr den Rücken zu reiben beginnt, tut sie so, als würde sie Augenkontakt mit ihrem Phantasiemann aufnehmen.

«Der Mann in meiner Phantasie gerät immer mehr in Erregung, während er uns beiden zusieht. Ich stelle mir vor, daß wir ihn necken, indem wir Dinge sagen wie: ‹Wow, schau dir den Schwanz an. Wirst ganz schön hart, was? Würdest uns echt gern ficken, stimmt's? Hast du schon mal zwei Mädchen auf einmal gehabt?› Aber wir kontrollieren ihn auch. Er kann nicht das geringste tun, nicht einmal aus seinem Sessel aufstehen, wenn wir es ihm nicht erlauben. Seine Lust wird immer größer, bis er fast explodiert.» An diesem Punkt schaltet Dorie meistens in die Realität um und konzentriert sich auf das Liebesspiel mit ihrer echten Partnerin. Die Phantasie hat ihren Zweck erfüllt: ihr Interesse am Sex zu wecken und zu steigern.

So wie Dorie nutzen viele Frauen Phantasien, um sexuell in Stimmung zu kommen. Eine Frau kommentierte: «Phantasien helfen mir, mich für den Sex hochzuputschen, wenn ich müde bin. Meine Phantasie gibt mir wieder Kraft. Ich kann eine Phantasie herbeizaubern und mich mit einemmal sexuell erfrischt und hungrig fühlen.»

Manche Frauen greifen auf Phantasien zurück, um ein Ungleichgewicht im Lustverhalten innerhalb ihrer Beziehung auszugleichen. Wenn der eine Partner öfter Sex möchte als der andere, kann eine Phantasie helfen, den sexuellen Appetit des weniger interessierten Partners zu steigern. «Ich mag Sex genauso wie mein Mann», erzählte eine Frau. «Nur ist er scheinbar *immer* in Stimmung, immer bereit. Ich dagegen muß gezielt daran denken, sonst vergesse ich, wieviel Spaß mir Sex macht. Phantasien helfen mir an sexy Dinge zu denken.» So erzählte uns eine lesbische Frau mit einer festen Beziehung, daß sie mit Phantasien ihr sexuelles Interesse anregt, damit sie die Initiative zum Liebesspiel ergreift. «Wir beide mögen Sex, aber keiner von uns liegt es, den Anfang zu machen. Die Phantasie erzeugt diesen Funken.»

Wenn der wirkliche Sex etwas fade geworden ist, setzen viele Frauen ihre Phantasie ein, um etwas Neuartiges einzubringen. Sie beschreiben, wie sie sexuelle Situationen wieder aufregend gestalten, indem sie sich vorstellen, es sei das erste Mal oder es geschehe an einem neuen Ort oder auf andere Weise. Viele steigern ihre Lust durch die Vorstellung, an einem romantischeren als dem gewohnten Ort Liebe zu machen. Einsame Inselstrände, abgelegene Hütten oder luxuriöse Hotelzimmer sind Rückzugsmöglichkeiten, an denen das Lustempfinden durch keinerlei Ablenkung des Alltags gestört wird. Eine unserer Gesprächspartnerinnen stellt sich gerne vor, ihr kleines Schlafzimmer sei eine Luxussuite in einem Zug. «Die Fahrtgeschwindigkeit, die schaukelnde Bewegung und das laute Gerumpel in meiner Vorstellung törnen mich an.»

Frauen, die Sex im wirklichen Leben aufgrund von Ängsten, Schuldgefühlen oder Hemmungen nicht richtig genießen können, können in ihren Phantasien auf Bedingungen Wert legen, unter denen sie sich wohler fühlen. Wenn sie Angst haben, können sie bei einer imaginären Begegnung das Element der Sicherheit unterstreichen. So tröstete sich eine Frau, die beim Sex Angst empfindet, mit der Vorstellung, sie befände sich in einem Bühnenbild, bei dem zwei Wände fehlen, so daß sie immer einen Fluchtweg sieht. Eine andere Frau, die früher Angst vor dem Penis ihres Mannes hatte, denkt ihn sich heute als ihr «Vergnügungsspielzeug». Frauen, die sexuell eher gehemmt sind, können sich einen Weg vorstellen, wie sie ihrer Leidenschaft besser freien Lauf lassen können. Eine Frau sagte, sie könne sich in ihrer Phantasie sexuell besser ausdrücken als im echten Leben. «Mein Phantasie-Ich schert sich nicht um gesellschaftliche Zwänge und Konventionen. Sie braucht kein braves Mädchen zu sein.»

Hin und wieder nehmen sich Frauen selbst aus dem Phantasiebild heraus, was ihre Lust steigert. Sie stellen sich vor, sie wären jemand anders oder sie würden als Voyeurin im Hintergrund zuschauen. Eine Frau phantasiert zum Beispiel, sie würde durch ein Fenster drei Männern dabei zusehen, wie sie reihum oralen und analen Sex miteinander haben. «Der Gedanke an diese Männerkörper, besonders an ihre nackten, muskulösen Beine und Hintern, hält mich davon ab, mich häßlich zu fühlen», erläuterte sie.

Einige Frauen steigern ihre Lust dadurch, daß sie sich weniger auf die eigenen Eigenschaften als auf die ihrer Partner konzentrieren. So erhöhen sie in ihrer Phantasie zum Beispiel deren Anziehungskraft, indem sie einem männlichen Partner einen größeren Penis, einer weiblichen Partnerin vollere Brüste verleihen. Manche Frauen versehen ihre Partner mit ausdrucksvolleren Augen, einem festeren Po oder einem schlankeren Oberkörper. Andere konzentrieren sich mehr auf nichtkörperliche Qualitäten, die ihre Leidenschaft entfachen.

Manche Frauen steigern mit Hilfe von Phantasien ihr Interesse am Sex, weil ihre reale Beziehung sexuell unbefriedigend ist. Eine Frau erklärte, daß sie ihre Phantasien von anderen Männern braucht, um den Sex aufregender zu machen. «Ohne diese Phantasien», so sagte sie, «müßte ich mir eingestehen, daß der Sex mit meinem Mann kläglich und langweilig ist.» Eine andere Frau meinte scherzhaft über die Vorteile von Phantasiepartnern: «Sie furzen nicht, sind nicht erschöpft und lassen keine aufgerollten Socken auf dem Boden herumliegen.» Um für kurze Zeit die Grenzen ihrer echten Beziehung zu überwinden, malen sich einige Frauen eine Liebesszene mit einer prominenten Persönlichkeit oder einem wildfremden Menschen aus.

Amy zum Beispiel wird in ihrer Prinzessinphantasie von einem gutaussehenden Fremden zu einer sexuellen Eskapade verführt. Sie stellt sich vor, wie sie ganze Tage zusammen im Bett verbringen, sich gegenseitig mit erlesenen Leckerbissen füttern und dazwischen Liebesorgien auf seidenen Tüchern feiern, die mit delikaten Krümeln übersät sind. «Im echten Leben waren meine Partner weniger wild und abenteuerlustig. Die Phantasie zeigt mir, wie ein anderer Partner meine versteckten sinnlichen Wünsche ans Tageslicht bringen könnte.»

Eine Frau erläuterte uns, daß sie sich von ihrem echten Partner weniger wichtig genommen fühlt als von dem Mann, den sie in ihrer Angebetetenphantasie erfindet. «Mein Phantasieliebhaber behandelt mich als etwas Besonderes. Er hört mir wirklich zu. Er gibt mir das Gefühl, das einzig Wichtige in seinem Leben zu sein», sagt sie und fügt mit verschmitztem Grinsen hinzu: «Außerdem ist er zufällig in Topform und achtet auf seinen Körper.» Anders als in der Realität können die Frauen in ihren Phantasien jedes noch so kleine Detail eines Schauplatzes, einer Handlung oder eines Partners genau auf ihre persönlichen Wünsche abstimmen.

Wenn eine Frau einen Funken Romantik, Spannung oder Kontrast braucht, um mehr am Sex interessiert zu sein, können Phantasien den Handlungsrahmen bieten, der ihr im wirklichen Leben vielleicht fehlt. Manche Frauen beschreiben ihre Phantasien wie einen Sexthriller. Sie finden Handlungen erregend, die Gefahr oder Intrigen mit Sex kombinieren und so den Adrenalinspiegel und die sonstigen körperlichen Reaktionen erhöhen. Andere schaffen imaginäre Distanzen oder Barrieren, die sie von ihrem echten Liebhaber trennen, um ein Wiedersehen in der Phantasie emotionaler zu gestalten. Und während manche Frauen sich mehr Zurückgezogenheit vorstellen, wenn sie in Stimmung kommen wollen, denken sich andere gerade an Orte, an denen sie gesehen werden könnten. Sie mögen die erhöhte erotische Spannung, die mit dem Element der Gefahr oder des Abenteuers einhergeht.

Funktion Nr. 3: Den Orgasmus erleichtern

Zärtliche Zuneigung zwischen zwei Liebenden steht am Anfang von Robertas Phantasie, die dann aber sexuell immer spezifischer wird, je mehr sie sich dem Orgasmus nähert:

«Als unsere Küsse leidenschaftlicher werden, verläßt sein Mund den meinen und fährt an meinem Hals hinunter zu meinen Brüsten, die er bereits mit seinen Händen bedeckt hält und sie drückt, hebt und knetet. Sein Mund übernimmt, saugend, seine Zunge leckt. Langsam bewegt er sich zu meiner Klitoris und sucht mit seiner Zunge nach der Stelle, an der ich vor Wonne aufschreie. Während er mich weiter dort reizt, greifen seine Hände unter mich. Als ich das erstemal zum Höhepunkt komme, hält er sein Gesicht gegen mich gepreßt und drückt meinen Hintern mit jeder Kontraktion. Dann schöpft er Atem und stößt in mich hinein. Ich bin für ihn bereit, und wir bewegen uns gemeinsam, bis ich nochmals komme. Dieses Mal kommt er mit mir.»

Viele Frauen verschönen den Sex durch Phantasien, die genau die besondere Stimulation oder Empfindung enthalten, die sie brauchen, um zum Orgasmus zu gelangen. Dies ist bei Frauen einer der häufigsten Zwecke von sexuellen Phantasien. Wenn sie die Phantasien beschreiben, die sie zuverlässig zum Orgasmus führen, erwähnen sie oft eine ganz bestimmte Art der Stimulation, spezifische Körperteile oder andere Elemente, die ihnen helfen loszulassen. Diese deutlich zielgerichteten, harten Sexphantasien von Frauen sind dazu geeignet, Atmung und Puls zu beschleunigen sowie die Lubrikation der Scheide und die Empfindungsfähigkeit der Klitoris zu erhöhen.

In der Tat wird Sex in Phantasien sensorisch noch intensiver dargestellt. Eine Phantasie kann die sexuellen Laute oder Bilder, die einer Frau im wirklichen Leben gefallen, verstärken oder intensivieren. Eine Frau, in deren Phantasie «schlicht und einfach ein Mann und eine Frau miteinander vögeln», sagte, sie konzentriere sich auf energiegeladene, plastische Bilder von pumpenden, stoßenden Bewegungen, um die Erregung in sich aufzubauen, die sie für einen Orgasmus braucht. Viele Frauen sagen, daß sie sich das vorstellen, «was immer sie brauchen», um einen Orgasmus zu bekommen.

Wenn Frauen Phantasien einsetzen, um ihre Empfindungen zu verstärken, konzentrieren sie sich selbstverständlich auf Dinge, die mit ihren individuellen erotischen Präferenzen harmonieren. So stellt sich eine Frau, die Gerüche besonders erregen, zum Beispiel vor, ihre Scheide habe einen «frischen Blumenduft». Eine andere Frau denkt sich sehr visuell orientierte Phantasien aus, allerdings nur beim Masturbieren. «Wenn ich mit einem Partner zusammen bin, habe ich ja jemanden, den ich anschauen kann. Aber wenn ich allein bin, erfinde ich die Bilder, die ich brauche, um einen Orgasmus zu kriegen», erklärte sie. Manche Frauen entwickeln visuelle Phantasien von überdimensionalen Phallusobjekten, um die sexuelle Intensität zum Höhepunkt zu treiben.

Eine französischsprachige Kanadierin, die Sexgeräusche erregend findet, stellt sich beim Orgasmus vor, sie würde in einem Beichtstuhl ihre sexuellen Verfehlungen laut einem Priester gestehen. Um die Phantasie noch stimulierender zu machen, hört sie in Gedanken einen Song der bekannten Rockgruppe Enigma, in dem kirchliche Gesänge, orgasmisches Stöhnen und eine in Französisch flüsternde Frauenstimme zu hören sind.

Viele Frauen stellen sich mehrere Geschlechtspartner vor, um die Quellen der sexuellen Stimulation zu vermehren. «Wie sonst kommt man jemals in den gleichzeitigen Genuß von oralem Sex und vaginaler Penetration?» fragt eine Frau, die am liebsten Dreierphantasien ersinnt. Eine andere Frau stellte sich vor, sie wäre «wie in einem Sandwich» und männliche Liebhaber würden gleichzeitig von oben und unten in sie eindringen. Eine weitere Frau verstärkt die echte Stimulation mit einer imaginären Szene, in der sie Fellatio bei einem Mann macht, während eine Frau sie durch Lecken zum Orgasmus bringt.

Häufig dienen Phantasien dazu, die sexuelle Abwechslung

zu erzeugen, die die Frauen in ihren wirklichen Beziehungen vermissen. Eine Frau zum Beispiel beschrieb ihren Mann als «liebevoll, aber sexuell gehemmt». Um die Stimulation zu erreichen, die sie sich wünscht, aber beim wirklichen Sex nicht bekommt, stellt sie sich vor, sie sei mit einer Reihe von Männern aller Hautfarben, Altersgruppen und Körperformen zusammen. Jeder macht so Liebe mit ihr, wie sie es wünscht, und so lange, wie es ihr gefällt. Sie sagt ihnen genau, wie und wo sie lecken, saugen, reiben und eindringen sollen, und sie erfüllen ihr bereitwillig jeden Wunsch. In der Phantasie hat sie alle Zeit und Abwechslung, die sie zu ihrer sexuellen Befriedigung braucht.

Amanda erzählte uns, daß ihre Phantasie nicht nur zur körperlichen Stimulation beiträgt, sondern auch dazu, die reichen Freuden guten Gewissens genießen zu können. So hat sie eine Phantasie, in der sie sich vorstellt, sie läge auf ihrem Doppelbett und ihre Hände seien an das Kopfteil gefesselt. Daher hat sie keine Kontrolle über ihren Mann und die zwei kleinen, schönen Frauen, die sie mit Öl massieren und mit einem Dildo stimulieren. Sie legt sich zurück und genießt, während die anderen an ihren Brüsten saugen, ihre Klitoris massieren, in ihre Scheide eindringen, ihren G-Punkt stimulieren. Sie sagt: «Ich stelle mir dann alle möglichen Kombinationen von Menschen und Körperteilen vor – Münder, Finger, Brüste, Penis, Scheiden, Dildo.» Bei allen Kombinationen steht ihr Körper im Mittelpunkt, und durch diese extravagante Stimulation kann sie ihre sexuelle Erregung bis zum Orgasmus steigern.

Manche Frauen arbeiten in ihren Phantasien mit Verkleidungen oder Verstecken, um ihre Hemmungen leichter zu überwinden und die Stimulation besser genießen zu können. Eine Frau stellt sich etwa vor, sie sei eine Verkäuferin an der Kasse. Unter der Ladentheke versteckt sich ein Mann, den sie nicht sehen kann, und reibt ihre Genitalien. «Ich nehme keinen Einfluß auf den Sex und habe ihn nicht unter Kontrolle. Ich mache einfach meinen Körper verfügbar und genieße die entstehenden Empfindungen.»

Andere Frauen denken sich Wandschirme, Masken oder Kostüme aus, die dafür sorgen, daß sie die sexuelle Aktivität in ihren Phantasien nicht direkt sehen können. Iris zum Beispiel versetzt sich gedanklich in ein Restaurant. «Ich bin fein angezogen, bis auf ein kleines Detail: Ich trage keine Unterwäsche. Während ich mich bei Tisch unterhalte, merke ich, wie meine Beine auseinandergedrückt werden. Ich weiß, daß das mein Liebhaber unter dem Tisch ist. Er ist unkonventionell und verspielt, aber es geht ihm immer nur um mein sexuelles Verlangen, nicht um seins. Keiner sieht, was er unter dem Tischtuch tut. Als er mich auffrißt, lasse ich mich gehen und habe einen Orgasmus – mitten beim Dessert im Ritz.»

Wie Iris genießen es manche Frauen, in der Phantasie keine Kontrolle über das sexuelle Geschehen zu haben. Es gibt auch Frauen, die dadurch zum Höhepunkt gelangen, daß sie ihre sexuelle Macht über andere imaginär vergrößern. Eine Frau stellt sich gerne vor, sie würde als Domina eine Gruppensexszene dirigieren, bei der es vor allem auf das Timing ankommt. «Als Tonangebende kann ich die sexuelle Befriedigung bis zum letzten Moment hinauszögern. Dann gebe ich allen das Startzeichen für einen intensiven, vielstimmigen Orgasmus, der genau gleichzeitig mit meinem prickelnden Höhepunkt kommt.»

Funktion Nr. 4: Den Augenblick zelebrieren

Nach einem Familienausflug nach Disneyland überraschte Emma sich selbst mit einer neuen Phantasie, die ihrem wirklichen Sexleben seither etwas Atemberaubendes verliehen hat.

«Wenn mein Mann und ich uns lieben, stelle ich mir gern zwischendurch vor, ich säße in einer Wasserachterbahn in Disneyland. Es ist eine vergnügliche Art, einen Adrenalinstoß in den Sex einzubauen. Zuerst ist da der langsame, stetige, spiralförmig kletternde Spannungsaufbau (wenn wir uns gegenseitig stimulieren und mit dem Geschlechtsverkehr beginnen). Dann kommt ein plötzlicher freier Fall von oben herunter mit einem feuchten, aufregenden Höhepunkt körperlicher Empfindung, der mein Herz wild pochen läßt und mir den Atem nimmt (wenn wir schneller stoßen und schließlich den Orgasmus erreichen). Dann geht es rasch abwärts, und unten folgt ein sanftes, sicheres Schaukeln (wenn unsere Genitalien pulsieren und alle Spannung abgegeben ist). Obwohl ich mir in allen Einzelheiten vorstellen kann, wie ich in dem Holzstamm sitze, den Wasserkanal entlanggleite, auf und über den Berg fahre, konzentriere ich mich nicht darauf, mich wieder in den Themenpark zu versetzen. Vielmehr benutze ich die Phantasie, um dem Sex, der hier und jetzt mit meinem Mann abläuft, eine berauschende Dimension zu verleihen.»

Auch wenn wir die Phantasie als eine meist temporäre Flucht aus der Realität begreifen, kann sie genausogut unseren Genuß des Augenblicks beim Sex steigern. Frauen beschreiben manchmal flüchtige, skriptlose Phantasien, die ihnen helfen, die schönen Empfindungen und tiefen Gefühle festzuhalten. Bei dieser Form des Phantasieerlebens kann sich eine Frau zum Beispiel vorstellen, sie und ihr Liebhaber würden beim Sex wie aus einem Munde atmen oder ihre Herzen würden im selben Rhythmus schlagen. Eine Frau malt sich gern aus, sie würde zusammen mit ihrem Mann, um den sie ihre Arme geschlungen hat, wie ein Raketenschiff durch Raum und Zeit reisen. In ihrer Vorstellung schützen ihre Rücken sie vor dem Universum draußen, während ihre klopfenden Herzen den Antrieb bilden, der sie voranträgt und sie tief im Innersten wärmt.

Um die Gegenwart beim Sex zu verschönen, stellt sich eine Frau mittleren Alters vor, sie und ihr Partner hätten noch den gleichen sexuellen Schwung, den sie in jüngeren Jahren hatten, und sie seien frisch verliebt. Eine solche Phantasie kann der gegenwärtigen Leidenschaft eine jugendlichere Kraft und Ungeduld geben. In ähnlicher Weise übertragen Frauen mit ihrer Phantasie manchmal das, was in der Gegenwart geschieht, in eine mehr spirituelle Dimension. So beschreiben sie zum Beispiel ein kosmisches Gefühl der Verschmelzung mit ihrem Partner beim Höhepunkt, als würden zwei Körper eins miteinander und mit dem pulsierenden Rhythmus alles Lebenden.

Da Sex eine natürliche Aktivität ist, leuchtet es ein, daß viele Frauen auf Bilder aus der Natur zurückgreifen, um sexuelle Aktivitäten zu verschönen oder zu betonen. Manche Frauen setzen ihre Phantasie wie ein Scheinwerferlicht ein, das sie all die vielen Details, Beschaffenheiten, Gerüche und Geräusche einer Sexszene bewußter wahrnehmen läßt. In ihren Gedanken belegen sie ihr Augenblicksempfinden mit Bildern aus der physischen Welt. Die Dichterin Rochelle Lynn Holt beschreibt die Ekstase der Verschmelzung mit ihrem Geliebten beim Sex zum Beispiel so: «Als wärst du eine Welle, die sich hebt und senkt / die Bewegung des Meeres / als wärst du ein Vogel, der über den Ozean segelt / im Hintergrund der Mond / ein Symbol des Friedens und der Ruhe.»[3]

Eine andere Frau erzählte von einer Phantasie, in der sie und ihr Mann bei ihrem Liebesakt ein Kind zeugen. Beim Orgasmus stellt sie sich vor, wie Samen und Eizelle in einem ekstatischen Tanz miteinander verschmelzen. Wieder eine andere stellte sich vor, der Penis ihres Mannes sei eine Blumenzwiebel, die sie in ihren Bauch gepflanzt hat.

Funktion Nr. 5: Neugier befriedigen

Denise, eine achtundzwanzigjährige Hausfrau und Mutter von fünf Kindern, phantasiert gern, sie sei ein Edel-Callgirl und würde einen reichen Geschäftsmann auf seinen Flugreisen begleiten:

«Der Privatjet ist mit einem üppigen Doppelbett ausgestattet. Meine Lieblingsspeisen stehen bereits am Bett bereit. Mein Phantasiepartner erwartet eine Menge Sex, aber ich weiß, daß er mich anbetet. Ja, ich bin seine liebste Reisebegleiterin.» In ihrer Vorstellung sieht sich Denise als Expertin im Oralsex, obwohl sie weiß, daß ihr Mann dies im wirklichen Leben nicht mag.

Während manche Frauen in ihren Phantasien für reale Begegnungen proben, gehen andere ihrer Neugier auf sexuelle Aktivitäten nach, die sie in der Realität nicht ausprobieren wollen oder können. Denise zum Beispiel meinte: «Ich habe nicht den Wunsch, meine Familie zu verlassen und eine Prostituierte zu werden. Mir gefällt es einfach, mir dieses aufregende, abenteuerliche Reiseleben auszumalen.»

In der Vorstellungswelt können Frauen ihren Wissensdrang bezüglich bestimmter Aktivitäten wie Fesselungen, Analsex oder Sex mit einem Freund, einem Nachbarn oder einem Tier befriedigen, selbst wenn sie diese Aktivitäten im wirklichen Leben als tabu oder nicht reizvoll empfinden.

Heterosexuelle Frauen können imaginieren, wie es wäre, mit einer anderen Frau Liebe zu machen, während lesbische Frauen sich vorstellen können, Sex mit einem Mann zu haben. Eine Frau kann sich Sex in der Öffentlichkeit vorstellen, ohne Angst haben zu müssen, gesehen zu werden. Die Phantasie bietet eine risikofreie Arena für die Erkundung aller möglichen sexuellen Interessen ohne moralische, rechtliche oder körperliche Konsequenzen.

Manche Frauen frönen ihrer erotischen Neugier, um den Sex interessanter zu machen und keine Langeweile aufkommen zu lassen. So träumen sie zum Beispiel von wechselnden Liebhabern, obwohl sie im wirklichen Leben an einen festen Partner gebunden sind. In ihrer Phantasie können sie den Kitzel eines imaginären Fehltritts auskosten, ohne ihre echte Beziehung dadurch zu gefährden. Eine Mitarbeiterin eines Fernsehsenders erzählte: «Mein neuer Assistent ist ein richtig süßer junger Typ, der genauso jungenhaft aussieht wie der Schauspieler Michael J. Fox. Ich würde niemals meine Stellung oder unsere Arbeitsbeziehung durch eine sexuelle Annäherung gefährden wollen, aber ich habe durchaus schon ein paar wilde Phantasien genossen, in denen er mir Kaffee – und anderes – im Bett serviert.»

Eine andere Frau, die in einer monogamen Beziehung lebt, sagte, daß sie Phantasien von anderen Partnern entwickelt, weil sie Abwechslung und ihre Neugier befriedigen möchte. Doch ist sie felsenfest sicher, daß sie niemals mit einem anderen Partner als ihrem Mann Sex haben möchte. «Irgendwie ist er der Kanal, durch den ich alle möglichen Arten von Sex erleben kann. Durch ihn erfasse ich das, was ich an allen Männern liebe. Und durch mich kann er Zugang zu uns Frauen finden.»

Die Frauen betonen auch, daß die kuriosen Details, die manchmal in ihren Phantasien auftauchen – wie etwa gigantische Penisse oder Doppeldildos –, sie zwar in der Phantasie ansprechen, sie aber im wirklichen Leben eher abstoßen.

Da sie ihre Phantasien bis ins letzte Detail selbst kontrollieren, können sich Frauen ohne leibliches Risiko auch potentiell gefährliche sexuelle Szenarien ausmalen. Imaginäre Fessel- oder Sadomasoszenen beispielsweise hinterlassen keine Schürfwunden oder blauen Flecken. Ebenso kann eine Frau von einer Sexorgie oder ungeschütztem Sex phantasieren, ohne das Risiko einer Krankheitsübertragung oder einer ungewünschten Schwangerschaft auf sich zu nehmen. Obwohl sich Frauen in ihrem realen Sexleben vor Gefahren hüten müssen, können sie in ihren Phantasien alle Vorsichtsmaßnahmen zeitweise über Bord werfen.

Funktion Nr. 6: Für die Zukunft proben

Caitlin ist 21 und Jungfrau. Ihre sexuellen Begegnungen endeten bislang noch kurz vor dem Geschlechtsverkehr. In ihren Phantasien beim Masturbieren geht sie jedoch weiter und kombiniert stimulierende Bilder aus der eigenen sexuellen Erlebniswelt mit anschaulichen Filmszenen, die sie erregend fand. Sie stellt sich verschiedene Positionen und Orte vor, die sie eines Tages gerne ausprobieren möchte, etwa Sex unter der Dusche oder in den schwankenden Ästen einer großen Eiche. Ihr Phantasieleben ist eine Vorübung für sicheren Sex: Wo auch immer der Schauplatz, stets baut sie in das Vorspiel ein, daß sie ihrem Partner ein Kondom überstreift. Auch spiegeln ihre Phantasien die Eigenschaften, die sie an einem echten Partner sucht. Obwohl schon einige Männer versucht haben, sie zum Sex zu drängen, wartet sie noch auf den richtigen Partner, der ihr genügend Zeit läßt, intim zu werden.

«Ich hoffe, der nächste Typ, mit dem ich mich einlasse,

behandelt mich so wie mein Phantasiemann. Dann wäre ich willig und bereit zum Sex.» Bis dahin, so sagte sie, reife sie in ihrer Phantasie, indem sie ihre Körperreaktionen kennenlernt und immer neue Möglichkeiten findet, sich und ihrem imaginären Partner Genuß zu bereiten.

Viele Frauen proben in der Phantasie für sexuelle Aktivitäten, die sie sich wünschen, zu denen sie sich aber in der Realität noch nicht bereit, willens oder in der Lage fühlen. Zum Beispiel spielen sie durch, wie es wäre, eine Beziehung mit einem neuen Partner anzufangen oder sich sexuell in einer Weise zu verhalten, wie sie es noch nie getan haben. Sie können sich ausmalen, an einem unbekannten Ort, den sie besuchen wollen, intim zu werden oder mit einem Menschen, den sie gerade erst kennengelernt haben (aber mit dem sie hoffen intim zu werden). In einem imaginären Probelauf können sie sich diese Erfahrung positiv und wünschenswert gestalten und dadurch entspannter sein, wenn es tatsächlich zu dem erhofften Sex kommt.

Für Linda, die in einer kleinen, ländlich-konservativen Gemeinde aufwuchs, waren ihre frühen Phantasien ein Ort, um potentielle Partner abzuschätzen. Von ihrer Wunschliste gestrichen wurde zum Beispiel ein Mann, der raucht, da sie sich vorstellte, wie schlecht sein Atem riechen würde. Im Laufe der Zeit wurden ihre Masturbationsphantasien anschaulicher, obwohl sie sexuell noch recht unerfahren war. Als sie mit über zwanzig von zu Hause wegging und gegen ihr strenges Elternhaus rebellierte, gab Linda ihre Phantasien auf – und verlor, was sie ihr gegeben hatten. «Ich hörte damals auf zu phantasieren, weil ich jetzt alles auslebte. Ich traf jemanden auf einer Party und ging mit ihm ins Bett. Ich brauchte nichts mehr in meinen Phantasien auszuprobieren, ich tat es einfach. Ich riskierte viel mehr. Heute wünschte ich, ich hätte etwas mehr geprobt und etwas weniger praktiziert. Am Ende war ich nämlich schwanger von einem Typen, den ich in einer Bar getroffen hatte.»

Phantasien können auch eine gute Übungsbühne bieten, wenn es darum geht, mit den Herausforderungen von Alter und Krankheit fertig zu werden. Evelyn beispielsweise fürchtete, ihr Sexleben sei vorüber, als ihr mit vierzig beide Brüste wegen Krebs wegoperiert wurden. In ihrer Vorstellung probte sie, wie sie verschiedenen Partnern von ihrer Brustoperation erzählte, «und am Anfang stellte ich mir immer vor, sie wären angewidert». Schließlich traute sie sich, einem wirklichen Freund von ihrer Operation zu erzählen, und er reagierte mitfühlend und liebevoll. «Danach konnte ich phantasieren, daß ich meine kleine Rede halte und von unterschiedlichen Männern akzeptiert werde. Erst dann konnte ich in meinen Phantasien wieder zu richtigen Schlafzimmeraktivitäten übergehen und fand mein Interesse am Sex wieder.» Für sie war die Phantasie ein wichtiges Ventil, um ihre Angst vor Zurückweisung zu überwinden und im Geiste zu proben, wie sie auch nach dem Verlust ihrer Brüste noch sexuell aktiv sein könnte.

So wie Sportler ihre Leistungen durch Visualisierung zu verbessern suchen, können auch Frauen ihre Phantasien benutzen, um Ängste zu überwinden und sich eine positive sexuelle Erfahrung vorzustellen. Die Phantasie kann für eine Frau ein wichtiges Mittel sein, sich daran zu erinnern, daß sie einer Sache gewachsen ist, oder sich eine Bestätigung zu verschaffen wie: «Ich habe sexuelle Freuden verdient».

Funktion Nr. 7: Streß und Anspannung abbauen

Nach einem besonders anstrengenden Arbeitstag greift Barb lieber zu einer Phantasie als zu einem Glas Wein oder zur Fernbedienung: «Wenn ich heimkomme, habe ich eine Menge Dinge im Kopf. Wenn ich entspannen will, muß ich aufhören, ständig an das zu denken, was ich den Tag über getan habe. Wenn ich phantasiere, bin ich mit meinen Gedanken plötzlich nur noch beim Sex. Dann ist da kein Platz mehr für Gedanken an die Arbeit. Ich sitze oft im Wintergarten in meinem Lieblingssessel und überlege, welchen meiner früheren Liebhaber ich heute in meine Phantasie einlade. Sobald ich mich für einen entschieden habe, stelle ich mir vor, wie er mich unten am Rücken massiert und meine Pobacken streichelt, bis sie kribbeln. Manchmal streichle ich mich selbst auf ganz beruhigende Weise. Ich masturbiere nicht richtig, sondern streichle mich nur sanft. Ich glaube, ich benutze die Phantasie, wie ich mein Lavendelbadesalz verwende: ein kleines Extra, das ich mir gönne, um besser abschalten zu können.»

Sexuelle Phantasien sind für Frauen ein jederzeit verfügbares Hilfsmittel, um sich zu entspannen, dem Streß des Tages einen Augenblick zu entkommen oder auch einzuschlafen. Sie können, ähnlich wie eine Meditation, beruhigend wirken und brauchen nicht unbedingt eine körperliche Stimulation oder einen aufregenden Orgasmus. Es gibt Frauen, die sich so entspannen und ihre Angst bekämpfen, während sie beim Arzt warten oder im Flugzeug sitzen. In nichtsexuellen Situationen eingesetzt, können Phantasien beruhigend, konzentrierend und aufbauend wirken. Zu anderen Zeiten setzt eine Frau ihre Vorstellungskraft beim Masturbieren ein, um durch die sexuelle Erregung und den Orgasmus einen körperlichen Entspannungseffekt herbeizuführen.

Neben Phantasien, die eine Frau zum Entspannen benutzt, wenn sie allein ist, gibt es auch solche, die sie beim Liebesakt einsetzt, um ruhiger zu werden und Streß auszuschalten, der ihr sexuelles Funktionieren stören kann. «Anstatt daran zu denken, was ich einkaufen muß oder wie ich die Kinderbetreuung morgen organisiere, schalte ich eine Phantasie an, in der ich mit meinem Mann allein in einem Hotelzimmer bin, keine Kinder weit und breit», erklärte eine junge Mutter. Wenn die gegenwärtigen Umstände nicht gerade zum Sex stimulieren, kann die Phantasie ein ruhigeres Ambiente schaffen, um das Liebesspiel entspannt genießen zu können. Eine andere Frau meinte dazu: «Ich erinnere mich an das knisternde Feuer und die warme Bettdecke in einer Skihütte, auf der wir waren, als wir noch keine Kinder hatten. Dann kann ich entspannen und mich auf all die Liebkosungen konzentrieren, die mein Mann mir geben will, hier und jetzt, in unserem unordentlichen Schlafzimmer mit dem überquellenden Wäschekorb.»

Viele Frauen beschreiben diese Funktion von Sexphantasien als ein Mittel, ihren Kopf freizubekommen und störende Gedanken mit angenehmeren und befriedigenderen Vorstellungen zu überblenden. Solche Phantasien lösen natürlich keine Probleme, aber sie bieten eine wertvolle, kurze neutrale Erholungspause von den Sorgen und Problemen des Alltags.

Funktion Nr. 8: Schöne Erinnerungen bewahren

Gladys ist eine vierundvierzigjährige, alleinstehende Frau und arbeitet im Management. Sie lebt zurückgezogen mit ihrer Tochter, die noch aufs College geht. Bis vor kurzem gab es keinen Mann in ihrem Leben. Aber seit sie vor einem Jahr in Monte einen extrem aufgeschlossenen Mann kennenlernte, entfaltete sie eine sexuelle Aktivität, die sie sich niemals hatte vorstellen können. «Er ist ein Mann, der Sex liebt und gerne mit mir experimentiert», sagt sie. Eine ihrer sexuellen Eskapaden fand sie so aufregend, daß sie zu einer ihrer liebsten Phantasien geworden ist, wenn sie allein zu Hause ist:

«In dieser Phantasie erinnere ich mich an jedes Detail unserer ersten gemeinsamen Autoreise. Es war eine lange Fahrt. Als Monte am Steuer saß, fütterte ich ihn mit einem saftigen Hamburger und Pommes frites. Wenn er ein Stück in den Mund nahm, leckte und saugte er an meinen Fingern. Er ließ die Hände auf dem Lenkrad und den Blick auf der Straße, aber schon bald waren meine Hände mit seinem Körper beschäftigt. Es wurde ganz schön heiß im Auto, und ich spreche nicht vom Wetter. Als es gerade dunkel wurde, hielten wir an einem Rastplatz irgendwo in Alabama und liebten uns splitternackt auf einer Wiese. Wenn die bei der Arbeit jemals von dieser wilden Nacht erfahren würden, würden sie sagen: ‹Na, so was, Mädchen! Wer hätte das gedacht?› Das gehört zum Spaß dazu – zu wissen, wie wenig das zu mir paßte und wie sehr ich es genossen habe.»

Die Phantasie fungiert manchmal als ein Hort für die wertvollsten oder aufregendsten sexuellen Erinnerungen einer Frau. Solche geistigen Schätze können die Erinnerung an die erste Liebe, die Hochzeitsnacht oder eine besonders sensationelle oder neuartige sexuelle Erfahrung sein. Frauen spielen diese Augenblicke gerne noch einmal in ihrer Vorstellung durch, um die Freuden erneut zu genießen und sich an die positiven sexuellen Erfahrungen zu erinnern, die das Leben bietet. Die Erinnerung an frühere Erlebnisse kann die Leidenschaft einer Frau wieder entzünden und ihr bewußtmachen, daß sie fähig ist zur Liebe und zum intensiven sexuellen Genuß.

Wenn Frauen in ihrer Phantasie liebgewordene Erinnerungen und schöne Augenblicke aus ihrer Vergangenheit zelebrieren, sind sie oft sentimental oder empfinden Stolz. Für Joni, eine Witwe in den Sechzigern, ist die Phantasie ein Mittel, die bittersüßen Erinnerungen an eine verlorene Liebe festzuhalten. Es ist schon über vierzig Jahre her, seit sie Lamar in einer Bar kennenlernte, in der sie als Jazzsängerin und er als Pianist arbeitete. Doch sie erinnert sich noch lebhaft, wie sehr sie sich zueinander hingezogen fühlten und es trotzdem bei einem harmlosen, oberflächlichen und nichtsexuellen Geplänkel beließen. Schließlich war sie damals schon mit einem anderen Mann verheiratet. Die Gesellschaft der fünfziger Jahre hätte es nicht akzeptiert, daß eine junge, blonde, frisch verheiratete Frau mit einem Schwarzen durchbrennt. Als Jonis Mann zum Militär eingezogen und nach Übersee geschickt wurde, gab sie ihren Beruf als Sängerin vorübergehend auf. «Wenn ich bis vier Uhr früh unterwegs gewesen wäre, in der Zeit, als er weg war, dann hätte es keine Ehe mehr gegeben, in die er zurückkommen konnte. Und ich liebte meinen Mann. Er bedeutete mir alles. Nur liebte ich Lamar eben auch.»

Joni fand einen Weg, wie sie Lamar weiter lieben konnte, ohne ihre Ehe aufs Spiel zu setzen. Wenn sie mit ihrem Mann Verkehr hatte, stellte sie sich manchmal vor, sie sei mit Lamar im Bett. Bei dieser Phantasie hatte sie nie das Gefühl, ihren Mann zu betrügen. Im Gegenteil, sie bemerkte, daß die Phantasie ihnen zu einigen ihrer schönsten sexuellen Erlebnisse während ihrer langen, treuen und leidenschaftlichen Ehe verhalf.

Schöne sexuelle Erinnerungen, die wir wie einen Schatz hüten wollen, sind wie Fotos in einem Album. Phantasien können allerdings auch anders wirken, nämlich sexuelle Erinnerungen wach erhalten, die wir lieber vergessen würden.

Funktion Nr. 9: Alte Wunden heilen

Brett, eine fünfunddreißigjährige Näherin, behilft sich beim Sex mit Phantasien, um ihre Gedanken unter Kontrolle zu halten und nicht an die unangenehmen sexuellen Erfahrungen aus ihrer Kindheit erinnert zu werden. «Ich würde zwar gerne mehr an meinen Mann denken und daran, was wir gerade machen», meinte sie, «aber bis jetzt ist die Phantasie das Äußerste an Gegenwartsnähe, was ich ertrage. Sonst wäre ich körperlos und gefühllos.» In ihrer liebsten Phantasie stellt sie sich vor, sie würde in dem Film *Dirty Dancing* mit Patrick Swayze tanzen.

«Als ich den Film zum erstenmal sah, mußte ich weinen, weil ich dachte, ich könnte Sex niemals genießen. Ganz allmählich habe ich mich aber davon überzeugt, daß mir diese Form des Genusses zusteht. Ich konnte mir vorstellen, ich sei die Frau in seinen Armen und es wären meine Augen, in die er blickt. Und meine Hüften, die sich gegen seine bewegen.»

Wenn Frauen in der Vergangenheit verletzt worden sind, können sie durch die Sexualphantasien Schmerz, Wut oder andere negative Emotionen in etwas Positiveres verwandeln. Die Phantasie kann zum Ventil für starke Emotionen werden, die die Frauen auf andere Art vielleicht nicht auszudrücken vermögen, bzw. starke Gefühle blockieren, die sie sonst von einer sexuellen Reaktion abhalten würden. Manche Frauen schaffen Phantasieszenarien, in denen sie Schmerz in Vergnügen verwandeln, um sich so beim Sex stärker und nicht ausgeliefert zu fühlen, während andere sich ein glücklicheres Ende für eine Beziehung oder sexuelle Begegnung ausdenken, die im wirklichen Leben schlecht ausging.

Für Frauen, die von einem Partner betrogen worden sind, können Phantasien ein Mittel sein, ihre daraus resultierende

Angst vor Intimität auszuschalten. «In meiner Phantasie», erklärte eine Frau, «tut es meinem ehemaligen Freund leid, daß er mich verlassen hat, und er beteuert stets, daß er mich noch liebt.» Eine andere Frau verwandelt einen Menschen, der ihr Gewalt angetan hat, in einen freundlichen, sanften Beschützer. Das sexuelle Vergnügen, das ihr diese Phantasie beschert, gibt ihr auch das Gefühl, die schmerzvolle Erfahrung der Vergangenheit bewältigt zu haben.

Eine Frau setzte ihre Vorstellungskraft kreativ ein, um die Angstgefühle zu vermeiden, die eine schlimme Erinnerung in ihr auslöste. «Als ich einmal mit meinem Freund herumbalgte, packte er mich am Handgelenk und hielt meinen Arm nach unten gedrückt. Er wußte es nicht, aber diese Geste erinnerte mich daran, wie ich einmal von einem Vergewaltiger angefaßt wurde, bevor er über mich herfiel.» Als schnelle Lösung gegen die Angst stellte sie sich einfach vor, sie sei eine erfolgreiche Ringerin. In dieser Rolle fühlte sie sich nicht mehr schwach oder verletzlich, und so konnten sie und ihr Freund von ihrer Balgerei zum Liebesspiel übergehen.

Eine Frau namens Vicki bediente sich auf andere Weise ihrer Phantasie, um frühere Erfahrungen zu bewältigen. Sie kanalisiert ihre Wut über einen früheren sexuellen Angriff in eine Phantasie, in der sie eine beherrschende Domina ist. Obwohl ihr jetziger Partner nichts mit diesem Mißbrauch zu tun hat, kochen die aufgestauten Wutgefühle in ihr hoch, wenn sie erregt wird. Sie stellt sich vor, wie sie einen «gesichtslosen» Fremden beißt und an den Haaren reißt. Ohne ihren Zorn zu beseitigen, erfüllt Vickis Phantasie den Zweck, ihre Wut von ihrem wirklichen Geschlechtspartner abzulenken. Außerdem kanalisiert sie ihre psychische Spannung in die Entladung und zeitweilige Lösung eines Höhepunktes.

Wenn Frauen Phantasien benutzen, um eine unangenehme Erinnerung festzuhalten oder einzuschließen, so geschieht dies oft unbewußt. Daher sind sie möglicherweise verwirrt oder beunruhigt über derlei Phantasien. Manchmal kann die Erinnerung an eine schmerzliche Erfahrung oder ein Kindheitstrauma so stark überlagert sein, daß eine Frau den Zusammenhang zwischen ihrer Phantasie und dem, was ihr wirklich widerfahren ist, nicht gleich sieht. Beth zum Beispiel wurde von einer sexuellen Phantasie geplagt, in der eine Frau Kinder dazu bringt, ihre Genitalien zu lecken. Sie hatte den starken Verdacht, daß sie dies als Kind erlebt hatte. Als Beth ihrer Schwester anvertraute, wie sehr sie diese Phantasie beunruhigte, sagte diese, sie könne sich daran erinnern, daß ihre Mutter Beth und andere Kinder genau dazu gezwungen hätte. Beth hatte diese traumatische Erinnerung in den hintersten Winkel verdrängt und ihr die Gestalt einer Phantasie gegeben, bis sie sich sicher und verstanden genug fühlte, um sie ans Licht kommen zu lassen.

Phantasien können auch die Unterstützung und den Trost bieten, die in der Vergangenheit fehlten. Melanie zum Beispiel schuf eine sexuelle Phantasie «in zwei Akten»: Sie beginnt mit einem lebensnahen Opferszenario, das zum Orgasmus führt, und wechselt dann zu einer anderen Szene, in der sie von freundlichen, liebevollen, tröstenden Männern umsorgt wird. Oft stellt sie sich in diesen Helferrollen Männer vor, die sie im wirklichen Leben kennt und bewundert. In der Phantasiehandlung spielen sie die Rolle von Krankenwagenfahrern, Pflegern, Polizisten oder anderen, die sie retten und sich um sie kümmern. «Der wichtigste Helfer ist ein Mann, der mich liebt und umsorgt, aber sexuell nichts von mir braucht. Er ist einfach da, um mich zu halten, zu trösten, zu verstehen, für mich dazusein. Er findet mich sensationell.» Diese Helfer geben ihr die bedingungslose Liebe, den Schutz und Trost, den sie sich als Kind ersehnte, aber nie erhielt.

Phantasien, die sich auf schlimme Erfahrungen aus der

Vergangenheit beziehen, weisen oft darauf hin, daß hier etwas noch nicht abgeschlossen ist. Wie wir in späteren Kapiteln noch sehen werden, können solche Phantasien einen Alarm auslösen und Aufmerksamkeit für ein Problem schaffen, das eine Frau auf bewußterer Ebene angehen und aufarbeiten sollte. Selbst wenn sie ihre Gedanken nicht mag, kann die Phantasie doch eine positive Funktion für sie erfüllen, indem sie nämlich die Erinnerung an eine wichtige Lebenserfahrung einschließt und festhält.

*

Wenn Frauen von ihren Phantasien erzählen, die gut «funktionieren», so tun sie dies oft mit unverhohlenem Vergnügen. Sie nehmen ihre Phantasien als positives Ventil für ihre Sexualität und ihre Kreativität wahr und schätzen sie als ihre ganz eigenen, genialen Erfindungen.

Jena, 36 Jahre alt und verheiratet, sagt, sie sei heute weit entfernt von ihren ersten kurzen Sexualphantasien von nackten Körpern, die sie mit elf hatte. «Als junge Katholikin dachte ich, ich würde mich sicher auf herrliche Art versündigen.» Als sie ihr liebstes erotisches Phantasieabenteuer als Erwachsene erzählte, achteten wir auf all die verschiedenen Formen, wie sie ihre sexuelle Phantasie heute einsetzt.

> Ich bin an einem schönen Skiort und habe einen anstrengenden Tag auf der Piste hinter mir. Meine Beinmuskeln brennen, und mein Körper fühlt sich müde, aber doch geschmeidig an. Ich ziehe einen Badeanzug an und setze mich in einen heißen Whirlpool, um mich aufweichen zu lassen. Ich lese einen Gedichtband und genieße die Stimmung, die eine Passage über das Verlangen in mir erzeugt. Da kommt ein gutaussehender Mann herein. Er sieht einem früheren Liebhaber, den ich nicht vergessen kann, sehr ähnlich. Als er sich zu

mir in den Whirlpool gesellt, lese ich ihm eine Passage über Leidenschaft vor. Ich schaue ihm in die Augen und sehe sofort das Feuer, das in dem Gedicht beschrieben wird. Ich rücke nahe an ihn heran, um ihn zu küssen, und sein Bart scheuert auf meinem sonnenverbrannten Gesicht. Ich bin hilflos vor Lust. Er steht auf, und ich kann sehen, daß er sehr erregt ist, denn er hat eine riesige Erektion. Wir lieben uns in und um den Whirlpool, wohlwissend, daß wir an einem öffentlichen Ort sind, wo wir jederzeit entdeckt werden können. Aber unsere Lust ist stärker als alle Vorsicht. Kurz nachdem wir beide einen Orgasmus hatten, kommt eine schöne Frau im Bikini herein und sieht uns. Anstatt peinlich berührt zu sein, neigt sie ihren Kopf zur Seite und lächelt. Wir laden sie ein mitzumachen, und sie nimmt gerne an. Ich hatte schon immer wissen wollen, wie es ist, eine Frau zum Orgasmus zu lecken, und fragte sie, ob sie mich das tun lassen würde. Mein Partner küßt sie sanft und sagt uns, wie sehr es ihn erregen würde, uns beide zusammen zu sehen. Ich ziehe ihr langsam das Höschen aus und beginne ihre Schenkel zu küssen. Geschickt bringe ich sie mit meiner Zunge und meinem Finger zum Orgasmus, und ich fühle, wie ihr Körper erbebt, als sie kommt. Dann schaue ich zu, wie mein Partner sie von hinten nimmt, und ich spiele mit ihren vollen Brüsten, während sie nochmals kommt. Wir alle brechen erschöpft zusammen und nehmen dann gemeinsam eine kalte Dusche. Wir ziehen uns in ein Schlafzimmer zurück, massieren uns gegenseitig und schlafen, in unseren Armen eingekuschelt.

Jena erzählte uns, sie genieße diese Phantasie in ihren Tagträumen, bei der Liebe mit ihrem Mann und bei der Masturbation. Beim Zuhören erkannten wir, daß sie *ihre Attraktivität* erhöht, indem sie sich etwas jünger und körperlich fitter macht, als sie es in Wirklichkeit ist. Sie *steigert ihre Lust* dadurch, daß sie sich ihren Partner braungebrannt, blond, schlank, muskulös, mit knackigem Hintern und großem Penis vorstellt. Er erinnert sie auch an eine verlorene Liebe, wodurch sie sich *eine teure Erinnerung bewahrt.* Sie arbeitet Gedichte ein, um ihre Lust durch auditive Stimulation noch mehr zu vergrößern. Sie erleichtert sich das Erreichen eines Orgasmus, indem sie Schilderungen sexueller Berührungen und deutlich visuelle Bilder einbaut, wie etwa seine Erektion und die großen Brüste der Partnerin. Die sexuelle Spannung wird durch die Vorstellung erhöht, daß sie Sex in der Öffentlichkeit haben und damit riskieren, entdeckt zu werden. Jena, die in Wirklichkeit noch nie mit einer Frau intim war, *befriedigt in der Phantasie ihre Neugier.* Am Ende der Phantasie führt Jena ihre Gedanken weiter über das unmittelbare sexuelle Vergnügen hinaus bis zu einem imaginären Zustand der *Entspannung* und Befriedigung.

Wenn die Phantasie verblaßt, hinterläßt sie bei Jena «das Gefühl, begehrt und akzeptiert zu sein. Mir macht es Spaß, mich beim Sex mit attraktiven Menschen zu sehen, die auf ihren Körper achten. Ich fühle mich selbstsicher.» Ja, so fügt sie hinzu, «jedesmal, wenn ich daran denke, habe ich ein Lächeln im Gesicht und werde ein bißchen geil».

Es ist deutlich, daß Jena diese Phantasie und das kreative sexuelle Ventil genießt, das sie ihr bietet. Haben wir erst einmal verstanden, wie wir unsere Phantasien bereits für uns einsetzen, so können wir diesen Nutzen vergrößern, indem wir sie noch gezielter zu bestimmten Zwecken verwenden.

Manchmal jedoch fühlt sich eine Frau ambivalent oder unwohl bei einer Phantasie, auch wenn sie weiß, daß sie auf irgendeiner wichtigen Ebene eine Funktion für sie erfüllt. Wie wir im nächsten Kapitel sehen werden, wirken Phantasien manchmal alles andere als angenehm und genußbringend. Vielmehr können sie mehr wie eine lästige Angewohnheit oder sogar wie eine Falle erscheinen.

Fallen erkennen

Sexuelle Phantasien können auf vielfältige Weise positiv wirken. Doch selbst wenn sie auf der rein sexuellen Ebene gut «wirken», uns also zu mehr Genuß oder Lust verhelfen, machen sie uns nicht unbedingt glücklich oder sind unseren Beziehungen förderlich. Manchmal können Phantasien der Intimität im Weg stehen. Sie können der Frau wieder und wieder das Gefühl geben, Opfer zu sein. Sie können ihr sogar den Spaß am Sex nehmen. In den acht dramatischen Geschichten, die jetzt folgen, beschreiben Frauen, wie eine Sexualphantasie ihre angenehmen Aspekte verliert und zum ernsten Problem werden kann, weil sie mehr schadet als nutzt.

Victoria: «Ich hätte draufgehen können.»

Von der Straßen dringen Rock-'n'-Roll-Rhythmen und laute Stimmen herein. Es ist Samstag abend in der Universitätsstadt im Mittleren Westen, und die Partys sind in vollem Gange. Victoria, eine junge Frau mit goldbrauner Haut und ausdrucksvollen dunklen Augen, hat an Abenden wie diesem schon viele ihrer Liebhaber kennengelernt. Eine ihrer Lieblingsphantasien ist es, allein auf eine Party zu gehen und sich dann in Ruhe einen Mann auszusuchen, der sie nach Hause bringen darf. An der Tür streicht sie elegant ihr langes, glänzendes schwarzes Haar zurück und tritt ein.

Das Haus ist voller Menschen. Victoria kämpft sich zu den

Getränken durch und unterhält sich unterwegs kurz mit einigen Freunden. Sie erzählt ihnen von dem Teilzeitjob in einem Sexshop, den sie vor kurzem angenommen hat, und freut sich über die schockierte Reaktion der anderen. Seit sie dort angefangen hat, fließen in ihre Phantasien viele neue Ideen ein, die sie gerne ausprobieren würde. Eine Geschichte in einem Magazin, die von einer sexuellen Eskapade zwischen zwei Fremden handelt, hat sie total fasziniert.

Als sie ihren Blick prüfend durch den Raum wandern läßt, entdeckt sie einen interessant aussehenden Neuankömmling. Sie hört sein tiefes Lachen durch die Musik hindurch. Sie arbeitet sich näher heran, in Hörweite seines exotisch klingenden Akzents. Sie kann ihn nicht richtig einordnen, könnte sich aber vorstellen, daß er irgendwo im Mittelmeerraum aufgewachsen ist. Vielleicht in einer Villa. Sie stellt sich vor, wie er, braungebrannt und mit nacktem Oberkörper, in warmes, aquamarines Wasser eintaucht, und sieht sich in sinnlicher Pose neben ihm herschwimmen, bekleidet mit einem knappen Bikini. Obwohl sie noch kein Wort mit ihm gewechselt hat, mustert sie unverhohlen sein Gesicht und prägt sich seine attraktiven Züge genau ein.

Später, als Victoria auf der Tanzfläche nach dem Mann sucht, ist er nirgends zu sehen. Zu dumm. Mit der Ausrede, sie müsse morgen früh aufstehen, verabschiedet sie sich von ihren Freunden. Als sie sich zum Gehen anzieht, spürt sie zu ihrer Überraschung, wie ihr jemand von hinten in die Jacke hilft. Sie dreht sich um und blickt plötzlich in das Gesicht des Fremden. Er lächelt, drückt ihr einen Zettel in die Hand und beugt sich vor, um sie sanft auf die Lippen zu küssen. Ohne ein Wort ist er zur Tür hinaus.

Victoria, daran gewöhnt, den ersten Schritt zu einer Beziehung zu tun, hat es den Atem vor Überraschung verschlagen. Draußen, im Licht der Straßenlaternen, betrachtet sie den

Zettel, auf dem nur eine Telefonnummer gekritzelt ist. Jetzt ist es an ihr zu lächeln. Ihre neue Phantasie scheint Realität zu werden. Auf dem Nachhauseweg stellt sie sich vor, wie seine geübten Hände über ihre Haut streichen und sich zu ihren Brüsten vortasten. Sie spürt, wie ihre Brustwarzen bei dieser Vorstellung unter ihrer lockeren Bluse kribbeln.

Als Victoria nach Hause kommt, findet sie die Wohnung leer vor. Ihre Mitbewohnerinnen sind offenbar noch unterwegs. Sie geht in ihrem kleinen Zimmer auf und ab, ist zu aufgeregt zum Schlafen. Einem plötzlichen Impuls folgend, greift sie zum Telefon und wählt seine Nummer. Er meldet sich beim ersten Klingeln mit den Worten: «Ich wußte, daß du anrufen würdest.» Dann sagt er ihr, wie sie zu ihm kommt, und schon ist sie auf dem Weg zu ihrem Auto, bevor sie es sich anders überlegen kann.

Schon als er ihr die Tür aufmacht, küßt er sie wieder, dieses Mal lang und innig. Sie reißen einander die Kleider vom Leib. Als sie beide nackt sind, nimmt er sie auf seine Arme und trägt sie ins Schlafzimmer. Der Sex wirkt wild und ungezügelt. Er scheint genau zu wissen, wie sehr es sie danach dürstet, von ihm berührt zu werden. Sie hat zwei Orgasmen, bevor er in sie eindringt, dann kommen sie nochmals, diesmal zusammen. Sie läßt sich auf das Bett zurückfallen, erschöpft und befriedigt, und kuschelt sich an seinen warmen Körper.

Plötzlich merkt sie, wie er sein Gewicht verlagert. Als sie die Augen öffnet, kniet er über ihr. Er drückt sie mit seinem ganzen Gewicht nach unten und fixiert ihre Arme über ihrem Kopf. Sie kann sich nicht rühren. In seinen Augen sieht Victoria den Ausdruck eines Wahnsinnigen, als hätte er sich in eine andere Person verwandelt. Ihr Herz klopft, aber nicht vor sexueller Erregtheit. «Und jetzt», sagt er langsam und bedächtig, «*werde ich dich töten.*»

Mit einemmal wird ihr klar, daß kein Mensch weiß, wo sie

ist. Sie weiß noch nicht einmal, wie der Kerl heißt. Warum um Himmels willen hat sie sich in diese Lage gebracht? Sie könnte verschwinden oder sterben, und keiner wüßte, wo nach ihr zu suchen ist.

Sie hat die Wahl: schreien und um Gnade bitten oder sein Spiel mitspielen. Sie glaubt, daß Geschrei und Tränen ihn wahrscheinlich nur noch aggressiver machen würden, also reckt sie ihren Kopf vor, um ihn zu küssen. Anders als ihre früheren Küsse, die leidenschaftlich und erfüllt von sexuellem Verlangen waren, ist dieser verzweiflungsvoll. Sie bettelt stumm um ihr Leben und hofft, daß sie die richtige Wahl getroffen hat. Er scheint über ihren Kuß erst überrascht zu sein, dann erfreut. «Du bist nicht sehr stark», sagt er und nimmt langsam sein Gewicht von ihren Armen, «aber schön bist du wirklich.»

Sie haben noch einmal Sex miteinander, aber Victoria kann dabei kein Vergnügen mehr empfinden. Jetzt fühlt sich ihr Körper kalt, verkrampft und hart an. Sie mogelt sich durch, täuscht einen Orgasmus vor, obwohl sie nur an ihre innere Panik denken kann. Schließlich hat er seinen Orgasmus und rollt von ihr herunter. Sein Atem wird langsamer, und Victoria ist ziemlich sicher, daß er eingeschlafen ist. Sie steht vorsichtig auf, so leise wie möglich, und zieht sich im Wohnzimmer an. Als sie die Wohnungstür hinter sich schließt, wird ihr klar, daß sie die Umsetzung ihrer Phantasie beinahe das Leben gekostet hätte. Sie schwört sich, niemals wieder in eine solche Falle zu gehen.

*

Für Victoria war das Problem nicht der Inhalt ihrer Phantasie. Tatsächlich gefällt vielen Frauen die Vorstellung, Sex mit einem gutaussehenden Fremden zu haben. Vielmehr geriet

Victoria in eine Falle, als sie sich von der Aufregung des Augenblicks hinreißen ließ, alle Vorsicht über Bord warf und impulsiv ihre Phantasie in die Realität umsetzte.

Bestimmte Phantasien sollten besser Phantasie bleiben. Nur weil ein sexuelles Szenario in der Vorstellung schön ist, muß es in der Realität noch lange nicht funktionieren. Eine Frau, die eine erregende, aber riskante Phantasie Realität werden läßt, ignoriert die potentiellen negativen Folgen für sich und andere. Tabus oder der Reiz des Verbotenen können eine Phantasie aufregender machen, aber im wirklichen Leben kann ein solches Verhalten zu außerehelichen Affären, ungewollten Schwangerschaften, Ansteckung mit sexuell übertragbaren Krankheiten sowie demütigenden, schädlichen oder gar tödlich endenden Erfahrungen führen.

Kate: «Ich bin die Sklavin meiner eigenen Phantasie.»

Kate, eine zierliche Frau mit feinen Gesichtszügen, sieht jünger aus als ihre 36 Jahre. Irgend etwas an ihr läßt sie zerbrechlich und verletzlich wirken. Bei kirchlichen Veranstaltungen versuchen matronenhaftere Frauen stets, sie zu bemuttern oder sie mit ihren heiratsfähigen Söhnen zu verkuppeln. Ihre Arbeitskollegen kennen sie als ernste, zuverlässige Mitarbeiterin, aber auch als stille, schüchterne Person, die gemeinsamen Aktivitäten nach Feierabend aus dem Weg geht.

Ihre Bekannten wären überrascht, würden sie erfahren, daß Kate das Gefühl hat, ein Doppelleben zu führen. Wenn sie allein zu Hause ist, schleichen sich bestimmte Phantasien in ihre Gedanken ein wie Eindringlinge. Sie fühlt sich außerstande, sie zu stoppen. Sobald eine Phantasie ihre Wirkung entfaltet, bewegen sich ihre Hände automatisch zu ihren Genitalien. Sie masturbiert zwanghaft und verlangt dabei ihrem eigenen Körper immer mehr Genuß ab. Während sie sich berührt, stellt sie sich vor, daß sie «eine Pause von Gott macht».

In letzter Zeit bemerkt Kate, daß die Phantasien jetzt sogar schon außerhalb ihrer Wohnung in ihr emporsteigen. Neulich ließ sie bei einem abendlichen Kirchentreffen ihre Gedanken wandern. Sie spürte den bekannten Sog der Phantasie – wie sie sie aus der Gegenwart entführt und mit sexueller Lust überschwemmt. Kate war so verwirrt, daß sie unter dem Vorwand, krank zu sein, das Treffen verließ. Noch bevor sie zu Hause ankam, spürte sie, wie die Hitze ihre Genitalien erfaßte. Sie raste in ihr Schlafzimmer, warf sich aufs Bett und ließ der Phantasie ihren vorprogrammierten Lauf.

Der Schauplatz ihrer Phantasien kann sich immer wieder ändern, doch die Figuren in Kates Gedanken sind stets die gleichen. Eine starke, sexuell aggressive Frau, die oft der Schauspielerin Holly Hunter ähnelt, verführt eine jüngere, zartere Frau. Einmal sind sie auf einer wissenschaftlichen Expedition im tropischen Regenwald, ein andermal Schauspielerinnen bei einem Dreh in Hollywood. Meist bringt ein abenteuerlicher und aufregender Vorfall die beiden Frauen zusammen, und die ältere stürzt sich auf die jüngere wie ein sexuelles Raubtier. Auch wenn die jüngere Frau nicht genauso aussieht wie Kate, erkennt sie doch die Parallelen.

Wenn sie ihren Höhepunkt hat, empfindet Kate für kurze Zeit, von ihren Sorgen befreit zu sein. Ihre Ängste lassen nach, Kate, die sich im Leben oft einsam fühlt und sich in Gesellschaft anderer komisch vorkommt, beruhigt sich mit ihrer Phantasie. So sehr ist sie von ihrem Phantasieleben als Trostspender abhängig, daß sie sich schon fragt, ob es sich so anfühlt, wenn man drogensüchtig ist.

Jedesmal, wenn die Phantasie vorbei ist, steigen Gefühle der Scham und Verwirrung in ihr hoch. Ihre tiefe Spiritualität steht in krassem Gegensatz zu dieser geheimen Welt, in die ihre Gedanken immer wieder zurückkehren. Sie fühlt sich dort als Sklavin ihrer eigenen Phantasien gefangen. Stück für Stück scheinen die Phantasien ihr Leben in Beschlag zu nehmen. Das Phantasieren, so empfindet sie es, stiehlt ihr unnütz Zeit, beeinflußt ihre Entscheidungen und engt ihren Handlungsspielraum ein.

Die Phantasien stören sogar ihren Schlaf: Nachts wacht sie immer wieder auf und versucht ihre Phantasie zu unterdrükken, gibt sich aber schließlich geschlagen, um wenigstens ein paar Stunden unruhigen Schlafes zu bekommen. Eines Nachts, als sie sich im Bett hin und her wirft, bemüht, ihre erotischen Gedanken im Zaum zu halten, fällt ihr plötzlich auf, daß sie seit Jahren von niemandem außerhalb ihrer Phantasiewelt mehr berührt worden ist. Sie sehnt sich nach Nähe und Trost, kanalisiert aber all ihre sexuellen Gefühle in ihr geheimes Leben. Zum erstenmal wird ihr bewußt, wie sehr ihre Phantasien Besitz von ihr ergriffen haben. Sie sind zwanghaft geworden. Auf der Suche nach ein paar Momenten des Vergnügens und der Entspannung ist sie in eine Falle geraten: Sie hat ein starres, ritualisiertes, von ihr nicht mehr steuerbares Verhalten entwickelt.

*

Kate ist mit ihren obsessiven Phantasien nicht allein. Viele Frauen erzählen von wiederkehrenden, störenden Phantasien, die sich ihrer Kontrolle entziehen. Eine Frau sagte zum Beispiel: «Wenn ich meine Mißbrauchsphantasien habe, komme ich mir vor, als wäre ich auf einer Freß- oder Sauftour.»

Manche Frauen schildern, wie sie in eine Art Trance geraten, sobald ihre Phantasien zu Beginn des Liebesaktes, einer Tagträumerei oder beim Masturbieren einsetzen. Bei anderen schaltet sich automatisch an einem bestimmten Punkt der sexuellen Erregung oder Reaktion eine bestimmte Phantasie ein. Wenn Vorstellungen so vorhersagbar und zwanghaft werden, sind sie kein geeignetes Mittel mehr, um die Neugier zu befriedigen oder gedanklich mit Sex zu spielen. Anstatt angenehme Ventile für sexuelle Energie zu sein, werden solche Phantasien als belastend empfunden. Obsessive Phantasien haben oft etwas mit ungelösten emotionalen Konflikten zu tun. Kate zum Beispiel wurde von ihrer Mutter als Kind vernachlässigt und begann irgendwann, sich in ihrer Phantasie jene Geborgenheit zu holen, die ihr im wirklichen Leben fehlte.

Frauen wollen in ihrer eigenen Phantasiewelt selbst am Steuer sitzen. Sie möchten nicht von ungebetenen Gedanken überrumpelt und an Orte entführt werden, wo sie nicht hinwollen. Ungebetene, unlenkbare Phantasien können einer Frau das Gefühl vermitteln, Opfer ihres eigenen Phantasielebens zu sein. Oder es macht sie zornig, daß sie es nicht schafft, sich von diesen starken sexuellen Gedanken zu befreien. Der sexuelle Genuß kann so von Gefühlen der Hilflosigkeit und Scham überschattet werden.

Maggie: «Ich hasse es, daß mich solche abstoßenden Gedanken erregen.»

Maggie arbeitet als Eheberaterin und hilft Paaren, über ihre Differenzen zu sprechen und eine gemeinsame Basis für ihre Beziehung zu finden. Aus ihren freundlichen Augen spricht echte Anteilnahme an den Problemen anderer Menschen, und sie erzählt intelligent und engagiert von ihrer Arbeit.

Abends, wenn sie das Licht ausmacht, spürt sie, wie ihr Mann näher zu ihr herüberrückt. Sie weiß, daß er Liebe machen will, und es beschleicht sie ein kaltes Grauen. Sie will ihn nicht wieder zurückstoßen. Doch bei all ihrem kommunikativen Geschick schafft sie es nicht, ihm zu sagen, wie sehr sie die Gedanken, die sie beim Sex hat, beunruhigen. Wenn Maggie tief Luft holt, denkt ihr Mann, es sei aus Leidenschaft. In Wahrheit ist es ein Zeichen ihrer Resignation: Ihr bleibt keine andere Wahl, als jene gräßliche Phantasie einzusetzen, die ihr immer hilft, sexuell zu funktionieren.

Sobald sie und ihr Mann mit ihrer sexuellen Routine beginnen, sieht sich Maggie, die Christin ist, als eine junge jüdische Gefangene in einem Konzentrationslager. Man hat sie auf einen Tisch gebunden, und ein Soldat in Springerstiefeln schreitet geschäftig im Raum auf und ab, macht Notizen auf einem Klemmbrett. Als er sich zu ihr beugt, um die Lederriemen, mit denen sie an den Tisch gefesselt ist, fester anzuziehen, starrt er Maggie mit den Augen einer Schlange an – kalt und gefühllos. Angewidert blickt sie weg und sieht das Hakenkreuz auf seiner Armbinde. Hakenkreuze tragen auch die anderen kurzgeschorenen Soldaten, die hinter einer Glaswand zuschauen. Sie haßt ihren bloßen Anblick und muß doch immerzu an sie denken. Wenn ihr Mann ihre Klitoris massiert, stellt sie sich vor, es sei die Hand des Nazis. Wenn er an ihren Brüsten saugt, stellt sie sich vor, der Nazi würde ein Folterinstrument an ihre Brustwarzen klemmen. Wenn sie schließlich zum Orgasmus kommt, hat sie plötzlich ein Gefühl der Macht. Eben weil sie so leicht einen Orgasmus kriegt, ist sie eine Auserwählte, die sie von der Gaskammer verschonen.

Die Stimme ihres Mannes holt Maggie in die Realität zurück. «Was hast du gesagt?» fragt sie ihn. Er wiederholt: «Du wirkst so ernst. Ich frage mich, woran du denkst, wenn wir Liebe machen.»

Maggie sieht ihn mit Tränen in den Augen an. Wie kann sie ihm sagen, daß sie seit zwanzig Jahren von Nazis phantasiert, um sich in Stimmung zu bringen. Sie kann sich nicht einmal mehr erinnern, wann sie diese Geschichte erfunden hat. Sie weiß nur, daß sie ständig verzweifelt versuchte, sie zu ändern. Doch jede Phantasie, die sie erregt, scheint wieder nach diesem Muster gestrickt zu sein – mit den Elementen Macht, Kapitulation und Sex. Sie weiß nicht, warum, aber genau die Phantasie, die sie mehr als alles in der Welt haßt, ist die einzige, die sie verläßlich zum Orgasmus bringt.

*

Frauen, die über den Inhalt einer bestimmten Phantasie beunruhigt sind, sagen, daß diese sexuellen Gedanken sie irritieren, Schamgefühle auslösen oder eine Distanz zu ihrem Partner schaffen. Manche sind angewidert von sich selbst und fürchten, sie seien «pervers», weil sie solche Gedanken haben.

Der Inhalt einer Phantasie kann einer Frau ein schlechtes Gewissen machen, weil sie erkennt, daß sie in der Vorstellung auf Bilder sexuell anspricht, die sie im wirklichen Leben abstoßend findet. Diese Bilder können, wie bei Maggie, ernst und tragisch sein. Sie können Vergewaltigungsszenen, gewaltsamen Sex, Sex mit Kindern oder andere Formen des Mißbrauchs beinhalten. Auch wenn bei anderen Frauen der Inhalt vielleicht weniger gravierend ausfällt, kann so etwas dennoch recht beunruhigend wirken. Eine Frau wurde zum Beispiel von einer wiederkehrenden Phantasie über Sex mit ihren französischen Großpudeln geplagt.

Probleme bereitet den Frauen die Dissonanz zwischen ihren Phantasien und ihren eigentlichen persönlichen Werten. Eine bekannte Feministin erzählte uns, sie fühle sich gefangen, weil die Bilder, die sie in ihrem Inneren am erotischsten findet, ihrem sonstigen Streben nach Gleichberechtigung vollkommen widersprechen. «Ich hasse diese politisch falschen Phantasien, und wenn sie noch so geil sind», sagte sie. Andere Frauen leiden unter Phantasievorstellungen, die ihren religiösen Überzeugungen zuwiderlaufen. Eine Katholikin wurde zum Beispiel von einer Phantasie geplagt, in der sie es mit einem Priester trieb. Manchmal sind Frauen über Phantasien besorgt, die ihrer sexuellen Orientierung widersprechen.

Allein gelassen mit ihren beunruhigenden, ja alptraumhaften Gedanken, fühlen sich manche Frauen jahrelang isoliert, beschämt und schuldig. Sie sehen vielleicht den Zusammenhang nicht, der zwischen Phantasien und einem schmerzlichen oder traumatischen Ereignis in ihrer Vergangenheit besteht. Sobald sie diese Verbindung herstellen können, werden die Phantasien verständlicher.

Anstatt uns wegen beunruhigender Vorstellungen Vorwürfe zu machen, können wir lernen, sie als Ausdruck einer ungelösten Verwirrung über das Thema Sex zu sehen. Für Maggie waren ihre Phantasien ein Mittel, mit der schmerzlichen Dynamik der Beziehung zu ihrem Vater fertig zu werden. In ihrer Kindheit hatte er ihr Leben wie ein Gefängniswärter kontrolliert. Die Phantasie war ein Weg, sich vorzustellen, sie habe sexuelle Macht über ihre Peiniger und könne sich das Überleben sichern. Jedesmal, wenn sie dem sexuellen Begehren ihres Mannes nachgab, obwohl sie eigentlich kein rechtes Interesse hatte, benutzte sie diese zuverlässige Phantasie als Vehikel, um sexuell zu funktionieren. Bis sie den Zusammenhang zwischen ihrer Phantasie und ihrer Kindheit erkannt und bewältigt hatte, fand sie nicht aus dem Teufelskreis von abstoßenden erotischen Gedanken und Selbstvorwürfen heraus.

Unerwünschte Phantasien können auch in dem Sinne ein Spiegel der Vergangenheit sein, daß sie einprägsame pornographische Bilder, die eine Frau vielleicht in sehr jungem Alter gesehen hat, fest in ihr Erregungsmuster einbinden. Hat eine Frau zum Beispiel schon sehr früh eine Assoziation zwischen Sex und Gewalt geknüpft, so phantasiert sie später beim zärtlichsten Liebesspiel vielleicht von Gewaltakten. Ob die Phantasie zur Falle wird oder nicht, hängt davon ab, ob die Phantasierende sie vorwiegend erregend oder beunruhigend findet. Frauen, die sich vom Inhalt ihrer Phantasien gefangen fühlen, beschreiben sie oft als unentbehrlich für ihre Erregung oder ihren Orgasmus, fühlen sich aber erniedrigt oder angewidert, wenn sie hinterher daran denken.

Geri: «Meine Phantasie stand meiner Gesundung im Weg.»

Geri ist seit acht Jahren clean. Die Zeit zwischen ihrem zwanzigsten und dreißigsten Lebensjahr verbrachte sie größtenteils in einem Alkohol- und Drogenrausch. Sie wechselte ihre Liebhaber rasch und hatte oft das Gefühl, ihren Körper für die Drogen zu verkaufen. Wer sie damals kannte, würde sie heute kaum wiedererkennen. Damals war sie immer stark geschminkt und trug enganliegende, tief ausgeschnittene Oberteile, um die Männer auf sich aufmerksam zu machen. Heute trägt sie ihr rotbraunes Haar kurz und akkurat frisiert, kleidet sich ansprechend, aber eher konservativ und benutzt nur einen Hauch Lippenstift, um ihre hübschen Gesichtszüge zu akzentuieren. «Als ich noch auf Drogen war», erinnert sie sich, «ließ ich mich von den Männern benutzen, immer wieder.» Und ihre Phantasien verstellten ihr den Blick dafür, wie schädlich ihr Verhalten war.

Wenn sie high war und Sex mit einem Mann hatte, den sie gerade erst kennengelernt hatte, stellte sich Geri vor, er wäre ihr Ritter, der in glanzvoller Rüstung auf einem weißen Roß dahergeritten kam, um sie zu retten. Sie malte sich aus, wie er sie von ihrem Leben auf der Straße errettete und aus den schäbigen Drogenhöhlen herausholte, in denen sie verkehrte. Und dann würden sie ein ganz neues Leben beginnen, auf dem Land, wo die Luft sauber riecht.

Noch bevor Geri clean wurde, erkannte sie allmählich, daß ihre Phantasiewelt sie davon abhielt, sich ihren realen Problemen zu stellen. Selten machte ihr Sex Spaß, doch sie sehnte sich nach Intimität. Sie begriff, auf welch traurigen sexuellen Handel sie sich immer wieder von neuem einließ: Der Mann bekam seinen Orgasmus, dafür mußte er sie danach ein wenig in den Armen halten. Nur darum ging es ihr – um diese paar Minuten Wärme und Geborgenheit.

Eines Nachts war Geri wieder einmal mit einer neuen Bekanntschaft im Bett. «Er kannte mich nicht gut genug, um mich zu lieben. Plötzlich wurde mir klar, daß er mich zwar in diesem Moment umarmte, aber schon am nächsten Tag auf und davon sein würde. Es war alles unverbindlich, er würde mich nicht retten.» Traurigkeit überkam sie, als sie einsah, wie wenig ihre Phantasiewelt und die Realität miteinander zu tun hatten. In diesem Augenblick bemerkte Geri die Falle, in die sie mit ihren Phantasien gegangen war. «Das hat mich damals umgehauen, und ich wußte, daß ich diese romantische Phantasie aufgeben mußte. Sie hielt mich in einem Leben fest, das keine bleibende Befriedigung zu bieten hatte.»

*

Bei manchen Frauen verstärken bestimmte Phantasien Verhaltensweisen, die es ihnen erschweren, von Drogen, Alkohol oder anderen Süchten loszukommen. Geri zum Beispiel mied die Auseinandersetzung mit den Konsequenzen ihrer Sucht, indem sie sich in ihre Rettungsphantasien flüchtete. Ihre Prinzessinphantasien waren denen anderer Frauen sehr ähnlich.

Nur für Geri wurden sie zu einer Falle, denn sie benutzte sie, um den Schaden, den sie sich selbst zufügte, nicht an ihr Bewußtsein dringen zu lassen. Als sie sich ihrem Suchtproblem schließlich stellte, erkannte sie, daß sie sich selbst aus diesem Leben retten mußte. Zu diesem neuen Bewußtsein paßten die alten Phantasien vom weißen Ritter nicht mehr.

Auch andere Frauen haben die Erfahrung gemacht, daß sie mit einer größeren Veränderung im realen Leben plötzlich aus ihren Phantasien herauswachsen. So stellte eine Frau fest, daß ihre Opfer- von Wilde-Frau-Phantasien abgelöst wurden, nachdem sie sich von ihrem gewalttätigen Mann getrennt und einen gutbezahlten Job gefunden hatte. «Ich habe mein Leben geändert, und meine Phantasien zogen nach.»

Für Frauen, die eine Drogentherapie machen, können Phantasien noch aus einem anderen Grund tückisch sein. So wie früher die Drogen oder den Alkohol benutzen sie jetzt insgeheim die Einbildung, um der Realität zu entfliehen oder sich zu betäuben. Widersprechen die Phantasien dem gesunden, ehrlichen und besonnenen Lebensstil der Therapie, so können solche Gedanken Schamgefühle erzeugen. Diese Schamgefühle wiederum können zu einem Rückfall in das Suchtverhalten führen, das zu überwinden sie sich so sehr bemühen.

Ein Motto des sogenannten Zwölf-Punkte-Programms für Suchtkranke lautet: «Du bist nur so krank wie deine Geheimnisse.» Frauen, die sich dieses Motto zu Herzen nehmen, können ihr Phantasiereich als ein riesiges, krankes Geheimnis empfinden. Es ist nämlich genau dieser Geheimnischarakter, also gar nicht so sehr der Inhalt der Phantasien, der während oder nach einer Drogentherapie die meisten Probleme bereitet. «Erst wenn wir zu der Überzeugung kommen, daß die Phantasien unser einziger Ausweg sind oder der einzige Weg, mit bestimmten schwierigen Gefühlen umzugehen, wird es problematisch. Dann betrachten wir nämlich unsere Phantasien wie früher die Drogen oder den Alkohol: als die einzig mögliche Flucht», sagt der Autor Guy Kettelhack.[1]

Frauen, die einen sexuellen Mißbrauch erlitten und davon gesunden wollen, können durch ihre Phantasien ständig an die Vergangenheit erinnert werden. So wird die negative Sucht von Sex, wie sie erstmals beim Mißbrauch entstand, fortgeschrieben, und es werden Erregungsmuster verstärkt, die bei einer Form der sexuellen Interaktion erlernt wurden, die die Betroffene nicht will. Eine Frau zum Beispiel war mißbraucht worden und arbeitete jetzt an einer neuen Beziehung auf der Basis von Vertrauen, Offenheit und gegenseitiger Zuwendung. Doch in einer sich hartnäckig wiederholenden Phantasie stellte sie sich vor, sie würde von einer Horde Männer vergewaltigt. Die Rolle des Anführers spielte ihr jetziger Liebhaber, der in Wirklichkeit zärtlich, liebevoll und rücksichtsvoll war. Da ihre Phantasie ihren Freund immer wieder als brutalen Vergewaltiger inszenierte, hinderte sie sie daran, ein tiefes Gefühl des Vertrauens und der Sicherheit im Zusammensein mit ihm zu entwickeln.

Wenn sich Frauen, die einen Heilungsprozeß durchlaufen, ihrer Phantasien bewußt werden, können sie besser kontrollieren und entscheiden, welche sexuellen Gedanken sie wirklich verfolgen wollen und welche sie vielleicht zu ungewollten Verhaltensmustern verführen.

Sophie: «Ich habe kein Recht, das mit ihm zu machen.»

Sophie und Joe sind erst seit wenigen Monaten zusammen. Trotzdem haben sie gerade eine gemeinsame Wohnung bezogen. Sophie, mit ihren vierzig Jahren noch gertenschlank und sehr gut aussehend, hatte nie Probleme, Männer kennenzulernen. Ihr Sexleben war aktiv und aufregend. Doch irgend etwas an Joe rührt sie sehr. Er ist sanft und süß – ganz anders als ihre früheren Partner, die vor allem am Sex interessiert waren. Joe hingegen scheint es wirklich ernst mit ihr zu meinen.

Sophie ist bereit für eine, wie sie hofft, langfristige Beziehung. Sie hat beschlossen, daß es Zeit ist, zur Ruhe zu kommen. Ihr früheres Liebesleben beinhaltete viele Phantasiespiele. Sie war mit vielen Männern zusammen, die gerne die Rolle des sexuell Unterwürfigen spielten. Es hatte ihr Spaß gemacht, Phantasieskripts zu inszenieren, sie spielte zum Beispiel gerne eine strenge Lehrerin, die einen ungehorsamen Schüler als Teil des Vorspiels schlägt. Anders als ihre früheren Liebhaber scheint Joe auf diesem Gebiet völlig ahnungslos zu sein. Sophie hat beschlossen, ihm nicht viel von ihren früheren Liebhabern oder den Dominaszenarien zu erzählen, die sie so erquicklich findet.

Bei ihren ersten Begegnungen fand sie Joes sanfte Art, Liebe zu machen, süß. Sophie genoß diesen «gewöhnlichen Sex», empfand ihn als erfrischend und entspannend. Wenn Joe ihren Körper liebkoste und ihr tief in die braunen Augen blickte, war das eine neue sexuelle Erfahrung für sie. Wenn er «Ich liebe dich» sagte, glaubte sie ihm.

Doch seit sie zusammengezogen sind, vermißt Sophie allmählich die sexuelle Spannung, die sie mit anderen Männern erlebt und genossen hat. Sie will den Sex mit Joe aufregender gestalten und ergreift nun häufiger die Initiative. Seit kurzem versucht sie, ihm den erotischen Kitzel von Herrschaft und Unterwerfung nahezubringen. Schritt für Schritt, mit einer besonderen Gestik und Sprache, die sie nur beim Sex verwendet, führte sie ihn in die Phantasiewelt ein, die sie selbst als junges Mädchen kennenlernte, als ein älterer Mann ihr *Die Geschichte der O.*, einen erotischen Roman über Bondage, zu lesen gab. Beim Liebesspiel mit Joe übernimmt sie jetzt manchmal das Kommando und herrscht ihn in hartem Befehlston an. Wenn er eine Erektion bekommt, nimmt sie einen Seidenschal und tut so, als würde sie ihn damit auf den Hintern schlagen. Sie sagt: «Schau, was für ein großer, frecher Junge du bist!» Amüsiert spielt er mit.

Nach ein paar vorsichtigen Versuchen wird Sophie mutiger. Eines Tages sagt sie ihm in kokettierendem Ton, er müsse sich ausziehen und das Badezimmer putzen, wenn er Sex haben wolle. Sie weiht ihn nicht weiter in die Details des Phantasieskripts ein, das sie in- und auswendig kennt. Sie hat es schon oft genug mit willigen Männern durchgespielt. Seit Monaten hat sie kein richtiggehendes Sextheater mehr inszeniert, mit Kostümen und allem Drum und Dran. Sie ist aufgeregt. Während er im Badezimmer anfängt, zieht sie sich einen schwarzen Push-up-BH, Strapse und Strümpfe an, auf die er bestimmt steht. Dann öffnet sie die Badezimmertür und findet ihn genau dort vor, wo sie ihn haben will: Auf Knien, mit dem Lappen in der Hand, schrubbt er die Fliesen. Das Badezimmer ist blitzsauber. Nach ihrem Phantasieskript muß Sophie aber irgend etwas zu meckern finden. Das ist Teil des Spiels, das ihr mehr sexuelle Kontrolle verleiht.

«Du bist so schlampig», herrscht sie ihn an, «so faul. Siehst du nicht, wie schlecht du das gemacht hast?» Zunehmend erregt von ihrer beherrschenden Phantasierolle, stolziert Sophie ins Bad und läßt noch mehr scharfe Bemerkungen über sein Versagen fallen. Das Skript sieht vor, daß Joe sie dann um Verzeihung bittet und alles tun will, um es wiedergutzumachen. Am Ende, wenn Sophie den Startschuß gegeben hat, gehen sie zum Sex über.

Doch mitten in ihrer Tirade sieht sie, wie er zu ihr hochblickt. Er scheint verblüfft und verwirrt, und sie registriert einen schmerzerfüllten Blick in seinen Augen. Joes natürliche emotionale Reaktion paßt nicht zu Sophies Phantasieskript.

Entsetzt sprudelt sie: «Mein Gott, was tue ich nur?» Sie läßt ihre Phantasierolle fallen und erkennt, wie sehr sie Joe demütigt, wenn sie ihn wie ihren Sexsklaven traktiert. Sie zieht ihn hoch und sagt: «Bitte, verzeih mir. Ich habe kein Recht, dich so zu behandeln.» In diesem Augenblick wird ihr klar, daß sie ihre starren Phantasien aufgeben muß, wenn sich ihre neue Beziehung mit Joe entfalten soll.

*

So sehr war Sophie auf ihre alte Phantasierolle fixiert, daß in der neuen Beziehung keine echte Intimität und Spontaneität entstehen konnte. Früher verschaffte ihr die Dominarolle jene Macht über die Männer, die sie brauchte, um sich beim Sex sicher zu fühlen. Diese Rolle war eine Reaktion auf frühe Erfahrungen, bei denen sie überstimuliert worden war und das Gefühl hatte, das sexuelle Geschehen nicht kontrollieren zu können.

Als Kind mußte Sophie «bis zu einem dutzendmal die Nacht» zuhören, wie ihre Eltern Sex miteinander hatten. Ihre Mutter schärfte ihr ein, daß es die Pflicht einer Frau sei, die Wünsche ihres Mannes zu befriedigen. In der Rolle der Beherrschenden kehrte Sophie diese Rollenverteilung um und verschaffte sich selbst die Befehlsgewalt darüber, wann und wie ein Mann beim Sex loslegen darf. Sie pickte sich Partner heraus, die dominiert werden wollten, warum auch immer. Bei Joe erkannte Sophie jedoch, daß ihre alte Rolle nicht mehr zu der Dynamik ihrer neuen Beziehung paßte. Mehr noch, die starre Phantasie ließ ihr und Joe keinen Raum, das erotische Potential ihrer sich entfaltenden Beziehung zu erkunden.

Wenn sie ein extremes Bedürfnis nach Kontrolle verspürt, kann sich eine Frau so sehr in eine Phantasie hineinsteigern, daß sie ihren Partner tatsächlich zwingt oder manipuliert, sie mit ihr auszuleben. Das Liebesspiel verwandelt sich in ein vorhersagbares Ritual, das auf immer gleiche Weise durchgespielt wird, damit nichts den Fluß der Lieblingsphantasie stört.

Eine starke Fixierung auf eine Phantasie kann auch dazu führen, daß die Frau sexuelle Aktivitäten anregt, die ihr Partner nicht mag. So erging es zum Beispiel einer Frau, die als Geburtstagsüberraschung für ihren Mann einen Dreier im Hotelzimmer inszenierte. Zu spät erkannte sie, daß er ihre liebste Gruppensexphantasie abstoßend fand. Eine andere Frau begann im Auto mit dem Liebesspiel und ignorierte, wie unwohl sich ihr Freund bei dem Risiko fühlte, gesehen zu werden. Er war so irritiert, daß er sexuell versagte. Am Ende waren beide enttäuscht.

Selbst die Sprache der Liebe kann zum Problem werden, wenn sie die Phantasie eines Partners auf Kosten des Wohlbefindens des anderen ausdrückt. «Ich wollte, daß mein Liebhaber unanständige Sachen zu mir sagt», erklärte eine Frau. «Ich mochte es, wenn er mich ‹Miststück› oder ‹Hure› nannte. Ich fand das aufregend, aber er erzählte mir erst nach unserer Trennung, daß er sich dabei schrecklich fühlte.»

Wenn die Phantasie einer Frau sie blind für die wirklichen Bedürfnisse und Wünsche ihres Partners macht oder wenn sie den Partner zum Mimen in einem Sexstück reduziert, dann wird die Phantasie zu einer Falle, die bei der Entstehung echter Intimität hinderlich sein kann. Unter Umständen kommt sich der Partner am Ende benutzt vor, fühlt sich unbehaglich oder abgestoßen, und darunter kann die Beziehung leiden.

Josie: «Meine Phantasie macht mir angst vor Sex.»

Josie und ihre Liebhaberin, Nell, liegen sich in den Armen. Sie sind wach, und es ist ein herrlicher Frühlingsmorgen. Weil Samstag ist, muß keiner von ihnen in den nächsten Stunden irgendwohin. Zum erstenmal seit Tagen bietet sich ihnen die Chance, ungestört zusammenzusein. Nell bietet an, Josies Rücken zu massieren, und Josie dreht sich begeistert auf den Bauch. Sie spürt, wie Nells kräftige Finger die Spannung aus ihren Muskeln kneten, und sie stöhnt leise und genußvoll. Doch schon im nächsten Moment, als Nells Hände sich den Rücken hinunter zu ihrem Po bewegen, wird Josie steif.

Die letzten paar Male, an denen sie versucht haben, Liebe miteinander zu machen, ging alles schief. Entweder brach Josie einen Streit vom Zaun, um die Stimmung zu zerstören, oder sie war hinterher in Tränen aufgelöst. Es ist eigentlich nicht der Sex, der ihr solchen Kummer macht, sondern eine gewalttätige Phantasie, die immer dann einzusetzen scheint, sobald sie erregt wird. Bei der ersten Gefühlswallung stehlen sich die Bilder in ihre Gedanken und reißen sie aus der Gegenwart heraus. Sie sieht sich in einer Art Verlies, in dem gesichtslose Fremde sie fesseln, ihr dicke Nadeln in die Brust bohren und sie abwechselnd durch Lecken zum Orgasmus bringen.

Als Nell ihren Hals zu küssen beginnt, entschlüpft Josie ihr plötzlich und versucht, aus dem Bett zu hüpfen. «Ich mache uns Kaffee», bietet sie in verkrampft-heiterem Ton an. Nell packt sie am Arm und zieht sie wieder ins Bett zurück. «Was ist los?» fragt sie und sucht in Josies Gesicht nach einer Antwort. «Du kannst mir alles sagen. Raus damit!» Josie schüttelt sie ab und steht auf. Beim Hinausgehen sagt sie knapp über die Schulter: «Ich wollte nur eine Rückenmassage, sonst nichts.» Doch im Innern tut es ihr weh. Sie weiß, daß ihr Abblocken ihnen den Weg zu jener Nähe verstellt, die sie beide wollen.

*

Auch wenn Phantasien ein wirksames Instrument zur Steigerung der sexuellen Lust und zur Verbesserung der Sexualfunktionen sein können, werden sie doch für manche Frauen zu einem riesigen Hindernis. Wenn unerwünschte Phantasien jedesmal einzusetzen drohen, wenn eine Frau sexuell erregt wird, ist sie versucht, sich zu verschließen oder einen Panzer der Empfindungslosigkeit zuzulegen. Manche Frauen meiden Sex vollkommen. Eine Betroffene erzählte: «Ich habe vor einigen Jahren aufgehört, Sex mit anderen zu haben. Inzwischen bin ich sogar mit mir selbst enthaltsam.»

Unerwünschte Phantasien können in unterschiedlichen Phasen des sexuellen Reaktionszyklus störend wirken. So brauchte eine Frau eine bestimmte Phantasie, um erregt zu werden. Sie stellte sich vor, sie sei der Star eines Pornofilms, den sie mit ihrem Mann zusammen gesehen hatte. «Ich wurde zu dieser kaltherzigen, manipulativen Hexe, die genau weiß, wie sie die Männer heiß machen kann. Da ist kein Funke Liebe dabei. Ich sehe mich oben, mit schwingenden Brüsten. Das erregt mich, aber dann packt mich der Abscheu. Meistens höre ich mit dem Sex auf. Es belastet mich einfach zu sehr. Da ist nichts von der menschlichen Verbundenheit, die ich mir eigentlich wünsche.»

Eine andere Frau hatte beim Orgasmus immer das Bild eines Mannes vor sich, der sie vergewaltigt hat. Dadurch wurden ihre Orgasmen immer gedämpfter und unbefriedigender. Bei einer dritten Frau störte die Phantasie beim Ausklang des Liebesspiels. Anstatt in den Armen ihres Mannes zu entspannen, wurde sie von der Vorstellung geplagt, er würde sie wegen einer anderen Frau verlassen. Infolgedessen war sie beim Sex jedesmal beängstigt und unruhig.

Mai: «Ich habe mich aufgegeben.»

Kaum gleitet Mai in ihrem Fitneßclub ins kühle Wasser, läßt sie automatisch ihre Gedanken wandern. Wenn sie mit kräftigen Zügen durch das Schwimmbecken gleitet, begibt sie sich mental in einen ihrer liebsten sexuellen Tagträume, die ihr Schwimmtraining immer beflügeln.

In dieser Phantasie sieht sie sich beim Lauftraining auf einer Bahn in der Nachbarschaft. Ihr Körper ist schlank und athletisch, betont durch einen anliegenden Lycra-Dress. Ihr Baby ist bei dieser Phantasie nicht in der Nähe, aber sie erkennt den Kinderarzt ihres Sohnes, der ebenfalls auf der Bahn trainiert. Er läuft ein paar Runden neben Mai, dann machen sie Dehnübungen zusammen und kommen ins Gespräch. Er lädt sie zu sich nach Hause ein, und sie fahren zusammen in seinem weißen Porsche dorthin. Als sie seine Wohnung betreten, registriert die Chrom- und Glasmöbel, moderne Kunst, einen Hometrainer, weiße Teppichböden, halt die gehobene Ausstattung im Heim eines gutgestellten Arztes. An diesen Luxus könnte sie sich gewöhnen. Mai beschließt zu duschen. Der Arzt geht in der Wohnung auf und ab und wird beim Warten immer erregter. Dann kann er nicht mehr an sich halten und platzt ins Badezimmer, als sie gerade ihr langes blondes Haar wäscht. Und sie machen seifigen, glitschigen, wundervollen Sex in der Dusche.

Mais Phantasie erlischt, wenn sie aus dem Becken steigt und sich abtrocknet. In der Umkleidekabine des Fitneßclubs sieht sie sich von Kopf bis Fuß im Spiegel. Im Gegensatz zu der kleinen, geschmeidigen, blonden, blauäugigen Läuferin ihrer Phantasien ist sie in Wirklichkeit eine große, eher klobige Frau mit glänzendschwarzem Haar, dunklen Augen, deren schöne Gesichtszüge ihr asiatisches Blut verraten.

Zum erstenmal seit Monaten betrachtet sie ihr Spiegelbild genau. Seit das Baby geboren wurde, hat sie Probleme mit ihrem Gewicht. Sie versucht sich vorzustellen, wie es wäre, ihren realen Körper in ihren Phantasien zu sehen. Würde ein Mann wie der attraktive Arzt sie jemals nackt sehen, so würde er sicher kehrtmachen und davonlaufen. Selbst beim Sex mit ihrem Mann, der sie ständig seiner Liebe versichert, macht sie das nur im Dunkeln und mit geschlossenen Augen. Sie kann ihren eigenen Körper nicht akzeptieren, also warum sollte er? Bei diesem Gedanken füllen sich ihre Augen mit Tränen. Sie erkennt, daß sie sich nicht einmal gut genug für ihre eigenen Phantasien fühlt. Sie dreht sich vom Spiegel weg und fühlt sich wertlos und wie aussätzig.

*

Wenn zwischen der Selbstwahrnehmung einer Frau im wirklichen Leben und in der Phantasie ein zu großer Kontrast besteht, so kann sie dies daran hindern, ihre eigene einzigartige Schönheit und sexuelle Attraktivität anzuerkennen. Manchen Frauen gelingt es, durch Phantasien ihr Selbstbild ein wenig zum Positiven hin zu korrigieren und ihre Befangenheit zu überwinden, doch haben andere das Gefühl, daß sie dabei zu weit gehen und ihr Selbstwertgefühl zerstören. Die radikale Veränderung der Identität, die eine Frau in der Vorstellung vornimmt, kann das Gefühl auslösen, sie hätte sexuelle Freuden und Aufmerksamkeit im wirklichen Leben nicht verdient.

Noch schlimmer kann dieses Problem werden, wenn eine Frau sich stark an den gesellschaftlichen Schönheitsidealen orientiert. Wenn sie glaubt, eine Frau müsse, um sexy zu sein, ein Gesicht wie eine Barbiepuppe und einen Körper wie ein *Playboy*-Häschen haben, dann wird sie fast zwangsläufig über ihr eigenes Aussehen enttäuscht sein. Mai zum Beispiel hielt sich wegen ihrer Figur und ihrer asiatischen Züge für unattraktiv. Infolgedessen verleugnete sie die ihr eigene Schönheit und glaubte keiner Aufmerksamkeit wert zu sein. Andere Frauen erzählten uns, wie sie um jeden Preis versuchten, ihrem Phantasieideal gleich zu werden. Sie unterziehen sich plastischen Operationen, lassen ihr Fettgewebe absaugen, halten Diät – und das alles wieder und wieder. Sie geben ein Vermögen für Haarefärben, Dauerwellen oder Lockenglätten aus. Oder sie lassen sich von Kopf bis Fuß ganz neu stylen, damit von ihrem ursprünglichen, natürlichen Selbst nichts mehr übrig ist.

Natürlich macht es vielen Frauen Spaß, etwas für ihr Äußeres zu tun. Doch dieser Drang zur Perfektionierung kann zum Verhängnis werden, wenn eine Frau übertrieben bemüht ist, ihrem Phantasiebild zu entsprechen. Sie riskiert, unterwegs ihre Identität zu verlieren.

Desiree zum Beispiel bastelt seit Jahren an ihrem Körper herum, um ihn so zu gestalten, wie sie glaubt, daß es die Männer am liebsten mögen. Ihr braunes Haar hat sie so oft blond gefärbt, daß es spröde geworden ist. Sie hat viel Geld dafür ausgegeben, ihre Brüste vergrößern und ihre Nase verkleinern zu lassen. Wenn Männer sie nun sexy finden, dann weiß sie, daß sie auf den Körper ansprechen, den sie geschaffen hat, nicht auf ihr wahres Selbst. «Ich gehe meist mit selbstsüchtigen Machotypen, die es aufregend finden, mit einer Frau zusammenzusein, die so aussieht wie ich», sagte Desiree. «Jetzt gerade habe ich eine Beziehung mit einem richtig netten Kerl angefangen, der sich tatsächlich Zeit genommen hat, mich kennenzulernen. Aber es fällt mir schwer mit ihm.

Er sagt, er liebt mich so, wie ich bin, aber nach allem, was ich mit mir gemacht habe, wie kann ich ihm da glauben? Was würde er wohl denken, wenn er jemals mein wahres Ich sehen würde?»

Mary: «Ich habe es satt, sein Phantasiemädchen zu sein.»

Mary kommt nach einem langen Arbeitstag nach Hause. Kaum betritt sie die Wohnung, da beginnt Lan, ihr Liebster, auch schon an ihren Kleidern herumzufummeln, löst ihre Frisur und zieht sie in Richtung Schlafzimmer. Spielerisch versucht sie, ihn zu kitzeln, damit er sie losläßt. «Laß uns essen gehen», schlägt sie vor und macht einen Schritt zurück. «Ich habe einen Bärenhunger!»

«Ich auch», erwidert er, während er ihr die Bluse aufknöpft, «aber nicht auf Essen.» Er wühlt durch ihr langes Haar, so daß es auf ihre Schultern herabfällt. «Vergiß den Pferdeschwanz», sagt er, «du weißt doch, daß ich dein Haar offen mag.»

Mary, die noch Jungfrau war, als sie Lan vor einem Jahr kennenlernte, kann kaum glauben, wie aufregend ihr Sexleben seither geworden ist. Lan kann offenbar nie genug von ihr bekommen. In den letzten Monaten hat er in mehr Positionen mit ihr Liebe gemacht, als sie es für menschenmöglich gehalten hätte. Einmal hat sie ihn auf seinen Wunsch hin sogar oral befriedigt, während sie auf der Autobahn dahinrasten.

Aber in diesem Moment ist Mary nicht in Stimmung. Sie fühlt sich vom dauernden Sex schon ganz wund. Wenn sie sich beklagt, sagt er ihr: «Es tut nur weh, wenn du dich verkrampfst. Du mußt lockerer sein.»

Schon seit sie zum erstenmal Sex miteinander hatten,

spricht sie auf seine Berührung an. Fast immer bekommt sie einen Orgasmus. Lan mag das an ihr, denn es erinnert ihn an die sexhungrigen Frauen, die er aus Pornofilmen kennt. Manchmal hält er ihren Kopf beim Sex in einer bestimmten Art und kopiert damit eine Filmszene. Dann nennt er sie sein «Phantasiemädchen».

«Komm schon, Baby», sagt er jetzt, «wir können es so schön miteinander haben.» Sanft küßt er ihr Gesicht, so wie damals, als sie sich kennenlernten, dann zieht er ihr die Bluse aus und läßt sie zu ihren Füßen fallen. Sie weiß, daß das ihr Einsatzzeichen ist: Den Rest muß sie unterwegs ausziehen. Gehorsam läßt sie eine Kleiderspur auf dem Boden zurück, als sie sich ins Schlafzimmer vorarbeiten. Als sie sich aufs Bett legt, hat sie nur noch den roten Seidenschlüpfer an, den er ihr geschenkt hat. Dann, ohne weiteres Vorspiel, ist er auf ihr. Doch diesmal ist ihr der Sex zu unangenehm, um mitzugehen. Als Lan seinen Orgasmus gehabt hat, stürmt er sofort aus dem Zimmer. «Du weißt nicht mehr, wie man Spaß hat!» schnauzt er sie verärgert an.

Mary hat immer noch Schmerzen, als sie ein paar Minuten später in die Dusche geht. Sie bemerkt einen blutigen Ausfluß und gerät in Panik. Sie weiß nicht einmal einen Frauenarzt, den sie anrufen könnte. Deshalb ruft sie ihre ältere Schwester Jill an und erzählt ihr die ganze Geschichte. Jill ist empört. «Das heißt, du sollst eine Show für ihn abziehen, wie die Frauen, die dafür bezahlt werden, Geilheit vorzutäuschen? Wenn du nicht auf die Vernunft hören willst», fügt sie hinzu, «dann höre auf deinen Körper. Er versucht dir zu sagen, daß du dich von diesem Kerl trennen sollst. Er tut dir weh mit seiner verkorksten Phantasiewelt, und er schert sich nicht mal drum. Liebe ist etwas anderes.»

Das saß. Mary erkennt, daß sie zu Lans Sexpüppchen geworden ist, daß sie dirigiert wird wie eine Marionette. Mary wird schlagartig klar, daß ihre sexuellen Probleme nicht durch ihre Schuld entstehen, sondern weil Lan ihr seine pornographische Phantasiewelt aufdrückt.

*

So wie Mary lassen sich auch andere Frauen von den Phantasien ihrer Partner vereinnahmen. Besonders wenn eine Frau jung und unerfahren ist oder sich für das Glück anderer verantwortlich fühlt, kann sie an jemanden geraten, der ihre Unsicherheit ausnutzt und sie wie ein Objekt behandelt.

Manche Frauen bemerken erst, in einer solchen Falle zu sitzen, wenn sie sich bei einem bestimmten sexuellen Anliegen ihres Partners beunruhigt oder unwohl fühlen. Zum Beispiel wurde eine Frau von ihrem Partner erst gebeten, dann gedrängt, einen schwarzen Hüftgürtel und ein silberbeschlagenes Halsband zu tragen. Seine Hartnäckigkeit vermittelte ihr das Gefühl, weniger wichtig zu sein als die Sachen, die sie tragen sollte. Eine andere Frau erzählte, sie habe sich widerstrebend dem langgehegten Wunsch ihres Mannes nach einem Dreier im Bett gefügt. «Ich habe es nur ihm zu Gefallen getan, und es war gräßlich. Wir luden meine beste Freundin dazu ein, und es hat meine Freundschaft zu ihr für immer zerstört.»

Anderen Frauen bereitet es Unbehagen, wenn ihr Sexualpartner vorschlägt, es an einem öffentlichen Ort oder in einer Position zu tun, die sie nicht mögen. «Am Anfang, als mein Freund diese abenteuerlichen sexuellen Eskapaden mitten in der Nacht anregte, war es irgendwie aufregend», erzählte eine Frau, die mit ihrem Freund in öffentlichen Toiletten, Autokinos und dunklen Alleen Sex hatte. «Aber nach einer Weile wurde es irgendwie gezwungen und unangenehm. Ich wollte da nicht länger reingezogen werden.»

Eine Phantasie auszuleben kann durchaus ein positives, vergnügliches Erlebnis für ein Paar sein. Wenn die Phantasie beiden Freude macht, übernimmt eine Frau sie gerne von ihrem Partner. Wenn sie sich dabei jedoch unwohl oder gedemütigt fühlt oder wenn sie zum Mitmachen gezwungen wird, empfindet sie das niemals als natürlich. Statt dessen wird sie sich am Ende nur benutzt vorkommen.

Es kann ernste Folgen haben, wenn ein Partner gefährliche Vorstellungen hat und diese nicht kontrolliert werden. Eine Frau berichtete, wie die sexuelle Energie ihres Mannes im Laufe ihrer fünfzehnjährigen Ehe immer deutlicher in Mißbrauch umschlug. Beide waren gläubige Christen, und sie hielt es für ihre Pflicht, ihm im Bett zu dienen. Von Anfang an war er grob mit ihr umgegangen, hatte ihr beim Sex die Arme über dem Kopf festgehalten und darauf bestanden, oben zu sein. Eines Nachts schockierte er sie damit, daß er ihre Arme mit Seilen ans Kopfteil fesselte. Als sie weinte, herrschte er sie an: «Es ist deine Pflicht, mich im Bett zu beglücken.» Anstatt auf ihren Instinkt zu hören, der ihr sagte, daß dies ein gefährliches Alarmsignal war und sie Hilfe von außen benötigte, versuchte sie mit ihm zu handeln. Sie bot ihm an, daß er sie einmal im Monat fesseln dürfe. Er wurde immer gewalttätiger, manchmal hatte sie noch Tage später blaue Flecken an Armen und Brüsten. Sie sah diese Mißbrauchsphantasie als eine von ihr zu tragende Last und begriff die Gefährlichkeit seines Verhaltens erst, als er dabei erwischt wurde, wie er ihre Nichte fesselte und vergewaltigte.

*

Die Probleme, die Frauen aufgrund von Phantasien haben, sind unterschiedlich schwerwiegend. Viele Frauen stellen fest, daß derartige Probleme meist nicht isoliert auftreten. Oft verursacht eine schwierige Phantasie gleich mehrere Probleme auf einmal. So kann der Inhalt einer Phantasie beunruhigend sein und das damit verbundene Erlebnis als unkontrollierbar empfunden werden. Manche Phantasien verstärken eine negative Einstellung zum Sex und bringen eine Frau dazu, Dinge zu tun, die sie eigentlich nicht tun will. Die starke Fixierung eines Partners auf eine bestimmte Phantasie kann die Kommunikation des Paares stören und einer ehrlichen Intimität im Wege stehen.

Phantasien können zum ernsten Problem werden, doch führt aus solchen Sackgassen immer auch ein Weg wieder heraus. In späteren Kapiteln werden wir sehen, wie es Frauen gelungen ist, problematische Phantasien zu ändern, auszulöschen oder zu überwinden. Für die meisten Frauen besteht der erste Schritt zur positiven Veränderung darin, sich die Fallen bewußter zu machen, die die Phantasien ihnen stellen.

Die Bewertung von Phantasien ist etwas sehr Subjektives. Jede Frau muß für sich selbst beurteilen, inwieweit eine bestimmte Phantasie positiv oder negativ bei ihr wirkt. Den problematischen Charakter einer Phantasie erkennt eine Frau oft in dem Moment, da sie sieht, daß sich das Gleichgewicht verschoben hat und daß die negativen Seiten einer bestimmten Phantasie jetzt ihre Vorzüge überwiegen.

Wendy Maltz benutzt in Phantasie-Workshops oft eine Checkliste, die den Frauen bei der Bewertung ihrer Phantasien hilft. Auch wir können uns die folgenden Fragen stellen, um besser beurteilen zu können, ob und inwieweit eine bestimmte Phantasie Probleme bereitet:

- Führt die Phantasie zu riskantem oder gefährlichem Verhalten?
- Empfinde ich die Phantasie als unkontrollierbar oder zwanghaft?
- Ist der Inhalt der Phantasie beunruhigend oder abstoßend?

- Behindert die Phantasie meine Heilung oder meine persönliche Entwicklung?
- Verringert die Phantasie meine Selbstachtung, oder verhindert sie, daß ich mich selbst akzeptiere?
- Entfernt mich die Phantasie von meinem wirklichen Partner?
- Schadet die Phantasie meinem Intimpartner oder sonstjemandem?
- Verursacht die Phantasie sexuelle Probleme?
- Ist die Phantasie eigentlich die eines anderen?

Wir profitieren am meisten von Phantasien, wenn wir sie als optional empfinden. Wir möchten gern selbst entscheiden können, was in unseren Köpfen vor sich geht. Eine Frau stellte einen treffenden Vergleich mit dem Ausleihen von Videos an. Sie möchte selbst entscheiden können, in welchen Videoladen sie geht, welchen Film sie ausleiht und wann sie ihn anschaut. Genauso geht es wohl den meisten von uns. Und wir merken vielleicht, daß wir auch die Fernbedienung selbst in der Hand halten wollen. So können wir eine Phantasie nach Gusto an- und ausschalten, können Szenen, die uns nicht gefallen, überspringen und andere noch mal genießen.

Wenn wir zuhören, wie Frauen ihre eigenen Phantasien bewerten, gewinnen wir ein besseres Gefühl dafür, wie stark uns diese erotischen Gedanken doch beeinflussen. Sie sind mehr als müßige Tagträume, die uns zufällig durch den Kopf gehen. Obwohl Sexualphantasien ganz unterschiedlich ausfallen, kann man als Faustregel aufstellen, daß sie gut für uns sind, wenn sie Lust auf eine Weise wecken, die wir mögen, nicht aber, wenn sie uns den Sex vermiesen oder den Zugang zu unserem Partner verstellen. Phantasien sind auch nicht unbedingt eine Handlungsanweisung für unser wirkliches Leben. Zu unserer eigenen Sicherheit und Freude und der unseres Partners sollte zwischen Phantasie und Realität eine klare Grenze bestehenbleiben.

Ob unsere Phantasien nun Probleme oder Freude bereiten, es lohnt sich in jedem Fall, sie näher zu erforschen. Wie wir im nächsten Kapitel sehen werden, erfahren wir auf diese Weise auch mehr über uns selbst.

KAPITEL 6

Tiefe Einsichten

Man braucht Frauen nicht lange dazu ermuntern, ihr Phantasieleben einmal genauer unter die Lupe zu nehmen. Da ihre Phantasien sie von Natur aus neugierig machen, dauerten unsere Gespräche oft viel länger als erwartet und nahmen eine unvorhergesehene Richtung. Es war, als wüßte jede Frau intuitiv, daß ihre Phantasie eine Botschaft enthält, die es anzuhören lohnt. «Meine Phantasie sagt mir, daß ich im Leben frei und kreativ sein soll», meinte eine Frau. Eine andere: «Meine Phantasie sagt mir, daß ich trotz meiner Unzulänglichkeiten fähig bin zu lieben und daß mich auch jemand anders lieben wird.»

Wenn wir die Bedeutung unserer Phantasien nur oberflächlich betrachten, können wir zu dem Schluß kommen, daß sie uns vor allem etwas sagen, was wir ohnehin schon wissen. Vielleicht sehnen wir uns nach einem Urlaub auf einer tropischen Insel. Vielleicht wären wir liebeslustiger, wenn wir keinen Termindruck hätten, wenn der Partner die ganze Nacht bleiben könnte, wenn die Kinder nicht nebenan schliefen. Nicht immer ist die Botschaft einer Phantasie tiefgründig oder komplex.

Jenseits dieser augenfälligen Botschaften erwarten uns jedoch tiefere Einsichten. Frauen, die sich die Zeit nehmen, die Inhalte und Funktionen ihrer Phantasien zu beschreiben, und sich dann fragen, wie sich ihre geheimen Gedanken mit ihrem wirklichen Leben überschneiden und verflechten, sind oft erstaunt, wieviel sie daraus lernen können. «Phantasien sind wie Geschenke, die darauf warten, ausgepackt zu werden», sagte eine Frau. «Phantasien bieten so ziemlich den besten Zugang zu mir selbst, den ich mir vorstellen kann», fügte eine andere hinzu. «Phantasien sind wunderbare Türen in unser Inneres», meinte auch eine Therapeutin.

So wie die Phantasien selbst sind auch die Erkenntnisse, die eine Frau aus ihnen gewinnen kann, ausgesprochen persönlich und individuell verschieden. Im allgemeinen halten unsere sexuellen Phantasien Informationen über drei wichtige Bereiche unseres Lebens bereit: Sex, Beziehungen und persönliche Entfaltung. Hier können wir durch unsere Phantasien zu einer klareren und detaillierteren Sicht gelangen.

In diesem Kapitel werden wir von drei Frauen hören, die tiefe Einsichten über sich selbst gewonnen haben, als sie darüber nachdachten, wie ihre sexuellen Phantasien mit anderen Aspekten ihres Lebens in Beziehung stehen. Gale erfuhr mehr darüber, was sie braucht, um ein befriedigtes Liebesleben mit ihrem Mann zu führen. Jane ist bewußt geworden, was sie wirklich in einer dauerhaften Beziehung sucht. Brynn hat mit Hilfe ihres aktiven Phantasielebens zu einem stärkeren Glauben an sich selbst und an ihre innere Stärke gefunden.

Bei diesen drei Frauen hinterließen ihre sexuellen Phantasien in unterschiedlichen Phasen ihres Lebens unterschiedliche Gefühle: Überraschung, Verwirrung, Erregung, Abscheu, Stärke, Hilflosigkeit, Freude und schließlich Erstaunen. Erst als sie sahen, wie wundervoll komplex ihr Phantasieleben ist, konnten sie es schließlich begreifen und als einen Ausdruck ihrer Kreativität und inneren Weisheit sehen.

Gales Geschichte: Ein Weg zu besserem Sex

Vor dem städtischen Krankenhaus wimmelt es an diesem Frühlingsnachmittag von Fußgängern. Grüppchenweise begeben sich Krankenschwestern flotten Schrittes zur Nachmittagsschicht. Gale, in Sportkleidung, trabt die Treppe herunter und winkt einigen Kolleginnen zu, als sie auf uns zukommt. Sie ist eine dynamische dreiunddreißigjährige Frau mit einem dunklen Lockenschopf und dunklem Teint. Sie schlägt uns vor, sie auf einem ihrer Lieblingspfade am Flußufer zu begleiten, wo sie sich gern nach ihrer streßreichen Arbeit auf der Intensivstation entspannt. «Wir werden ganz unter uns sein», verspricht sie und geht voran. Tatsächlich, alle anderen Spaziergänger und Jogger in Hörweite tragen Kopfhörer.

Gale beschloß, sich mit uns zu treffen, nachdem ihr Eheberater unsere Arbeit erwähnt hatte. «Meine sexuellen Phantasien sind der Grund, weshalb ich seit ein paar Monaten in Therapie bin», eröffnet sie uns jetzt. «Und ich schaffe es immer noch nicht, genauer darüber mit meinem Mann, meinen Freundinnen, meinem Eheberater oder sonstjemandem zu sprechen. Ich hoffe, daß Sie vielleicht eine Idee haben, die mich weiterbringt.»

Gale und ihr Mann sind seit neun Jahren verheiratet, gewollt kinderlos und verbringen ihre Freizeit mit gemeinsamen Hobbys im Freien. «Wir waren uns immer sehr nahe, und ich bin sicher, daß ich meinen Mann liebe», erzählt Gale, «aber seit ein paar Jahren holpert es mit unserem Sexualleben. Seit Monaten schon meide ich Sex und kann Darren nicht sagen, warum.» Wenn er sie im Bett berührt, und sei es nur, um sie vor dem Schlafen noch mal in den Arm zu nehmen, wimmelt sie ihn ab.

Was Darren nicht weiß, ist, daß Gale sich nur dann für Sex interessieren kann, wenn sie phantasiert, von einer anderen Frau geliebt zu werden. Besonders gern denkt sie an oralen Sex, und es erregt sie, sich eine Partnerin mit einem perfekten Körper vorzustellen, «jemand wie Cindy Crawford, obwohl ich nicht besonders auf ihr Gesicht achte. Ich stelle mir einen flachen Bauch vor und die Kurven ihrer Brüste und Hüften.» Dieselbe Phantasie kommt ihr auch beim Masturbieren, und sie führt zuverlässig zum Orgasmus. Weil sie aber so irritiert darüber ist, was die Phantasie bedeutet, versucht Gale inzwischen, sexuelle Erregung ganz zu vermeiden.

«Ich zermartere mich, um herauszufinden, was mit mir los ist», sagt sie. «Bin ich lesbisch? Und wenn nicht, warum erregt es mich nicht, wenn ich mir klarmache, daß ich mit Darren im Bett bin? Allein der Gedanke, beim Sex mit ihm in der Gegenwart zu bleiben, ist schrecklich für mich.» Tatsächlich zog sie sich beim letztenmal, als sie miteinander schliefen, ein Kissen über den Kopf, um Darren nicht sehen zu müssen. «Mein Körper hat es wohl genossen, aber meinen Kopf habe ich total ausgeschaltet. Hinterher war ich so bestürzt, daß ich seitdem keinen Sex mehr mit ihm haben konnte. Das war vor zwei Wochen.»

Auch ohne direkt über Gales Phantasien gesprochen zu haben, begriffen die beiden, daß sie in einer sexuellen Krise stecken. Bevor sie sich an einen Eheberater wandten, versuchten sie es mit der gemeinsamen Lektüre von Sexualratgebern. Doch Gale scheute sich davor, die Zeichnungen anzuschauen, weil sie fürchtete, von den Darstellungen nackter Frauenkörper erregt zu werden. Sie hat es bislang noch nicht geschafft, Darren ihre Verwirrung zu erklären. «Er ist so ein sanfter, lieber Kerl, und er will mir so gern Gutes tun. Er hat ein offenes Ohr für alles, was ich im Bett vorschlage», erzählt Gale, aber es fällt ihr schwer, offen darüber zu sprechen. Zum

Beispiel genoß sie oralen Sex früher sehr, will aber jetzt nicht mehr, daß Darren sie auf diese Weise stimuliert. «Ich kann meine Angst davor, ihm die Wahrheit zu sagen, nicht überwinden. Ich habe Angst, was er dann von mir denken würde.»

Bevor wir näher auf ihre Phantasien eingehen, bitten wir Gale, uns etwas über ihre sexuelle Vorgeschichte zu erzählen, insbesondere über die möglichen Ursprünge ihrer anhaltenden erotischen Gedanken an Frauen.

«Ich wuchs in einem Badeort in Florida auf, und es hat mir wohl schon immer Spaß gemacht, Frauenkörper anzuschauen», fängt sie an. «Ich ging schrecklich gern am Strand spazieren. Ich liebte den Duft von Sonnencreme, der überall in der Luft lag. Da war eine unglaubliche sexuelle Energie, so knapp bekleidet, wie alle waren. Es gab massenhaft flotte Jungs, aber ich konzentrierte mich nur auf die Frauen. Welche hatte eine bessere Figur als ich? Wie schnitt ich ab? Das war meine größte Sorge als Teenager.»

Im Umkleideraum der High-School warf Gale verstohlene Blicke auf die Körper anderer Mädchen und verglich sich mit ihnen. «Das war eine verdammt elitäre weiße Gesellschaft, und ich habe eine ziemlich dunkle Hautfarbe. Als ich bemerkte, daß ich das einzige Mädchen mit dunklen Brustwarzen war, fragte ich mich, was mit mir nicht stimmte.»

Zu Hause sei Sex nie ein Thema gewesen, meint Gale. «Mein Vater war Alkoholiker, und meine Mutter war verklemmt. Sie sagte immer, Sex sei nur was für Schlampen.» Sie weiß noch, wie sie sich wegen ihres Körpers immer als Sonderling in der Familie gefühlt hatte. «Meine beiden Schwestern waren irgendwie dünn, jungenhaft und flachbrüstig, wie meine Mutter. Ich war die einzige mit einem großen Busen, und meine Familie ließ ständig Bemerkungen über meinen Körper fallen. Einmal, als ich noch klein war, zog mein Vater meinen Badeanzug runter, damit man sah, wie braungebrannt ich war, und nannte mich sein Kupfermädchen.»

Als sie zum Teenager heranwuchs und sich ihre weibliche Figur entwickelte, bekam Gale von ihren Schwestern zu hören, sie würde fett. «Als meine Hüften breiter und meine Taille schmaler wurden, erzählten sie mir, ich hätte einen fetten Arsch.» Wenn Gale heute Fotos aus dieser Zeit betrachtet, sieht sie ihre attraktive, kurvenreiche Figur. «Aber ich war so kritisch mit mir selbst. Bis heute», sagt sie und schüttelt ärgerlich den Kopf, «macht meine Familie noch immer Riesenwind um mein Gewicht. Wenn ich mal fünf Kilo abnehme, müssen sie das alle kommentieren.»

In der High-School stahl sich Gale oft mit Freunden davon, um abends Strandpartys zu feiern. Bier und Marihuana waren meistens mit von der Partie. «Meinen ersten Rausch hatte ich in der fünften Klasse, und in der achten habe ich Gras probiert. Mit fünfzehn war ich ständig zugekifft. Ich bewegte mich in einer Phantasiewelt, in der ich nicht mehr das Gefühl hatte, in meinem eigenen Körper zu stecken. Ich konnte es genießen, mich sexy und attraktiv zu fühlen, ohne dabei ein schlechtes Gewissen zu haben.» Gale erinnert sich noch gut, wie alle Hemmungen von ihr abfielen, wenn sie unter Drogen stand. «Ich wurde ganz entspannt und konnte es genießen, mit Jungs herumzuknutschen. Am Anfang war alles ganz unschuldig, nur Küsse und ein bißchen Petting, mit Klamotten.»

Mit sechzehn verliebte sich Gale in einen Mann, den sie am Strand getroffen hatte. Er war über zwanzig. «Ich ging mit ihm ins Bett, um so seine Liebe zu bekommen. Der Sex mit ihm hat mir keinen Spaß gemacht, aber ich hatte Angst, daß er mich sonst verlassen würde.» Das tat er tatsächlich, als er erfuhr, daß Gale schwanger war. Als ihre Mutter herausfand, daß sie abgetrieben hatte, «jagte sie mich durchs Haus und beschimpfte mich als Hure». Was Gale erst Jahre später erfuhr, war, daß das erste Kind ihrer Mutter – Gales ältere Schwester – unehelich gezeugt worden war.

Nach ihrer Abtreibung ließ sich Gale einige Jahre lang auf keine Liebesbeziehung ein. Wenn sie unter Drogen stand und einsam war, hatte sie oft Prinzessinphantasien, in denen sie von einem Mann umworben wurde, der «aussah wie der Märchenprinz». Mit achtzehn hatte sie dann wieder einen Freund. Steve sah gut aus und war sexuell abenteuerlustig. Er liebte es, Sex an Orten zu haben, wo sie entdeckt werden konnten, wie etwa im Hinterzimmer des Ladens, in dem Gale arbeitete. Und anders als alle, die sie kannte, war er fasziniert von sexuellen Phantasien.

«Meine erste Phantasie von einer Frau kam durch Steve zustande. Es war eine seiner Phantasien, daß er dabei zusehen würde, wie ich mit einer anderen Frau Liebe mache. Wir haben das nie in die Tat umgesetzt, aber er erzählte mir immer die ganze Phantasie, während wir Sex machten. Er erzählte mir alles, was er in seiner Vorstellung sah. Er malte sich aus, er säße in einem großen Sessel und würde zuschauen, wie ich und eine andere Frau es oral miteinander treiben würden. Das hat ihn total aufgegeilt.»

Auch Gale fand das erregend. «Ich hatte das Gefühl, daß wir einander vertrauen können, weil er mir soviel mitteilte», erinnert sie sich. Doch Steve wollte immer mehr von ihr. «Er drängte mich immer, wollte dauernd wissen, was mir noch gefallen würde. Ich war so unerfahren. Er war doch erst der zweite Mann, mit dem ich im Leben geschlafen hatte. Mir war es peinlich, über Sex zu reden. Ich sagte einfach, alles, was du tust, ist toll. Und es war auch so. Ich freute mich auf den Sex mit ihm. Ich war richtig leidenschaftlich.»

Als Steve sie immer weiter bedrängte, sich ihm mehr zu öffnen, erzählte sie ihm schließlich einen Vorfall, über den sie noch mit keinem jemals gesprochen hatte. «Ein Mädchen in der achten Klasse hatte mich einmal nachts sexuell berührt, als ich bei ihr übernachtete. Ich tat so, als würde ich schlafen und nichts mitbekommen, aber in Wirklichkeit fand ich es aufregend. Es fühlte sich gut an.»

Als Steve und Gale sich ein paar Monate später trennten, verwendete er das ihm anvertraute Geheimnis gegen sie. «Er sagte, ich sei lesbisch. Deswegen wüßte ich im Bett nicht, was ich wollte, und deswegen hätte es mir gefallen, als mich dieses Mädchen berührte. Monatelang hatte er mir Phantasien über mich und eine andere Frau erzählt. Und dann verdrehte er alles und machte es mir zum Vorwurf.»

Kurz vor ihrer Trennung von Steve hatte Gale eine zweite Abtreibung. «Ich weiß genau, wann ich zum zweitenmal schwanger wurde. Ich hatte keine Verhütungsmittel dabei und er auch nicht. Zwischen uns hatte sich diese wahnsinnige Leidenschaft aufgebaut, von der ich mich einfach forttragen ließ. Ich sagte zu ihm: ‹Mach dir deswegen keine Sorgen.› Er nahm an, das bedeutete, daß ich die Pille nahm, aber das tat ich nicht. Ich ging vollkommen in diesem Augenblick auf. Ich weiß noch, wie ich die ganze Zeit Blickkontakt mit ihm hielt und wirklich Spaß hatte. Ich war ganz da.» Als sie jedoch erfuhr, daß sie wieder schwanger war, löste dies eine ernste Depression bei ihr aus.

Ihr Vater, der mittlerweile seit einigen Jahren trocken war, half ihr, in eine Drogentherapie zu kommen. Gale besuchte Treffen der Anonymen Alkoholiker und gewann das Gefühl, daß sie ihr Leben von Grund auf ändern sollte.

Obwohl Gale danach zufriedener war, wurde ihr Sexualleben nie mehr wie früher. Beim letztenmal, als sie wirklich loslassen konnte, wurde sie schwanger. «Wenn ich jetzt mit meinem Mann schlafe, halte ich mich immer zurück, bin immer auf der Hut. Ich fürchte mich davor, leidenschaftlich zu sein. Ich habe Angst, Darren in die Augen zu schauen, weil ich damit zugeben würde, daß ich Sex will. Schon bei dem Gedanken kriege ich Herzklopfen», sagt sie. Tränen ersticken ihre Stimme, sie bleibt stehen und läßt sich auf eine Parkbank fallen. «Ich habe einen Horror davor, wieder schwanger zu werden», schluchzt sie. «Und beim letztenmal, als ich mich so richtig hingegeben habe, bin ich schwanger geworden. Das darf ich nie wieder zulassen.»

Als Gale sich wieder gefaßt hat, sprechen wir mit ihr darüber, was ihre erotischen Phantasien von Frauen bedeuten könnten. Eine Feststellung läßt sie aufmerken: Eine Frau kann von Oralsex nicht schwanger werden, ebensowenig wie vom Sex mit einer anderen Frau. «Das ist es!» ruft sie aus. «Das macht absolut Sinn.» Mit einemmal sieht sie, wie sie sich mit ihren gleichgeschlechtlichen Phantasien vor ihrer Angst geschützt hat, noch einmal ungewollt schwanger zu werden. Im weiteren Gespräch erkennt Gale, daß sich der Nährboden für ihre weiblichen Phantasien schon in ihrer frühen Jugend ausbildete, als sie ein natürliches Interesse an der Schönheit des weiblichen Körpers entwickelte. Mit achtzehn, als sie ihre ersten Orgasmen bekam, führte Steve sie in seine Phantasien von lesbischem Sex ein. Sie sieht jetzt, wie ihre frühen erotischen Assoziationen von Steves Phantasien über oralen Sex zwischen Frauen geprägt wurden. Sie fügt hinzu: «Es macht auch Sinn, daß eine Frau am besten wüßte, wie sie es bei einer anderen Frau machen muß. Hier sind also all die möglichen Gründe für meine Phantasie», sagt Gale, «und kein einziger davon scheint darauf hinzudeuten, daß ich homosexuell wäre.»

Als wir uns an diesem Nachmittag von Gale verabschieden, verspricht sie, uns über Veränderungen in ihrem Phantasieleben auf dem laufenden zu halten. Übrigens hatten sie und Darren sich kürzlich zu einer gewollten Sexpause entschlossen, um eine neue Basis für ihr Intimleben aufzubauen. Auf

Anregung ihres Beraters wollen sie einige Übungen aus der Sexualtherapie anwenden, die langsam von nichtsexuellen zu erotischen Berührungsformen fortschreiten und Paaren neue Wege der Kommunikation zeigen.[1]

Wie versprochen, ruft uns Gale etwa vier Monate später an, um uns auf das laufende zu bringen. Sie klingt aufgeregt.

«Darren und ich sind wunderbar weitergekommen», beginnt sie. Während ihrer vereinbarten Sexpause haben sie gelernt, einander auf neue Weise zu berühren, so daß sie den Körper des anderen besser würdigen und erkunden können. Gale stellt fest, daß sie es toll findet, die weiche, unbehaarte Brust ihres Mannes zu berühren. «Ich habe gemerkt, wie muskulös und männlich er doch ist», erzählt sie. «Vorher, als ich nur an Frauen dachte, habe ich seinen Körper nie richtig gewürdigt.» Abends schlafen sie jetzt oft eng umschlungen ein.

Gale hat auch gelernt, direkter mit Darren über Sex zu sprechen. Darren gestand ihr, daß ihm seine sexuelle Unerfahrenheit Probleme macht. «Ich hatte solch einen Horror davor, ihm von meinen Phantasien zu erzählen, aber irgendwann habe ich es dann gepackt. Als ich ihm erzählte, daß mich der Anblick von Frauenkörpern erregt, hat er nur gegrinst und gesagt, ihn auch.»

Während der Monate ihrer sexuellen Enthaltsamkeit spürte Gale, wie sie sich zunehmend nach Darrens Berührung sehnte. Küssen wirkte plötzlich sexuell erregend auf sie. «Darren erschien auf einmal in meinen Träumen, und wenn ich aufwachte, hatte ich Lust auf ihn», erläutert sie. Nach einem Traum in der letzten Woche beschloß sie schließlich, daß sie reif und begierig darauf war, wieder Sex mit ihrem Mann zu haben.

«In meinem Traum waren Darren und ich im Urlaub in Paris. Ich schlenderte allein diesen Boulevard entlang und landete in einem Modeshop. Ich stand vor dem Spiegel und bewunderte mich in einem wunderschönen französischen Kleid, das meine Figur toll zur Geltung brachte. Plötzlich sah ich Darren, der mir von der Straße aus zuschaute.» In ihrem Traum winkte Gale ihren Mann hinein und fragte ihn: «Wie hast du mich gefunden?» Er antwortete: «Ich dachte mir, daß ich dich hier finden würde.» Dann hielt ihr Darren ein köstlich aussehendes Gebäckstück hin, ein langes, mit Schokolade überzogenes und mit Creme gefülltes Eclair. Gale vernaschte es genußvoll und sah ihrem Mann dabei die ganze Zeit in die Augen. «Ich wachte mit einem Glücksgefühl auf, daß ich von ihm geträumt hatte», sagte Gale, «und ich wußte, daß das Eclair mehr zu bedeuten hatte als nur feines französisches Gebäck.»

Als sie Darren von ihrem Traum erzählte, schaffte sie es auch, ihm zu erklären, wie ihre Angst vor einer Schwangerschaft sie daran gehindert hatte, seine sexuelle Aufmerksamkeit unbeschwert zu genießen. Sie sagte ihm, daß sie ihre ganze Leidenschaft aufgestaut hatte und jetzt fürchtete, ihn mit ihrer sexuellen Energie zu überfahren. «Er meinte, damit würde er nicht nur fertig, sondern er würde sich darauf freuen, sie mit mir zu teilen», lachte Gale.

Kurz darauf schliefen Gale und Darren wieder miteinander. «Ich versuchte nicht, meine alten Phantasien zu vermeiden», erzählt sie, «aber sie kamen einfach nicht mehr. Darren erinnerte mich daran, zu atmen und dabeizubleiben. Als es vorbei war, merkte ich, daß ich bei der Liebe nur an uns beide gedacht hatte.»

Janes Geschichte: Der Weg zu einer befriedigenden Beziehung

Es ist Sonntag nachmittag. Jane genießt es, einmal allein zu Hause zu sein. Ihr dreizehnjähriger Sohn ist gerade ins Kino gegangen. Sie winkt uns in ihr Wohnzimmer, in dem die Bücher für den Literaturkurs dieses Semesters bedenklich hoch gestapelt liegen. Während sie Teewasser aufsetzt, erklärt sie uns, ein Freund aus dem College habe ihr von unseren Phantasieforschungen erzählt, und sie habe sich ganz spontan entschlossen, ihre Geschichte beizutragen. Sie kommt mit einem Tablett voller dampfender Teetassen herein, läßt sich auf einem weißen Sitzkissen nieder und gähnt. «Ich bin heute etwas müde», sagt sie und streckt ihre langen Beine aus. «Ich bin fast siebenunddreißig, alleinerziehend, und jetzt drücke ich wieder die Schulbank. Mein Sohn und ich kabbeln uns abends darum, wer zuerst an den Computer darf. Ich arbeite wie eine Wilde, aber genau das ist es, was ich zur Zeit mit meinem Leben machen will.»

Von ihrer Kindheit in Boston ist Jane heute sehr weit entfernt. Damals besuchte sie eine Klosterschule, trug sorgsam gebügelte Uniformen und wuchs mit der Botschaft auf, daß schon der Gedanke an Sex schlecht für die Seele sei. «Die Nonnen schärften uns ein, daß wir auch für unsere Gedanken Rechenschaft ablegen müßten. Wir sollten keine sexuellen Freuden haben, nicht einmal in Gedanken.» Und heute sitzt sie hier in ihren Lieblingsjeans und einem bunten engen T-Shirt, das ihre fraulichen Rundungen betont, und will ihre liebsten Masturbationsphantasien preisgeben. «Ist das nicht eine Ironie?» lacht sie.

Als sie zu erzählen anfängt, erläutert sie uns, daß sie nicht beschreiben kann, was ihre Phantasien sie alles gelehrt haben, ohne auch auf die verschiedenen Beziehungen, die sie zu

Männern hatte, einzugehen. Sie habe zwar Jahre gebraucht, um das Rätsel zu lösen, aber ihre Phantasien hätten ihr wichtige Hinweise darauf geliefert, was sie an einem Lebenspartner sucht.

Jane zieht aus einem Regal ein abgegriffenes Album, mit Eselsohren, und sucht nach einem Bild, das sie als schüchtern dreinblickenden Teenager zeigt. Dichte blonde Ponyfransen verdecken fast ihre großen dunklen Augen. Obwohl ihr Gesicht sehr jugendlich aussieht, wirkt ihr Körper schon sehr reif. Das Foto, das vor ihrem Vorstadthäuschen aufgenommen ist, zeigt sie Arm in Arm mit einem größeren, älteren und sehr muskulös gebauten Jungen.

«Niemals werde ich Ed vergessen, meinen ersten Freund, so mit vierzehn. Er sah so unglaublich gut aus, ich konnte es gar nicht fassen, daß er sich für mich interessierte. Ich war noch ein Küken, und er war schon in der Oberstufe. Als wir ein paar Wochen miteinander gegangen waren, erzählte ich meiner Mutter, daß ich daran dachte, mit ihm zu schlafen. Eigentlich war es Eds Idee. Er redete von nichts anderem. Meine Mutter flippte aus. Sie sagte, nein, tu es nicht, es ist gräßlich. Dann schilderte sie mir ihre Hochzeitsnacht. Es war im Prinzip nichts anderes als eine Vergewaltigungsszene. Meine Ohren waren dafür noch zu jung, besonders als sie mir auch noch erzählte, daß ich in dieser Nacht gezeugt worden war. Das war zuviel für mich – zu hören, daß ich das Produkt einer Vergewaltigung in der Ehe war.»

Nicht lange nach diesem Gespräch wollte Janes Freund nicht mehr länger warten und zwang sie auf dem Rücksitz seines Autos zum Sex. Sie wagte es nicht, ihrer Mutter zu gestehen, wie sie ihre Unschuld verloren hatte. Statt dessen trocknete sie ihre Tränen und beherzigte, was sie zu Hause und in der Schule zu hören bekommen hatte: «Männer sind Tiere. Sie können nicht anders, wenn sie erregt sind. Es ist die

Pflicht einer Frau, die sexuellen Bedürfnisse des Mannes zu befriedigen, aber sie darf nicht erwarten, daß ihr das gefällt.»

Erst mit achtzehn machte Jane erste Erfahrungen mit sexuellen Phantasien. Bis dahin hatte sie mit keinem ihrer zahlreichen Liebhaber je einen Orgasmus gehabt. Die einzige Art von Sex, die sie kannte, war schnell und derb wie die Freunde selbst.

«Dann traf ich einen neuen Typen, der total auf Masturbieren abfuhr. Er machte das dauernd und sagte, es würde ihn geil machen, mir auch dabei zuzusehen. Ich kam darauf, daß meine Gedanken viel damit zu tun haben, wie ich meinen Körper stimuliere. Wenn ich nur so dasitzen und mich berühren würde, würde es lange dauern bis zum Orgasmus. Aber wenn ich mir dabei Sachen vorstellen würde, dann würde ich viel schneller erregt.» Sie konzentrierte sich auf die einzigen sexuellen Bilder, die ihr einfielen: männliche Geschlechtsteile. «Ich stellte mir vor, wie ein Mann einen Steifen bekommt, und das machte mich an.» Doch obwohl sie so zum Orgasmus kam, behielt Jane das Gefühl, daß sie das ihrem Freund zu Gefallen tat und nicht zu ihrem eigenen Vergnügen.

Allmählich ging Jane aber dazu über, sich auch selbst zu befriedigen, wenn sie nicht beobachtet wurde. «Das war die eigentliche Geburtsstunde meiner Phantasien. Es war ein großer Schritt, die Schuldgefühle nur mal so lange zu verbannen, daß ich meine eigenen Phantasien entwickeln konnte. Schließlich erkannte ich, daß ich denken konnte, was zum Teufel ich wollte, ohne jemandem zu schaden. Das half mir, die Schuldgefühle zu überwinden.»

Sie entdeckte auch, daß sie mit Hilfe ihrer Gedanken ihren sexuellen Genuß steigern konnte. Obwohl sie immer noch mit einem Partner zusammen war, der es beim Sex sehr eilig hatte, konnte sie in ihren Phantasien den Stimulationsvorgang verlangsamen und sich die Zeit nehmen, die sie brauchte, um erregt zu werden. «Mein Orgasmus erfaßte jetzt mehr von meinem Körper, nicht nur meine Klitoris. Meine Empfindungen wurden intensiver, manchmal gingen sie bis in die Haarwurzeln, in die Finger- und Zehenspitzen, und das gefiel mir.» Sie schloß sich zu Hause im Badezimmer ein und nahm lange Entspannungsbäder. So konnte sie für sich sein, ihren Körper erkunden und mit verschiedenen Phantasien spielen. Einer ihrer ersten Favoriten war die Vorstellung, sie sei in den Flitterwochen auf Hawaii und würde stundenlang mit ihrem Mann spielen, der die ganze Zeit über eine Erektion hat.

Jane blättert im Album einige Seiten weiter und zeigt uns ihr Hochzeitsbild. Sie ist 22, barfuß, in einem fließenden, bestickten Baumwollkleid und mit einem Kranz aus Wiesenblumen im langen Haar. Ihr Mann, Mark, hat ein markiges, von der Arbeit im Freien braungebranntes Gesicht. Sie stehen vor ihrem neuen Zuhause: eine Hütte in den Wäldern im Nordwesten der Staaten, nicht weit von einem Holzfällercamp, in dem Mark eine Arbeitstruppe leitete. Hinter ihnen glitzert das polierte Chrom seines Motorrads in der Nachmittagssonne.

Als sie das Foto betrachtet, wird Jane von ihren Erinnerungen an eine schwierige Ehe überwältigt, die fast ein Jahrzehnt lang währte. «Ich war so jung. Wie alle Männer, die auf mich stehen, war auch Mark ein ziemlich derber Typ. Wir haben uns in einem Billardlokal kennengelernt, wo wir öfter feierten, Bier tranken und zu Rockmusik tanzten. Ich war von zu Hause weggegangen, im Land herumgereist und schlug mich mehr schlecht als recht als Kellnerin durch. Ich dachte, Mark wäre meine Fahrkarte ins Glück.»

Statt dessen fand sie sich in einer Ehe wieder, die eine Kopie der unglücklichen Beziehung ihrer Eltern war. Genau wie

Janes Vater war auch Mark kritisch und fordernd. «Er hat mich nie körperlich geschlagen, aber dafür verbal. Er sagte scheußliche Dinge zu mir. Wenn er böse wurde, nannte er mich eine dumme, häßliche Ziege. Er gab mir das Gefühl, daß ich nie etwas richtig machte. Und er war krankhaft eifersüchtig. Wenn ein anderer Mann mich nur anschaute, explodierte er schon. Zuerst hielt ich das für ein Zeichen von Liebe. Aber mit der Zeit hat es mich kaputtgemacht.»

Ihr Sexleben war aktiv, aber für Jane unbefriedigend. «Wie alle anderen, mit denen ich bisher zusammen war, mochte es Mark hart, schnell und oft. Ich habe schon viel Sex gehabt, aber noch nie eine wirklich gute sexuelle Beziehung mit einem Mann. Ich scheine diese harten Typen anzuziehen wie ein Magnet. Ich frage mich, ob ich so etwas ausstrahle.» Janes Phantasien waren in dieser Zeit skriptlos und visuell orientiert, meist fokussiert auf die männliche Anatomie. Sie benutzte immer Phantasien, um zum Orgasmus zu kommen.

Dann wurde ihr Sohn geboren. Jane versuchte um seinetwillen, die Beziehung zu kitten. «So übel es mit Mark war, unsere Ehe war immerhin die beste Beziehung, die ich bis dahin im Leben gehabt hatte.» Im Laufe der Jahre entdeckte sie ihr Interesse für Philosophie und spirituelle Themen. Sie las viel und begann, sich ein anderes Leben für sich und ihren Sohn vorzustellen. «Ich dachte damals, wenn ich mich selbst mehr schätzen könnte, vielleicht würde ich dann attraktiv auf jemanden wirken, der netter, liebevoller und mehr geistig orientiert ist. Jemand, der eher so ist wie ich.»

Nach ihrer Trennung beschloß Jane, einige Zeit ohne einen Partner zu bleiben. Sie zog mit ihrem Sohn in eine größere Stadt und besuchte Kurse für Frauen in der Erwachsenenbildung. «Und etwa zur gleichen Zeit», erinnerte sie sich, «veränderten sich meine Phantasien. Ich weiß nicht, wie das kam, aber auf einmal dachte ich viel an Frauenkörper. Das erregte mich weit mehr als meine alten Phantasien von Männerkörpern.» Obwohl Jane sich anfangs mit diesen Bildern etwas unwohl fühlte, waren ihre neuen Phantasien für sie kein Anlaß, ihre sexuelle Orientierung zu hinterfragen. «Mir war irgendwie klar, daß das für mich eine Art war, mein Frausein zu zelebrieren. Ich hatte das Gefühl, eine neue Phase zu beginnen, in der ich meine eigene Weiblichkeit ehrte. Ich ergötzte mich an der Schönheit voller Brüste, weicher, runder Bäuche und der geheimnisvollen dunkelroten Falten der Schamlippen. Ich wußte, daß ich auch Männerkörper noch mochte. Aber ich erkannte, daß es bei der Selbstbefriedigung hilft, daran zu denken, was einem weiblichen Körper guttut. Ich weiß nicht, wie ein Mann fühlt, aber ich weiß, was eine Frau braucht, um sich gut zu fühlen.»

Bis vor zwei Jahren wollte Jane bewußt keine neue Beziehung. «Ich hatte nur Sex mit mir selbst, mit meinen neuen frauenorientierten Phantasien und meinem Vibrator.» Damals nahm sie ein Vollzeitstudium an einer Universität auf. Jane wollte möglichst viel Zeit für sich, um ihr Phantasieleben zu genießen. Wenn ihr Sohn abends im Bett war, verwandelte sie ihr Schlafzimmer manchmal in eine imaginäre Bühne. Duftkerzen verstärkten die sinnliche Stimmung. Sie verwöhnte ihre nackte Haut mit Lotion und genoß das sanfte, seidige Gefühl ihres üppigen weiblichen Körpers. «Ich habe Jahre gebraucht, um über meine frühen, schnellen Phantasien von männlichen Körpern hinauszugehen. Mit diesen sanfteren, sinnlicheren Gedanken konnte ich lernen, langsamer zu machen.»

Dann, nach einer Zeit der Enthaltsamkeit von Männern, hatte Jane gelegentlich Sex mit einem guten Freund. «Ich wußte, daß das keine langfristige Beziehung werden würde, aber es war auch nicht wie mit einem Fremden. Alle paar Monate gingen wir einfach miteinander ins Bett. Er hatte etwas Süßes, Sanftes, das mir gefiel, und der Sex mit ihm war anders als mit den Männern zuvor. Früher war es immer so, daß die Männer bekamen, was sie wollten, und fertig. Sie hatten zwar nichts dagegen, wenn ich auch etwas davon hatte, aber sie haben sich auch nicht groß darum bemüht. Dieser Mann dagegen war ein süßer Liebhaber, sehr geduldig und sanft. Das war wirklich einmal ein ganz anderes Gefühl.» Rückblickend sieht Jane, daß ihre weiblichen Sexphantasien sie darauf vorbereitet haben, jetzt einen anderen Liebesstil genießen zu können. «Ich hatte eher das Gefühl, seine Berührung und Aufmerksamkeit zu verdienen. Zum erstenmal im Leben empfand ich Sex wirklich als etwas Gegenseitiges.»

Vor einigen Monaten entschloß sich Jane jedoch, nicht mehr mit ihm zu schlafen, auch wenn sie noch so tollen Sex miteinander hatten. «Ich war überrascht und verletzt, als er eines Tages anfing an mir herumzukritisieren. Er sagte mir, ich wäre zu dick, meine Brüste wären schlaff und er würde Frauen mit einem strafferen Körper bevorzugen. Ich habe ein bißchen zugenommen, seit ich über dreißig bin, und es fällt mir schwer, mich wegen meines Aussehens nicht ständig selbst zu zerfleischen. Er hat mir also wirklich weh getan.» Erst später merkte sie, «daß er mich damit nicht umgehauen hat. Ich dachte: ‹Wow, offenbar wird mein Selbstbewußtsein besser, wenn ich mir so was anhören kann und nicht am Boden zerstört bin.› Außerdem fiel mir auf, daß er selber auch keinen so tollen Körper hat. Er ist eine Bohnenstange. Er ist absolut nicht so gut gebaut wie meine Verflossenen. Natürlich würde ich ihm das nie sagen, aber ich weiß auch, daß ich nie wieder mit ihm schlafen werde. Ausgeschlossen.»

Jane bemerkt, wie sich ihre Phantasien nochmals verändern, seit sie gezielter darüber nachdenkt, mit was für einem Partner sie ihr Leben teilen möchte. «Ich stelle mir mich selbst jetzt in einer sexuellen Beziehung mit einem Mann vor, der anders ist als die, mit denen ich bisher zusammen war. Ich wähle mir einen Traummann aus, einen Schauspieler zum Beispiel, und richte all meine Gefühle in der Phantasie auf ihn. Ich schwärme richtig für ihn. Wenn ich in Gedanken Sex mit ihm habe, dann ist es, als wären wir wirklich miteinander im Bett. Ich kann ihn auf mir fühlen, wie er in mich eindringt, mich mit seinen Armen umschließt.»

Jane blättert in ihrem Album noch ein paar Seiten weiter und deutet auf ein Bild eines Schauspielers, für den sie besonders schwärmt: Patrick Swayze. «Er hat so einen tollen Körper, und ich stand schon immer auf gutaussehende Männer», sagt sie, «aber das ist es eigentlich gar nicht, was mich zu ihm hinzieht. Der *Mensch* Patrick Swayze gefällt mir.» Jane stöbert in einer Sammlung von Zeitschriftenausschnitten über den Schauspieler, die seinen Humor und seinen Familiensinn belegen. «Er scheint mir ein so natürlicher, lieber Mann zu sein, für den seine Frau wirklich alles ist», schwärmt sie. «Und den Bildern nach zu urteilen, ist sie keins von diesen Hollywoodflittchen.»

Erst letzte Nacht, enthüllt sie uns, habe sie von dem Schauspieler geträumt. «Wundersamerweise war er solo und tanzte verführerisch mit mir. Ich hatte einen herrlichen Orgasmus. Das Tolle an Träumen ist natürlich, daß ich so frei bin. Keine Schuldgefühle, kein Überlegen, ob ich überhaupt eine würdige Partnerin bin. Ich bin einfach mit ihm zusammen und genieße seine sexuelle Aufmerksamkeit.»

Obwohl Jane in ihren sexuellen Träumen frei und unbeschwert ist, schleichen sich bisweilen Selbstzweifel in ihre Phantasien ein, wenn sie gerade so richtig feurig werden, und verderben ihr die Stimmung. Sie tut sich immer noch schwer mit der Vorstellung, daß der Mann, den sie sucht, sie so, wie sie ist, begehrenswert finden würde. Während ihre erotischen Träume meistens bis zum Orgasmus führen und ihr Genuß bereiten, können ihre selbstkritischen Gedanken ihre sexuelle Reaktion stören und deprimierend wirken.

In letzter Zeit experimentiert Jane mit einem neuen Phantasieskript. Anstatt von einem Schauspieler zu phantasieren, den sie wohl niemals treffen wird, malt sie sich jetzt ein Verhältnis mit ihrem Englischdozenten aus. Sie findet ihn unglaublich intelligent und attraktiv. Obwohl er niemals einen sexuellen Annäherungsversuch bei ihr gemacht hat, sagt sie: «Ich kann mir sehr gut die Wärme seines Körpers vorstellen, wie er neben mir im Bett liegt. Er hat so wundervolle, warmherzige Augen, und es ist, als würde er geradewegs in meine Seele blicken.» Doch im wirklichen Leben würde sie niemals eine Affäre mit ihm haben wollen. Da ist sie sich sicher: «Weil er mein Lehrer ist, wären wir nie wirklich ebenbürtig.» Durch ihre Phantasien ist ihr aufgefallen, daß sie eine Beziehung will, in der sich beide als gleichberechtigte Partner fühlen dürfen.

Als Jane ihr Album schließt, wenden sich ihre Gedanken der Zukunft zu. «Als nächstes in meinem Leben will ich einen Partner finden, der meine Sinnlichkeit und die Schönheit im Inneren meines Körpers würdigen kann. Ich möchte nicht an irgendeinem Ideal von der perfekten Frau gemessen werden oder das Gefühl haben, daß ich etwas vorspielen muß, damit jemand mich aufregend findet.» Ihre Phantasien haben ihr einen Eindruck davon vermittelt, wie es wäre, wenn ein Mann sie wirklich kennen- und liebenlernen würde, mit Leib und Seele. Selbst die Phantasien, die sie als zu weit hergeholt empfindet – mit Starbesetzungen wie Patrick Swayze oder ihrem phantastischen Englischdozenten –, bereiteten einer gesunden Liebesbeziehung in ihrem wirklichen Leben den Weg. Jane ist selbstbewußter geworden, weiß, daß sie einem Partner durchaus etwas zu bieten hat und daß sie die gegenseitige Zuwendung, die sie bisher vermißt hat, zu finden verdient.

Einen Monat vor unserem Gespräch sind sich Jane und Todd, ein Philosophiestudent in ihrem Alter, nähergekommen. Auch Todd ist in einer Phase, in der er seine Träume überdenkt und auf der Suche nach einer tiefen Beziehung ist. Sie haben einige lange Spaziergänge zusammen gemacht, bis spätabends miteinander gequatscht und ein paar süße Küsse ausgetauscht. Jane mag besonders, wie Todd sie immer mit einer dicken, liebevollen Umarmung begrüßt. Doch sie hat es nicht eilig damit, ihre Beziehung sexueller werden zu lassen. «Dieses Mal», sagt sie, «habe ich mir geschworen, mir Zeit zu lassen.» Wenn sich eine sexuelle Spannung bei ihr aufbaut, benutzt sie ihre Phantasien als Ventil und als Möglichkeit, die Art sexueller Interaktion zu proben, die sie eines Tages mit Todd haben möchte.

«Ich baue mir langsam eine Vorstellung davon auf, was ich mit Todd erleben möchte. Ich stelle mir Kerzenlicht und Musik vor. Mein Zimmer ist ordentlich und sauber, nicht so chaotisch wie jetzt. Wir reden, dann machen wir Sex, dann reden wir wieder und kuscheln und haben noch mal Sex. Ich kann mir das alles mit ihm vorstellen, und ich kann glauben, daß ich das wirklich wert bin.»

Tatsächlich muß Jane unser Gespräch langsam zu Ende bringen, weil sie sich heute abend mit Todd zum Essen trifft. Als sie ihr Album wegräumt, dreht sie sich um, um uns einen letzten Gedanken mitzuteilen. «Als nächstes kommt für mich eine langfristige und innige Beziehung oder nichts. Ich habe oft Gelegenheitssex gehabt und will das nicht mehr. Ich will jemanden finden, der mich akzeptiert, so wie auch ich mich mittlerweile akzeptiere. Und ich will meine ganze Sexualität ausschließlich mit ihm teilen. Ich will meine Energie auf nur einen Menschen konzentrieren. Anders könnten wir niemals echte Partner werden. Ich habe soviel zu geben.»

Für Jane waren ihre Phantasien wie ein Mentor, der sie

lehrte, sich selbst besser zu verstehen und anzunehmen. Mehr oder weniger zufällig entdeckte sie recht jung, daß Bilder von männlichen Körpern sie stimulieren. Als sie später ihren sexuellen Erfahrungshorizont erweitern wollte, ließ sie sinnlichere, auf das Weibliche konzentrierte Bilder in ihre erotischen Gedanken einfließen. In dieser Phase ihres Phantasielebens gelang es ihr, die Schönheit ihres eigenen Körpers zu akzeptieren. Jane erkannte, daß sie die Aufmerksamkeit eines liebenden Partners verdient. Heute weiß sie, daß sie einen Lebenspartner möchte, der sie leidenschaftlich liebt, aber nicht nur im sexuellen Sinne. Beim nächsten Schritt wird sie das Beste aus ihren Phantasien zur Realität machen. «Das erstaunliche ist», merkt sie noch an, «daß all dieses Wissen aus mir selbst herausgekommen ist. Die Phantasien haben mir Zugang zu meiner inneren Weisheit verschafft.»

Brynns Geschichte: Ein Weg zu innerer Stärke

Lebhaft betritt Brynn den Wartebereich des Gebäudes und begrüßt uns mit einem warmen Lächeln und einem festen Händedruck. «Tut mir leid, daß meine Hände so kalt sind. Ich bin wohl ein bißchen nervös.» Auf dem Weg zu ihrem Büro, in dem sie als Beraterin für Frauen tätig ist, die aus der Prostitution aussteigen wollen, kommen wir an einem Anschlagbrett vorbei. Hier hängen Mitteilungen ihrer Klientinnen, etwa Warnungen vor gefährlichen Gestalten im Geschäft mit der Liebe in dieser Großstadt an der Ostküste.

«HÜTET EUCH vor Dave – etwa dreißig, groß, mit einem Goldzahn und einer Drachentätowierung. Fährt einen schwarzen Lincoln. Redet süß daher, ist aber hinterhältig», lautet eine solche Nachricht, in eiliger Handschrift geschrieben. Eine andere, mit Bleistift auf einen Papierfetzen gekritzelt, warnt die Frauen vor einem weißen Polizisten mit Bauch und Schnurrbart: «Er benutzt dich, schlägt dich und leugnet dann alles. Ein Frauenhasser. NEHMT EUCH IN ACHT!»

Brynn, 47, deren lockiges braunes Haar an den Schläfen schon leicht ergraut, weiß aus Erfahrung, daß die Frauen auf der Straße weder eine Romanze noch der Märchenprinz erwartet. Der populäre Kinofilm *Pretty Woman* stellt das vollkommen falsch dar, behauptet Brynn. «Was ich hier erlebe, beweist, daß die ganze Sexindustrie den Frauen schrecklichen Schaden und Gewalt zufügt.» Obwohl sie selbst seit über zwanzig Jahren ihren Körper nicht mehr verkauft, erinnert sie sich bis ins kleinste schaurige Detail, in welche Gefahr sie sich jedesmal begab, wenn sie Geld für Sex nahm.

Brynn läßt sich in ihrem Bürosessel nieder und sagt, sie habe gründlich über die Entwicklung ihrer Phantasien nachgedacht. In mancherlei überraschender Hinsicht habe sie es ihrer Phantasie zu verdanken, daß sie es geschafft hat, ein stärkerer und gesünderer Mensch zu werden. Gleichzeitig hat sie aber Bedenken, ihre persönlichsten Gedanken im Gespräch offenzulegen. «Ich will nicht, daß irgend so ein Fiesling meine Geschichte liest und sie dazu benutzt, sich einen runterzuholen», sagt sie. Sie will sich einfach niemals wieder dazu benutzen lassen, daß ein Mann seine Phantasie befriedigt. Sie nimmt ihre Brille ab, reibt sich die Augen und sammelt ihre Gedanken. Nach einem kurzen Moment holt sie tief Luft und fängt mit ihrer Geschichte an.

Zur Prostitution kam sie als junges Mädchen durch eine ältere Frau. «Ich war gerade von zu Hause weg, nach einer schrecklichen Kindheit. Mein Vater war gestorben, als ich zehn war, nach jahrelanger Krankheit. Von mir hatte man immer verlangt, ein braves Mädchen zu sein und ihn zu pflegen. Es gab keine Freude in meinem Leben. Dann, nach seinem Tod, schlich mein Stiefbruder sich öfter nachts in mein Zimmer und belästigte mich. Als Teenager fühlte ich mich dann so mies wie ein Stück Scheiße. Ich masturbierte oft und gebrauchte Phantasien von sexueller Gewalt. Auf der Straße lernte ich eine Frau kennen, die wie ich Jüdin war und ein Junkie und eine Prostituierte. Und ich dachte damals: ‹O Mann, endlich habe ich mein Zuhause gefunden.› Niemals hatte ich mich einem Menschen mehr verbunden gefühlt, mich nie sicherer gefühlt als bei ihr. Sie war keine richtige Zuhälterin, aber sie führte mich in dieses Leben ein.»

Ganz ähnlich, führt Brynn aus, gehen Zuhälter bis heute vor: Sie suchen sich Frauen aus, denen man sofort ansieht, daß sie Probleme haben. «Eine Frau betritt den Busbahnhof, die Schultern hochgezogen, den Kopf gesenkt, trägt an irgendeiner schrecklichen Last. Und du weißt, daß sie nicht viel Liebe gespürt hat. Dann kommt ein Zuhälter mit seinem Liebesversprechen daher, so viele junge Leute lassen sich einwickeln. Und am Ende leben sie in der Phantasie, daß einer kommen wird, der sie liebt.»

Brynn arbeitete mehrere Jahre lang in einem Stripteaseclub im Südwesten. Jeden Abend vor der Arbeit «in dem schäbigen kleinen Laden hinter einem Pornoshop» saß sie mit den anderen Stripperinnen herum und pumpte sich mit Drogen voll. «Wir nahmen alle Beruhigungsmittel», erinnert sie sich. «Alle Arten von Beruhigungsmitteln. Eine Zeitlang habe ich Heroin gespritzt. Ich war nur noch kaputt.» In den Pausen zwischen den Pornofilmen traten die Frauen abwechselnd auf die Bühne. Durch die Drogen enthemmt, wand Brynn ihren Körper in Bewegungen, wie sie sie nie zuvor gemacht hatte.

Obwohl sie körperlich losließ, machte sie mental vollkommen dicht. «Ich verbannte all meine Phantasien. Ich litt so sehr in diesen Jahren, daß ich zu allem den Bezug verlor, sogar zu meinen eigenen Gedanken. Ich fickte einfach so viel, daß ich keine Zeit hatte, über Sex zu phantasieren, verstehen Sie?»

Nicht, daß ihr das Phänomen der sexuellen Phantasie in diesen Jahren nicht bewußt gewesen wäre. «Der Manager hielt uns an, Pornos anzuschauen, damit wir wußten, was die Männer für Phantasien haben.» Tatsächlich, so denkt sie heute, war ihr Kopf dermaßen absorbiert von männlichen Phantasien, daß da kein Raum mehr für ihre eigenen sexuellen Gedanken blieb. «So geht es in der Prostitution. Das Ganze ist eine männliche Phantasie, und die Frauen werden abhängig davon. Es war mein Job, die Phantasien der Männer wahrzumachen. Da blieb keine Zeit, mir neue für mich selbst auszudenken.»

Wenn Brynn mit Tanzen dran war, erzählt sie, «hatte ich die Länge eines Liedes, um mich ganz auszuziehen. Vielleicht drei Minuten. Dann war ich die einzige nackte Frau in einem Raum voller betrunkener Männer. Soviel zum Thema Verletzlichkeit.»

Zwar sollten die Gäste ihre Hände von den Frauen lassen, doch «das war ein großer Witz», sagt Brynn. Wenn sie nicht strippte, hatte sie im Schnitt zwei bis drei Kunden pro Stunde. «Ich kam locker auf fünfzehnmal Blasen am Tag und ließ mich etliche Male besteigen. Manche Männer glauben, wenn sie dich bezahlen, können sie dir alles reinschieben, was ihnen gerade gefällt – ihren Penis, ihre Pistole, ihren Stiefel oder Gott weiß was noch. In regelmäßigen Abständen vergewaltigte mich einer mit einem Messer. Ich weiß nicht, wie ich das überlebt habe.» Bitter setzt sie hinzu: «Nie hat mir der Sex mit diesen Männern Spaß gemacht. Nie.»

Seitdem sie dieses Leben hinter sich gelassen hat, ist Brynn klargeworden: «Man muß irgendwo noch einen Zugang zu sich selbst haben, auf irgendeiner Ebene, um überhaupt

Phantasien entwickeln zu können. Und den hatte ich nicht.»
Viele Frauen, die sie heute beim Ausstieg aus der Prostitution unterstützt, schotten sich genauso gegenüber ihren eigenen Gedanken ab, wie sie es damals tat. «Um eine Prostituierte zu sein, muß eine Frau den Kontakt zu sich selbst abbrechen. Sie muß ihr Herz aus allem raushalten. Es ist ein schreckliches Leben, und eine Frau muß aufhören zu fühlen, um es zu überleben.»

Brynn hält kurz inne. Aus einer Kindertagesstätte auf demselben Stockwerk dringt vergnügtes Kindergeschrei zu uns herüber. Die Wände ihres Büros hängen voll mit bunten Zeichnungen, die von den Kindern ihrer Klientinnen stammen. Sie beugt sich vor, um vom Boden ein Paar rote Armschützer aufzuheben, die sie benutzt, wenn sie Kung-Fu und andere Selbstverteidigungsmethoden trainiert. Dann fährt sie fort.

Für Brynn begann die Heilung von lebenslangem Mißbrauch und Trauma erst lange nach ihrer Zeit als Prostituierte. Ihre Familie holte sie aus der Prostitution heraus, indem sie sie gegen ihren Willen in ein psychiatrisches Krankenhaus einweisen ließ. Dort traktierte man sie mit Elektroschockbehandlungen und noch mehr Drogen. «Solange ich in dieser geschlossenen Anstalt war, blieb ich völlig empfindungslos. Ich kann mich nicht erinnern, daß ich in dieser Zeit auch nur eine Phantasie gehabt hätte.»

Schließlich aber kam sie auf eine offene Station, wo der eigentliche Heilungsprozeß begann. Mit Hilfe einer Psychiaterin riß sie die Mauer ein, die sie um sich herum errichtet hatte. «Ich lernte wieder, wie man kommuniziert, wie man etwas fühlt. Zum erstenmal sah ich das Leben nicht mehr mit verletzten Augen. Diese Zeit ist für mich der Anfang meiner Befreiung aus einem vom Mißbrauch beherrschten Leben.»

Unterstützt von ihrer Therapeutin, konnte Brynn erkennen, wie sie Muster der sexuellen Erregung zu Gedanken an

Gewalt und Ausbeutung entwickelt hatte. Durch diese neue Einsicht gelang es ihr, ihre alten Opferphantasien ohne Scham zu verstehen und zu akzeptieren.

Und plötzlich erwachte ihr Phantasieleben wieder. «Aber es war anders. Früher war ich immer der Verlierer in meinen Phantasien. Immer wurde ich verletzt oder vergewaltigt. Jetzt sah ich, daß ich auch andere Möglichkeiten hatte.»

Ihre Vorstellungskraft, die so lange geschlafen hatte, brachte jetzt romantische Phantasien von Liebe und Zärtlichkeit mit einer weiblichen Partnerin hervor. Etwa zur gleichen Zeit hatte sie ihr Coming-out als Lesbe. Ihre neuen Phantasien feierten das Gefühl der Verbundenheit zu anderen Frauen. Nach ihren ersten wirklichen sexuellen Erfahrungen mit Frauen wurden ihre gleichgeschlechtlichen Phantasien noch direkter und erotischer. «Plötzlich reagierte ich auf so vieles in meinem Leben mit sexuellen Empfindungen. Ich fühlte mich auf einmal wieder wie ein ganzer Mensch.»

Seit damals setzt Brynn ihre Phantasien bewußter ein, um den Kontakt zu ihren innersten Gefühlen zu bewahren und Probleme aus ihrer Vergangenheit zu bewältigen. Eine wiederkehrende Phantasie, die sie sich bemüht abzuändern, bietet ihr eine Möglichkeit, mit der schmerzlichen Erinnerung an den Mißbrauch durch ihren Stiefbruder fertig zu werden.

«In dieser Phantasie spiele ich noch einmal den Augenblick durch, in dem er nachts in mein Zimmer kommt. Er denkt, ich schlafe. Da ist dieses erregende Gefühl, Aufmerksamkeit zu bekommen durch das, was er macht. Ich spüre einen Adrenalinstoß, weil ich weiß, daß etwas passieren wird. Auch wenn es sich scheußlich anfühlt, weiß ich, daß mir diese Phantasie hilft, mir dieses Stück meiner Lebensgeschichte bewußter zu machen. Ich begreife heute, daß mein Körper bei diesem Mißbrauch reagiert hat, obwohl ich mich schlafend stellte, und daß ich das schrecklich fand. Die Phantasie ist für mich ein Ort, an dem ich weiter an meiner Heilung arbeiten kann, an dem ich sicher bin und an dem ich die Kontrolle über alles habe.› Irgendwann, wenn sie mit sich soweit ist, will Brynn das Skript ihrer Phantasie abändern. Dann will sie sich vorstellen, daß sie sich im Bett aufsetzt und ihren Stiefbruder anschreit: «Was zum Teufel hast du in meinem Zimmer zu suchen?»

Eine andere Gelegenheit, bei der ihr die Phantasie etwas übermittelt, ist bei Besuchen bei ihrer Familie. «Zu Hause fällt es mir schwer, mich innerlich stark und ganz zu fühlen. Da kommt immer eine bestimmte Vergewaltigungsphantasie von mir hoch. Ich freue mich sogar schon darauf und richte es so ein, daß sie sich entfalten kann.»

Brynn verfällt in ein breites Grinsen. Sie schüttelt den Kopf, als wäre sie über sich selbst erstaunt. Als sie weiterspricht, muß sie immer noch grinsen, obwohl sie weiß, daß sich das eigentlich nicht mit ihrer Geschichte verträgt. Die besagte Phantasie setzt meistens ein, wenn sie im Badeanzug am Strand liegt und die warme Sonne auf ihrer Haut spürt. «Ich stelle mir eine Bande Männer vor. Sie sagen häßliche Sachen zu mir. Dann halten sie mich am Boden fest und vergewaltigen mich einer nach dem anderen.» In dieser Opferphantasie werden die alten gewaltbezogenen Erregungsmuster wirksam, die Brynn früher erlernt hat. Doch anstatt sich hilflos und überwältigt zu fühlen, «drehe ich mich jetzt, wenn ich diese Phantasie habe, einfach auf meinem Strandlaken auf den Bauch und masturbiere gegen einen harten Sandklumpen, bis ich einen Orgasmus kriege».

Bei ihrer Arbeit als Beraterin hört Brynn tagtäglich Horrorgeschichten von Frauen, die sexuell zu Opfern gemacht wurden. Diese wahren Geschichten erregen sie nie. Nur in der Phantasie, wo sie alle Fäden in der Hand hält, läßt sie sich von Gedanken sexuellen Dominiertwerdens stimulieren. «In meiner Strandphantasie habe ich nie das Gefühl von Brutalität. Obwohl ich angegriffen werde, fühle ich mich stark, weil ich überlebe, was sie tun. Sie meinen, daß sie mich beherrschen und verletzen, aber ich benutze sie nur, um einen Orgasmus zu haben. Das ist einfach aufregend, wahnsinnig aufregend.» Sie denkt kurz nach, bevor sie hinzufügt: «Vielleicht ist diese Phantasie meine Form der Rache an allen, die mich jemals benutzt haben.»

Brynns liebste und häufig wiederkehrende Phantasie erscheint auf den ersten Blick gar nicht sexuell zu sein. Dennoch bereitet sie ihr unglaublichen erotischen Genuß. Anders als ihre Opferphantasien, die sie oft beim Masturbieren hat, ist dies ein sexueller Tagtraum ohne begleitende Stimulation. Er kommt oft auf, wenn sie spazierengeht.

«Ich stelle mir vor, daß ich durch einen Park gehe. Ein fremder Mann kommt auf mich zu, und ich kann sein Gesicht nicht richtig erkennen. Überhaupt hat in allen meinen Phantasien nur mein Stiefbruder ein richtiges Gesicht. Da kommt also ein gesichtsloser Mann auf mich zu. Als nächstes kann alles mögliche passieren, aber ich will Ihnen drei mögliche Varianten erzählen. In einer stelle ich Blickkontakt zu ihm her, aber er kommt immer näher. Also mache ich ein lautes, plötzliches Geräusch. Er erschrickt und haut ab. Ich fühle mich stark.»

In einer anderen Version, so erzählt sie, versucht sie, wie in ihrer professionellen Beraterrolle, mit dem Angreifer zu reden. «Ich sage Dinge wie: ‹Ich weiß, Sie sind bestimmt verletzt worden. Sie fühlen sich ohnmächtig, genau wie ich, und deswegen tun Sie das.› Ich überschütte ihn mit Mitgefühl und sage ihm, daß mir weh zu tun ihn nur noch mehr von sich selbst entfremden würde. Er hört mich an und geht weg. Dieses Ende fühlt sich auch gut an, aber es ist nicht mein liebstes.»

Als sie die dritte Version ihrer Phantasie erzählt, hält sie bald nichts mehr auf ihrem Stuhl, so aufgeregt ist sie. Sie spricht schnell, ihre Arme gestikulieren wild, als sie den nachfolgenden Kampf schildert: «In meiner liebsten Version geht der Mann auf mich los, und ich benutze alle meine Selbstverteidigungsgriffe. Mit einem gezielten Hieb kratze ich ihm in die Augen. Als er sich runterbeugt und sich vor Schmerz das Gesicht hält, verpasse ich ihm mit dem Knie eins gegen den Kopf. Ich nehme ihn in den Schwitzkasten und ziehe ihn zu Boden. Ich mache weiter, bis er leblos am Boden liegt, mit dem Gesicht im Dreck.»

Brynns Phantasie wird komplexer, wenn sie sich dann ausmalt, wie die Polizei kommt. Bei Sirenengeheul und blinkenden Blaulichtern erzählt sie den Polizisten, wie der Mann sie angegriffen und sie sich zur Wehr gesetzt hat. Anstatt gebeugt und klein wie ein verängstigtes Opfer dazustehen, geht sie im Bewußtsein ihrer Stärke ganz aufrecht. «Sie kommen nicht einmal auf die Idee, mich des Mordes zu beschuldigen, sondern informieren die Medien. Ich bin eine Heldin.»

In der Schlußszene ihrer Phantasie posiert Brynn für die Fernsehteams. Triumphierend steht sie über ihrem Angreifer, der sich als berüchtigter Sexualverbrecher entpuppt. Sie sieht sich, mit einem Fuß auf seinem Rücken, den Arm hoch erhoben. «Ich empfinde Gerechtigkeit. Es ist, als ob mein ganzer Körper glüht. Ich fühle mich sexuell geladen und sehr, sehr lebendig.»

Brynns stärkste erotische Assoziationen haben immer noch mit Gewalt und Macht zu tun. Aber in ihrer Lieblingsphantasie ist sie kein Opfer. Sie ist eine Kämpferin und eine tapfere Beschützerin anderer Frauen. Ganz so wie die starke Person, zu der sie im wirklichen Leben geworden ist.

*

Alle drei Frauen haben ihre sexuellen Phantasien als wertvolle Informationsquelle erkannt, auf die zu hören es sich lohnt – ein Leben lang. Die gedankliche Auseinandersetzung mit ihrem Phantasieleben führte sie nicht nur zu wichtigen Selbsterkenntnissen, sondern auch zur bewußten Umsetzung dieser Einsichten. Wenn wir nur wollen, können wir alle gleichermaßen von den Botschaften unserer Phantasien profitieren.

Wenn wir uns mit unserem Phantasieleben beschäftigen wollen, so gehört es dazu, über alle bisherigen Phantasien nachzudenken. Wir sollten uns ihre verschiedenen Wandlungen und ihre Funktionen in den Phasen unseres Lebens bewußtmachen. Es ist, als würden wir auf einer Gartenbank Platz nehmen und jene innere Welt betrachten, die unser Unterbewußtsein geschaffen hat. Wir sollten unseren Blick über diese Landschaft schweifen lassen und uns aller Wertungen enthalten. Dann können wir die Fragen stellen, die Muster und Zusammenhänge erkennen lassen:

- Wie haben sich meine sexuellen Phantasien im Laufe der Zeit entwickelt?
- Wie verhalten sich meine sexuellen Phantasien gegenüber meinen realen sexuellen Erfahrungen?
- Inwiefern haben meine sexuellen Phantasien mein Verhalten in intimen Beziehungen beeinflußt?
- Welche Formen sexueller Stimulation aus meinen Phantasien würde ich in der Realität gerne öfter erleben?

Eben weil es um *sexuelle* Phantasien geht, ist es doch ganz natürlich, sie heranzuziehen, um unser Sexualleben zu verbessern. Manche Frauen machen prompte und wichtige Entdeckungen über ihren Sexualstil, wenn sie analysieren, welche Gefühlsarten und Rollen in ihren Phantasien vorherrschend sind. Ausgehend von dieser Information experimentieren sie dann mit für sie neuen Arten, Sex zu genießen, wobei sie sich auf die Fühlweisen und Beziehungsdynamiken konzentrieren, die ihnen von sich aus am meisten zusagen.

Eine Frau fand zum Beispiel heraus, daß es die visuellen Momente ihrer Phantasien sind, die sie zum Höhepunkt bringen. In ihrer Lieblingsphantasie kommt eine erotische Stripteaseszene vor. Anstatt also im Dunkeln Sex zu machen und sich nur von der Phantasie erregen zu lassen, schaltet sie jetzt manchmal das Licht im Schlafzimmer an, um sich und ihren Liebhaber bewußt beim Auskleiden zu beobachten. Einer anderen Frau wurde bewußt, daß sie oft die Phantasierolle einer Wilden Frau annimmt, die einen Fremden verführt. Ihr wirkliches Liebesleben ist aufregender geworden, seit sie versucht, beim Liebesspiel mit ihrem Mann, wie ihr bevorzugter Phantasiecharakter bestimmter aufzutreten.

So wie Phantasien wichtige Informationen über Sex bereithalten, vermitteln sie auch Einsichten, die wir unseren Beziehungen zugute kommen lassen können. Manche Frauen erkennen zum Beispiel, daß ihre Phantasiebeziehungen etwas Aufregendes haben – ein Element, das sie gern auch in ihre realen Beziehungen einfließen lassen würden. Die Beschäftigung mit Phantasieinhalten kann Frauen auch dazu verhelfen, ungelösten Kummer aus früheren Beziehungen aufzudecken, den sie überwinden müssen, um ihre jetzige Beziehung richtig genießen zu können.

Unsere Phantasien geben uns auch Aufschluß über unser sexuelles Selbstwertgefühl. Wenn wir in unseren Phantasien das Modell einer Frau aufbauen, die ihre sexuelle Energie ohne Vorbehalte annimmt, könnte es durch diese Anregung leichter fallen, das Gefühl zu entwickeln, diesen Genuß auch als reale Person zu verdienen.

Schon ein grober Überblick über unser Phantasieleben hat etwas Faszinierendes. Vielleicht sind wir neugierig, welche

Bedeutung bestimmte Phantasien haben mögen. Als nächstes beschreiben wir einige Hilfsmittel und Techniken, die uns einen genaueren Blick auf eine bestimmte Phantasie verschaffen. Wie wir im nächsten Kapitel sehen werden, führt der Zoom auf eine einzelne Phantasie oftmals zu überraschenden und persönlich bedeutsamen Einsichten.

Gezielte Erkundungen

Die Erforschung sexueller Phantasien beschert uns oft sogenannte Aha-Erlebnisse. Dann nämlich, wenn wir Zusammenhänge zwischen unseren Phantasien und unserem übrigen Leben herstellen. Erleuchtungen dieser Art können uns manchmal wichtige Dinge über uns selbst vermitteln, die sich in der Folge gezielt einsetzen lassen, um Leidenschaft und Lust zu vergrößern.

Wir sind nicht darauf angewiesen zu warten, daß solche Durchbrüche von alleine passieren. Wenn wir direkter und aktiver darangehen, den Inhalt unserer sexuellen Phantasien zu erkunden, können wir faszinierende neue Einsichten zutage fördern.

Eine Erkundungstechnik, die von vielen Frauen als hilfreich empfunden wird, besteht in der Vorstellung, man würde seine Phantasie auf einer Bühne inszenieren. Es ist kein Zufall, daß wir für eine gezielte, bewußte Erkundung sexueller Phantasieinhalte das Bild des Theaters heranziehen. Schon eine der ersten Psychoanalysepatientinnen überhaupt, eine Frau namens Anna O., umschrieb ihr Phantasieleben als ein «privates Theater».

Damit prägte sie einen stehenden Ausdruck, von dessen Gebrauch jede Frau profitieren kann. In der Tat schreiben *wir* die Stücke für unsere eigenen Phantasien, bestimmen die Handlung, die Themen, die Charaktere und den Schauplatz, alles aus einer ganz persönlichen Motivation heraus. Genau wie ein sorgfältig aufgebautes Stück zeigen auch sexuelle

Phantasien meist einen Spannungsaufbau bis hin zu einem Höhepunkt und einer Lösung. Und indem wir uns unsere Phantasien auf einer Bühne vorstellen, bekommen wir auch eine Vorstellung davon, welche Theaterform am besten zu unserer individuellen Phantasie paßt – vielleicht eine Lasershow mit pulsierenden Lichtern und Geräuschen oder aber eine Shakespeare-Bühne und Dialoge in Versform.

Wenn wir uns bewußt mit den Geschichten und Gefühlen beschäftigen, die da in unserem geistigen Theater ablaufen, können wir eine Menge über unseren Sexualstil lernen und zu einem tieferen Selbstverständnis gelangen. In manchen Fällen kann diese bewußte Erforschung auch eine emotionale Heilung herbeiführen. Gewiß kann es jedem etwas bringen, seine sexuellen Phantasien einer näheren Betrachtung zu unterziehen. Doch sollte natürlich jede Frau selbst entscheiden, ob sie ihr Phantasieleben lieber rätselhaft und unerforscht lassen möchte oder ob sie bei einer bestimmten Phantasie den Vorhang öffnen und sehen möchte, was sich auf der Bühne präsentiert.

Bei einer gezielten Erkundung sollen einzelne Aspekte einer Phantasie isoliert werden, so daß man die Einzelheiten der Handlung, des Themas, der Charaktere und des Schauplatzes gesondert untersuchen kann. Da Phantasien, wie Träume, häufig sehr symbolhaft sind, kann ihre Bedeutung versteckt oder zumindest nicht offensichtlich sein. Wenn wir uns nun eine bestimmte Phantasie vornehmen und ihren Inhalt aus verschiedenen Blickwinkeln betrachten, haben wir Chancen, ihr wichtige und eventuell auch versteckte Details zu entlokken.

Dieses aktive Herangehen gleicht oft dem Lösen eines Rätsels. Wir stöbern nach Anhaltspunkten, die uns helfen zu verstehen, wie unsere erotische Illusion funktioniert. Wir können uns selbst neugierige Fragen stellen, um so herauszufinden, was die sexuelle Hitze eines Bildes, einer Szene, einer Empfindung oder eines Themas in einer bestimmten Phantasie ausmacht.

Nur wir selbst sind in der Lage, die Inhalte unserer Phantasievorstellungen zu enträtseln, denn es gibt keinen generell verbindlichen Kode, mit dem sich diese äußerst persönlichen Symbole entschlüsseln ließen. Das kann nur funktionieren, wenn wir unserer Intuition vertrauen und uns genügend Zeit für unser Urteil lassen.

Die Inszenierung von Phantasien auf einer imaginären Bühne kann zwar eine wirksame Methode sein, um die Einzelheiten herauszuarbeiten, aber es gibt keine Garantie, wie man sich fühlt, wenn man all diese Feinheiten erst verstanden hat. Wie wir im folgenden hören werden, freuen sich manche Frauen über das, was sie entdecken. Andere sind erleichtert. Und manche sind beunruhigt. Wenn wir unsere Phantasien so genau analysieren, laufen wir durchaus Gefahr, eben das Geheimnisvolle zu zerstören, was die Phantasie so sexuell erregend gemacht hat. Andererseits gewinnen wir Selbsterkenntnisse, die uns zu einem noch befriedigenderen Phantasieleben verhelfen und vielleicht auch unser Sexualleben verbessern können. Bei ungewollten Sexualphantasien kann man durch dasselbe Vorgehen die Grundlagen für eine künftige Heilung schaffen.

*

Karen, eine siebenunddreißigjährige Krankengymnastin, fühlte sich dazu motiviert, ihr Phantasieleben gründlicher zu erforschen, als sie in dem freundlichen, liebevollen Thomas endlich den richtigen Mann für sich gefunden zu haben glaubte. «Ich wollte so sehr, daß diese Beziehung hält», erzählte sie. «Aber ich spürte, wie sie schon wieder in die Krise geriet, genau wie bei allen anderen vorher.» Da ihre sexuellen Phantasien sie so sehr verwirrten, hatte sie Sex mit Thomas weitgehend gemieden, obwohl sie sich nach seiner Berührung sehnte. «Jede Berührung von ihm sog ich begierig auf. Ich liebte es, wenn er mich fest umarmte, mich kitzelte oder meinen Körper massierte», sagte sie. «Aber sobald es sexuell wurde, machte ich dicht, um meine Phantasien abzublokken.» Abstinenz war für Karen schon seit Jahren der einzig sichere Weg, sich ihre störenden Phantasien vom Leib zu halten.

Bevor sie Thomas kennenlernte, tröstete sich Karen immer wieder damit, daß der richtige Mann ihr Phantasieproblem schon lösen würde. «Ich habe mir immer eingeredet, ich würde jemand ganz Besonderes treffen. Wir würden Liebe machen können, und es wäre jedesmal wundervoll.» Mit dem richtigen Partner hoffte sie, sich beim Sex auf die Gegenwart konzentrieren zu können, «anstatt immer in diese andere Welt in meinem Kopf abzudriften, in der Dinge passieren, die sich total konträr zu dem anfühlen, was wirklich beim Liebesspiel abläuft.»

Nachdem sie Thomas kennengelernt hatte, mußte Karen jedoch erkennen, daß «jemand anders meine Phantasien nicht vertreiben kann. Ich muß mich selber damit auseinandersetzen». Zudem gab ihr das geheime Phantasieleben das Gefühl, unehrlich zu sein, «obwohl ich doch immer behauptete, daß ich in meinen Beziehungen ehrlich sein wollte».

Dieses Mal, beschloß Karen, würde sie nicht zulassen, daß sie durch ihre Phantasien einen weiteren Partner verliert. Knapp vor der Krise rang sie sich dazu durch, sich selbst gegenüber offener zu sein und sich mit den sexuellen Phantasien auseinanderzusetzen, die sie verwirrten, seit sie ein kleines Mädchen war. Sie machte sich daran, ganz genau aufzudekken, was in diesem privaten Theater gegeben wurde.

Wir können erfassen, was uns eine bestimmte Phantasie sagen will, indem wir den Plot oder die Handlung analysieren. Der Plot bildet oft die Grundlage, zu der sich viele andere Details und Bedeutungsschichten gesellen.

Wir erleben Phantasien oft als flüchtige und kurze Impressionen. Doch wir können sie einfangen, indem wir sie niederschreiben oder auf Band sprechen. Allein dadurch, daß wir die Story so konkret werden lassen, können wir unser Phantasieleben schon ein wenig entmystifizieren. So fühlen wir uns gewappnet, tiefer zu gehen.

Für Karen war es die richtige Methode zum besseren Verständnis ihrer Phantasien, ein Tagebuch zu führen. Indem sie ihre Phantasien aufschrieb, so hoffte sie, würde sie hinter die ganze Geschichte kommen, an die sie so oft beim Sex denken mußte. «Während meiner Phantasien bin ich wie in einem anderen Zustand», erklärte sie. «Da sind nur noch Gefühle und Empfindungen. Nichts geschieht in Worten. Deswegen wußte ich auch nicht, wo ich überhaupt anfangen sollte, nach einer Bedeutung zu suchen. Ich wollte es aufschreiben, damit ich die Story einmal vor mir sehe.»

Karen startete ihren ersten Versuch mit einer vagen Erinnerung an eine Phantasie, in der es um eine Orgienszene in der Wohnung eines Fremden ging. Sie begann mit dem reinen Handlungsfaden, dann fielen ihr immer mehr Einzelheiten ein. Manchmal hielt sie inne und schloß die Augen, um die Erinnerung näher zu holen. Sie stellte sich dann Leitfragen wie: «Und was passiert *dann*?» Als sie fertig war, bemerkte sie zu ihrer Überraschung, daß sich ihre Phantasie wie ein Skript las, mit einer Handlung, die einen Anfang, eine Mitte und ein Ende hatte. «Ich hatte mir diese Struktur vorher nie bewußtgemacht.»

Nachdem Karen die Handlung ihrer Orgienphantasie skizziert hatte, gab es einen konkreten Text, den sie nun auseinandernehmen konnte. Als nächstes ging sie daran, die Teile der Geschichte zu unterstreichen, die sie am erregendsten fand. Dies sollte ihr helfen herauszufinden, welche Funktion die Phantasie für sie erfüllte. Dann beschloß sie, der Phantasie den Titel «Die Wohnungsverwechslung» zu geben. Sie las sich folgendermaßen:

> Ich will meine Tante besuchen, klingle aber versehentlich an der falschen Wohnungstür. Ein Mann, nur mit einem Handtuch bekleidet, öffnet die Tür. Er ist hoch erfreut, mich zu sehen, und zieht mich hinein. Sofort wird mir klar, daß ich in eine wilde Junggesellenparty geraten bin. Der Gastgeber hält mich irrtümlich für eine Stripperin, die er für den Abend engagiert hat, ebenso wie eine andere Frau, die ich im Raum entdecke. Sie ist bereits heftig in eine Gruppensexszene mit einigen Gästen verwickelt. Der Mann sagt, er habe mich schon erwartet, gibt mir 600 Dollar, zieht meinen Pulli hoch und fängt an, mit meinen Brüsten zu spielen. Ich komme nicht dazu, ein Wort zu sagen. Da er nur mit dem Handtuch bekleidet ist, kann ich leicht seine vorstehende Erektion sehen. Zufällig trage ich heute sexy neue Unterwäsche unter meiner konservativen Kleidung – ein modischer Kniff, den der Mann toll findet. Als die anderen männlichen Gäste mich bemerken, ziehen sie mich in eine Orgienszene hinein. Die sexuelle Energie wird zum Taumel, als ich von allen Seiten von Männern stimuliert werde – sie saugen an meinen Brüsten, nehmen mich von hinten, grapschen mir an den Po –, bis ich zum Orgasmus komme. Dann bricht meine Phantasie abrupt ab.

Als sie ihre «Wohnungsverwechslungsphantasie» so greifbar schwarz auf weiß vor sich hat, stellte Karen überrascht fest, daß sie sich jetzt dabei ganz anders fühlte. Sie verurteilte sich nicht so sehr dafür und war auch weniger beschämt. Die

Phantasie beunruhigte sie nicht in dem gleichen Maße wie früher, wenn sie ungebeten beim Sex in ihre Gedanken platzte. Wie es viele andere Frauen erleben, die bei Workshops oder im Gespräch ihre Phantasien aussprechen, war es Karen nun nicht peinlicher, als wenn sie über einen merkwürdigen Traum nachdenken würde.

Als sie sich fragte, was die Phantasie so erotisch machte, fiel ihr auf, welches Maß an sexueller Stimulation ihre Phantasiefigur von den Männern erfährt. Zum erstenmal wurde ihr bewußt, wie sehr auch die visuellen Aspekte von Sex zu ihrer Erregung beitragen. Bei näherer Betrachtung der Handlung erkennt sie, daß sich ihre Figur vom Begehren der Männer überwältigen läßt. Die Frau, eine Prinzessin, hatte keine sexuellen Absichten. Es geschah einfach, bevor sie überhaupt an Protest denken konnte. Die Passagen, die Karen unterstrichen hatte, hatten alle mit den zufälligen Umständen zu tun, die zu der sexuellen Begegnung geführt hatten.

«Obwohl das etwas ist, was ich mir niemals freiwillig aussuchen würde, sehe ich, daß es in der Vorstellung unglaublich aufregend ist. Das schöne daran ist, daß es alles zufällig ist», sagt Karen. «Das Mädchen kommt da rein, völlig ahnungslos. Sie hat das nicht geplant und wußte auch nicht, wo sie da hineingerät. Sie hat sich einfach nur in der Tür geirrt. Sie trägt keine Schuld und keine Verantwortung dafür, daß sie in diese Szene geraten ist.» So verstanden konnte Karen sehen, daß ihre Phantasie eigentlich ziemlich clever war. Sie hatte ihr dazu verholfen, Sex genießen zu können, indem sie ihr die Schuldgefühle über das sexuelle Stimuliertwerden nahm.

Karens Phantasie nahm die Form einer Erzählung an, als sie sie in Worte faßte. Sind unsere Phantasien eher skriptlos, können wir unsere Eindrücke von diesen sensorischen Erfahrungen niederschreiben. Wir können uns zum Beispiel fragen, wie sich die Empfindungen anfühlen, was sie so erotisch macht, welchen anderen Erfahrungen sie möglicherweise gleichen oder ob sich die Empfindungen stets auf dieselbe Weise entfalten. Wenn wir eine skriptlose Phantasie einmal so betrachten, entdecken wir vielleicht, daß sie sich auf einer Zeitachse entwickelt oder zumindest eine Struktur mit Anfang, Mitte und Ende hat, die unseren sexuellen Reaktionszyklus imitiert.

Eine Frau erfaßte zum Beispiel das Wesen ihrer flüchtigen sensorischen Phantasie, als sie sie mit den folgenden Worten zu Papier brachte: «Wenn ich nach Worten suche, um sie zu beschreiben, empfinde ich die Küsse meines Liebsten wie *dicke Regentropfen* an einem *schwülen Sommertag. Die Hitze steigt* wellenartig durch die *Nässe.* Mein Körper pulsiert vor Energie, und *mein Blut ist heiß vor Lust.* Wenn ich erregt werde, steigern sich diese Gefühle von *Hitze und Feuchtigkeit.* Ich erkenne, daß ich Sex am liebsten mag, wenn er richtig körperlich wird, sogar ein bißchen *schweißnaß.*»

Eine solche schriftliche Fixierung macht die Phantasie greifbarer und ermöglicht es, sie jenseits von sexueller Erregung zu analysieren. Gleichzeitig bringt das Aufschreiben die Phantasie mehr in den Bereich unserer bewußten Kontrolle. Dies kann besonders hilfreich sein, wenn es um Phantasien geht, die man als störend oder unkontrollierbar empfindet. Karen zum Beispiel entschied bewußt, wann sie sich an ihr Tagebuch setzen und sich auf ihre Phantasiewelt einlassen wollte. Weil sie ihre Phantasie, in Worte gefaßt, schwarz auf weiß auf Papier sehen konnte, war es Karen möglich, sie nicht mehr als bösartig und bedrohlich zu empfinden. In dieser Form sah ihre Phantasie nicht mehr wie etwas aus, das die Macht hätte, sie zu beherrschen. Nachdem sie die Geschichte ihrer Phantasie erzählt hatte, war Karen neugierig darauf, was sie bei einer weiteren Erkundung entdecken würde.

Was ist das Thema?

Als nächstes können wir nach einem Thema oder Leitmotiv suchen, das bestimmte Phantasien erotisch macht. Auch wenn sich die Einzelheiten der Handlung von einer Phantasie zur nächsten oder im Laufe der Zeit ändern, machen Frauen oft die Entdeckung, daß ihren Phantasien ein vertrauter Grundton gemeinsam ist. Solche Themen lassen sich häufig dadurch ausmachen, daß man einmal von den Details Abstand nimmt und nach allgemeinen Mustern oder Ähnlichkeiten im Inhalt Ausschau hält. Bestimmte Machtkonstellationen können beispielsweise vorhersagbar wiederkehren. Die Charaktere innerhalb der Phantasien können immer wieder gleich aussehen oder sich gleich verhalten. Eine bestimmte Phantasierolle, etwa die der Prinzessin, der Wilden Frau oder der Voyeurin, erhält einen deutlichen Vorzug. Um die Bedeutung eines wiederkehrenden Themas würdigen zu können, sollten wir uns fragen, welche Gefühle es in uns auslöst, warum wir es erotisch finden und wie es sich zu anderen Themen in unserem Leben verhält.

Auf der Suche nach einem Thema verglich Karen beispielsweise ihre «Wohnungsverwechslung» mit anderen Phantasien, die sie ebenfalls in ihrem Tagebuch festgehalten hatte. «Unabhängig von den Umständen bekommt das Mädchen in allen diesen Phantasien immer eine Menge Aufmerksamkeit, auch wenn die Männer sie dabei ausnutzen. Bei meinen realen sexuellen Erlebnissen», überlegt sie, «habe ich einige Jungs an der High-School an mich rangelassen, weil ich mich nach Aufmerksamkeit sehnte. Mit Thomas, meinem jetzigen Partner, ist unser Liebesleben immer dann besonders schön für mich, wenn er richtig aufmerksam ist. Wenn er sich die Zeit nimmt, mein Haar zu streicheln, mich zu knuddeln, mit mir zu balgen, all so was, dann weiß ich, daß ich mehr von dem sexuellen Erlebnis haben werde.» Dieses Muster ließ Karen erkennen, daß der Wunsch nach Aufmerksamkeit ein wichtiges Thema ihrer Phantasien und ihres wirklichen Lebens ist.

Heidi, eine Geschäftsfrau in den Zwanzigern, kam darauf, daß es in ihren Phantasien immer um ein sexuelles Täuschungsmanöver zwischen einem älteren Mann und einer High-School-Schülerin geht. Der Mann ist zum Beispiel ein Lehrer und das Mädchen eine Schülerin, die er unter einem Vorwand nach der Stunde im Klassenraum zurückhält. «Sobald er mit dem Mädchen allein ist, kann er sich nicht mehr beherrschen. Sie ist so begehrenswert, er muß sie einfach haben. Die Tatsache, daß das ein Tabu ist, macht es um so aufregender.»

Heidi entdeckt das vorherrschende Thema der sexuellen Täuschung auch noch in einer anderen Facette ihrer Phantasie. Das Mädchen gibt sich nur den Anschein von Unschuld, so daß sie das Verlangen des Mannes wecken kann. Als sie ihre eigene Rolle in der Phantasie untersuchte, sah sie sich selbst als Wilde Frau, die sich als Prinzessin verkleidet. Im wirklichen Leben identifiziert sie sich sehr stark mit dem Mädchen. «Ich liebe es, einen Mann sexuell an der Nase herumzuführen, ihn denken zu lassen, es sei alles seine Idee. In Wahrheit habe ich aber alles geplant. Ich weiß immer, was ich will, und ich ziehe immer die Fäden.»

Nachdem sie über das Thema ihrer Phantasien nachgedacht hatte, erkannte Heidi, daß sie ihren Wunsch widerspiegeln, im wirklichen Leben eine sexuelle Abenteurerin zu sein. «Ich will nicht so werden wie meine Mutter, die immer voller Hemmungen und Ängste war. Sie war für mich nie ein gutes Vorbild dafür, wie man Sexualität genießt. Deswegen bin ich bewußt in die andere Richtung gegangen», stellt sie fest, «und habe genußvolle sexuelle Abenteuer gesucht.»

Patti, eine fünfunddreißigjährige Sonntagsschullehrerin, stellte bei näherer Betrachtung ihrer zunächst zusammenhanglos erscheinenden Phantasieversionen fest, daß sie ein gemeinsames Thema hatten. Auch in ihren Phantasien ging es um eine Täuschung zwischen einem Mann und einem Mädchen. Anders als Heidi sah sich Patti aber in ihren Phantasien als echtes Opfer. Sie fühlte sich davon abgestoßen, auch wenn ihre Phantasien sie zuverlässig zum Orgasmus führten. In einer Variante stellte sich Patti ein kleines Mädchen vor, dessen Mutter gerade gestorben ist. Sie kommt aus der Schule nach Hause, und da ist ein Mann, der sie tröstet. Er nimmt sie auf seinen Schoß, und sie sehen zusammen fern. Allerdings nicht ihre geliebten Zeichentrickfilme, sondern Pornos. In einer anderen Phantasie veranstaltet der Mann mit dem Mädchen ein Picknick auf dem Küchenfußboden. Es beginnt spielerisch, mit köstlichem Essen und Kartenspielen, wird aber sexuell, als der Mann anfängt, ihre Genitalien zu berühren und zu streicheln. Die ganze Zeit über tröstet er sie flüsternd. In einer weiteren Version phantasiert Patti, das Mädchen und der Mann würden zusammen ein Schaumbad nehmen. Wieder ist erst alles harmlos und spielerisch, bis der Mann ihre Genitalien berührt. «Und jetzt gehen wir hinein», sagt der Mann zu dem Mädchen und steckt seinen Finger in ihre Scheide.

Als Patti alle diese Versionen nebeneinander betrachtete, wurde allmählich ein Muster erkennbar. «Der Mann gibt immer vor, freundlich und liebevoll zu dem Mädchen zu sein, aber seine Freundlichkeit ist nur Heuchelei. Es ist ein Trick. Damit ködert er sie, um sie dann zu mißbrauchen», erklärte sie. «Das Mädchen ist wirklich unschuldig. Sie will keinen Sex, sie will nur Anlehnung.» Patti erkannte jetzt, daß sich all ihre Phantasien um Täuschung drehten und daß dies auch einem Thema nachempfunden war, das sie in Büchern und

Filmen immer als besonders erotisch empfunden hatte. Doch erst als sie dieses Thema in Worte faßte, wurde ihr bewußt, wie unfair diese Szenarien gegenüber dem Mädchen waren. «Das Mädchen brauchte Schutz, und statt dessen wurde sie immer nur betrogen und benutzt», sagte sie. Zum erstenmal verweigerte Patti diesem Mann ihrer Phantasie das Recht, das Mädchen so zu benutzen. Nach dieser Entdeckung wollte sie diese Vorstellung nicht mehr in ihrem Kopf haben.

In diesem Fall etwa wählt man nicht den Weg, die Geschichte im Detail zu erzählen, um die erotischen Elemente zu analysieren. Wenn man, wie Patti, auf ein Schlüsselthema einer Phantasiewelt stößt, ist eine andere Methode denkbar, die betreffenden Phantasien auf den Kern zu reduzieren. «Es ist ein Erotikthriller», stellte eine Frau fest, die diese Technik anwandte, «wobei die Thrillerdimension das Herzklopfen der sexuellen Erregung verstärkt.» Eine andere Frau sagte, ihre Phantasien wären «wie ein Ausschnitt aus einem Liebesroman. Es geht immer darum, daß sich zwei Herzen, zwei Seelen treffen.» Eine Frau, deren Phantasien stets damit enden, daß sie eine dominante Dame wird, die nach ihren Wünschen befriedigt wird, beschrieb ihr Thema so: «Es geht darum, daß ich bekomme, was ich will, sozusagen mein sexuelles Emanzipationsdrama.»

Sehr häufig stellen die Frauen fest, daß ihr Hauptthema mit allgemein-menschlichen Bedürfnissen zu tun hat. Zum Beispiel mit dem Wunsch, angenommen, geliebt, umsorgt oder auch begehrt zu werden. Adrienne etwa hatte eine wiederkehrende Phantasie, in der sie ihrem Exmann einen erotischen Tanz auf einem Spültisch vorführte, während er den Abwasch erledigte. Die Phantasie irritierte sie, weil sie annahm, sie bedeutete, daß sie immer noch gerne Sex mit ihrem Exmann hätte. Nach ihrer Scheidung heiratete sie einen anderen Mann, den sie für gutmütiger und mitfühlender hält. Ihr wäre es lieber, wenn sich ihre sexuellen Phantasien auf ihren neuen Partner, anstatt auf ihren früheren Ehemann, konzentrieren würden.

Als Adrienne diese Phantasie in Worte faßte, sah sie, daß ihre Figur die Rolle einer Domina spielte, die ihren früheren Mann nicht nur zur Hausarbeit verdonnerte, sondern ihm auch befahl, sie oral zu befriedigen, während seine Hände tief im Spülwasser steckten. Sie schrieb:

> Ich stelle mir vor, daß mein Exmann ein wunderbares Abendessen gekocht hat, und ich komme oben ohne an den Tisch. Mein Busen ist sehr groß, und er kriegt seine Augen nicht davon weg. Ich sage ihm, er kann mich anschauen, aber er muß erst den Abwasch machen. Als er am Spülbekken steht, steige ich auf allen vieren auf die Spüle, mit dem Po zu ihm. Ich fange an zu tanzen und entledige mich des knappen Fetzens, den ich trage. Er bettelt darum, mich berühren zu dürfen. Ich sage ihm, daß er erst seine Arbeit fertigmachen muß. Während er weiter abspült, sagt er mir, wie schön meine Schamlippen sind. Schließlich lasse ich ihn loslegen und mich aufessen.

Beim Vergleich dieser Phantasie mit anderen erkennt Adrienne, daß es in allen darum geht, etwas zu tun, was die Aufmerksamkeit eines Mannes erregt. In einer anderen Phantasie etwa stellt sie sich vor, sie stünde in einem Vortragssaal im grellen Scheinwerferlicht und absolviere vor einem ausschließlich männlichen Publikum eine Verkaufspräsentation. Doch anstatt auf ihre Präsentation zu achten, starren die Männer nur auf ihre großen Brüste und ihre langen, wohlgeformten Beine.

Gefragt, warum sie sich wohl nach männlicher Aufmerksamkeit sehnt, präsentiert sie spontan eine Antwort, die sie selbst überrascht. «Ich fühlte mich immer unsichtbar für meinen Vater. Meine Mutter war eine starke Kraft in meinem

Leben, aber mein Vater war etwa so einnehmend wie ein Tisch. Es war, als würde er mich nicht einmal wahrnehmen. Er war wie ein Möbelstück in unserem Haus.» Als sie weiter über ihre Spültischphantasie nachdenkt, wird ihr plötzlich bewußt, wie sehr ihr Exmann ihrem Vater im Aussehen und Benehmen ähnelte. Keiner der beiden Männer, so wird ihr weiter klar, konnte ihr die nichtsexuelle Aufmerksamkeit geben, die sie wollte. Doch in ihrem Phantasieleben fand sie einen Ausweg: Sie nutzte ihre sexuelle Energie dazu, sich an den Männern zu rächen und ihr Bedürfnis nach männlicher Aufmerksamkeit kurzzeitig zu befriedigen. Nachdem ihr diese vergrabene Botschaft bewußt geworden war, bemerkte Adrienne, wie ihre Fixierung auf diese Phantasie langsam nachließ. Ihre neuen, angenehmeren sexuellen Gedanken drehen sich um eine Angebetetenbeziehung mit ihrem jetzigen Mann.

Wer ist auf der Bühne?

Als nächstes können wir uns die Figuren in unseren Phantasien vornehmen. So, als würden wir sie mit einem Scheinwerfer anstrahlen, um alles an ihnen auszuleuchten, und ihnen ein Mikrofon in die Hand drücken, damit wir hören können, mit welchen Motiven sie in unserer Phantasie auftreten. Auf diese Weise gewinnen wir eine bessere Vorstellung von den Eigenschaften der Charaktere unserer Phantasieskripts.

Als Karen zum Beispiel die Figuren ihrer «Wohnungsverwechslung» genauer betrachtete, fiel ihr auf, daß keine ein klar umschriebenes Gesicht hatte. Obwohl sie sich sehr stark mit der Frau, die irrtümlich in diese Wohnung kam, identifiziert, sagt sie: «Mir wurde klar, daß sie nicht wirklich ich ist. Es ist, als würde ich dieser Frau zusehen und alles fühlen, was sie fühlt. Ich bin eher eine Voyeurin. Wenn die Frau geil wird, werde ich es auch.»

Während Karen kaum Genaueres über die Gesichter der Männer sagen konnte, beobachtete sie, daß sie alle in einem Zustand höchster sexueller Erregung waren, und alle Beteiligten hielten es offensichtlich für vollkommen in Ordnung, Frauen zu ihrem sexuellen Vergnügen zu benutzen. Tatsächlich, so erkannte Karen, erinnerte der sexuelle Appetit dieser Männer sie an ihren älteren Bruder und sein Interesse für Pornographie. Als junges Mädchen war sie oft von ihrem Bruder in den Keller gelockt worden, wo er seine Tittenheftchen versteckte. Im nachhinein hält sie diese Episoden für den Beginn ihres Phantasielebens und sieht, wie diese Art von männlicher Sexualenergie, die sie als Mädchen kennengelernt hat, in ihrer Phantasiebesetzung mit geilen Junggesellen weiterlebte. Genau wie ihr Bruder schienen diese Männer ihre Sexualität in einer separaten Welt abseits der Realität auszudrücken, in der die normalen Verhaltensregeln nicht gelten.

Karen mußte ein wenig Detektivarbeit leisten, um die anonymen Männer in ihren Phantasien zu konkretisieren. Andere Frauen werden die Personen in ihren Phantasien vielleicht leichter erkennen, müssen aber tiefer gehen, um dahinterzukommen, warum sie dort sind. Eine junge Frau mit Namen Carla mußte sich zum Beispiel nicht lange fragen, wer in ihrer Lieblingsphantasie mitspielte. Sie wußte, das war sie selbst und fünf ihrer engsten Bekannten. Sie wollte sich diese Figuren genauer ansehen, um herauszufinden, warum sie stets in der gleichen sensorischen Phantasie auftauchten.

Carla schrieb eine kurze Zusammenfassung ihrer Phantasie direkt nach dem Masturbieren, bevor ihr die Einzelheiten wieder aus dem Bewußtsein entschlüpfen konnten.

> Ich bin ich selbst, auf einem Bett oder auf dem Boden. Dieser Raum, in dem ich bin, ist ziemlich dunkel, nur Kerzenlicht flackert. Um mich herum sind fünf Personen, die mich alle auf verschiedene Art verwöhnen.

Carla wurde auf einmal bewußt, daß sie kaum phantasierte, wenn sie sich mit ihrem Freund liebte, mit dem sie ein aktives Sexleben teilte. Sie waren vor kurzem in eine gemeinsame Wohnung gezogen und machten Zukunftspläne zu zweit. In ihrer Phantasie, die sie beim Masturbieren benutzte, stellte sich Carla vor, wie sie von allen fünf Personen mit sexuellen Freuden bedacht würde. Sie schilderte die Phantasie weiter:

> Das Wesentliche ist nicht der Schauplatz oder die Handlung, sondern die emotionale Beziehung, die ich zu diesen Menschen habe. Sie sind meine engsten Freunde und Liebhaber. Einer davon ist mein jetziger Freund, mit dem ich ein gemeinsames Leben verbringen möchte. Ein anderer ist ein Exfreund, mit dem ich vor ein paar Jahren eine wilde und heiße sexuelle Affäre hatte. Dann ist da eine Frau, die für mich eine Göttin ist, die Personifizierung von Sex. Der vierte Beteiligte ist ein unglaublich attraktiver Dichter, mit dem ich eher platonisch befreundet bin (bis auf das eine Mal, als wir uns geküßt haben). Die fünfte ist meine beste Freundin aus der siebten Klasse. Sie und ich machten ein paar süße sexuelle Entdeckungen zusammen, als wir noch viel jünger waren. Und ich? Ich sehe aus wie Kim Basinger in dem Film *9 1/2 Wochen*, meinem liebsten Erotikthriller.

Auf einer Ebene war Carlas Phantasie offen erotisch: fünf Figuren, die alle zu ihrem sexuellen Vergnügen beitrugen. «Da sind fünf Paar Hände, Münder, Geschlechtsteile, alle mir zu Gefallen. Sie wissen einfach, wie ich es mag.» Die Phantasie war dazu geeignet, ihr durch alle möglichen Formen der körperlichen Stimulation sexuell einzuheizen, doch spürte sie auch eine darin enthaltene emotionale Botschaft.

Jede Figur, so erkannte sie, steuerte einen Schlüsselaspekt dazu bei, was sie unter einer idealen Beziehung verstand. Jeder von ihnen fügte ein wichtiges Stück zum Ganzen hinzu.

Um dahinterzukommen, was diese fünf besonderen Menschen ihr zu sagen hatten, malte sich Carla aus, sie würde jeden einzelnen von ihnen bitten, mit ihr zu sprechen. Ihre Phantasiemonologe erwiesen sich als ungeheuer aufschlußreich. Ihr jetziger Freund sagte: «Ich biete dir tief empfundene Liebe und Partnerschaft.» Ihr Exfreund sagte zu ihr: «Ich gestatte dir wilde sexuelle Freuden ohne Scham.» Ihre schöne Freundin sagte: «Ich bin eine sinnliche, sexuelle Frau, wie du es auch werden willst.» Der Dichter sagte: «Ich erinnere dich an die süße, reine Freude der Freundschaft.» Die Freundin aus der Schule sagte: «Ich lehre dich feminine Gefühle und Zärtlichkeit und inspiriere dich zu Abenteuerlust beim Sex.» Als Carla sich selbst das Mikrofon überreichte, stellte sie sich vor, sie würde sagen: «Ich mag Sex. Eigentlich bin ich sogar unersättlich.»

Als sie weiter über diese Phantasie nachdachte, erkannte Carla auch, daß *sie* es war, die alle anderen Charaktere zusammenhielt. «Dies sind alles Leute, mit denen ich wirkliche Erfahrungen gemacht habe. Auf die eine oder andere Weise hat jeder von ihnen dazu beigetragen, mich zu der sexuellen Frau zu machen, die ich heute bin.» Ferner bot jede dieser Figuren Carla etwas Wertvolles, das sie nicht verlieren oder vergessen wollte. «An diesem Punkt in meinem Leben, am Beginn einer hoffentlich lebenslangen Beziehung mit einem Mann», erklärte sie, «werde ich an alle Facetten der emotionalen und sexuellen Verbindung erinnert, die ich in meinem Leben kultivieren will.»

Anstatt diese Phantasie verändern zu wollen, freute sich Carla darauf, sie wiederzuerleben. Jetzt, da sie deren vielschichtige Bedeutung besser verstand, konnte sie sich vorstellen, die Phantasie sexuell zu genießen und dabei gleichzeitig noch mehr über sich selbst und die ihr wichtigen emotionalen Verbindungen zu erfahren.

Im Gegensatz dazu war Elaine die Identität der männlichen Hauptfigur ihrer heißen Angebetetenphantasie unklar. Sie mußte harte Detektivarbeit leisten, um das Rätsel zu lösen, war aber am Ende angenehm überrascht. Elaine, eine verheiratete Frau in den Vierzigern, beruflich stark eingespannt, phantasierte bei der Liebe von «einem jungen, großen Mann mit einem Stirnband aus kleinen bunten Perlen und langen, schwarzen Haaren. Er lag auf einem Bett und starrte mich an, während ich nackt vor ihm herumstolzierte. Was ich in seinen Augen sah, war weniger sexuelle Lust als eine tiefe Liebe und der Wunsch, mir nahe zu sein. Irgendwie kannte er mich. Es war eine wunderschöne, erotische Phantasie, die ich richtig genoß. Dieser lächelnde junge Typ, mit seiner sichtbaren Erektion unter der Bettdecke, war offenbar durch seine Liebe zu mir sexuell erregt. Aber seine wahre Identität war mir nicht bewußt. Er sah aus wie ein süßer Hippie aus den Siebzigern.»

Als sie ihren geheimnisvollen Helden näher beschrieb, seine großen, strahlendblauen Augen, vollen Lippen und dunklen Haare, die ihm in einer charakteristischen Welle in die Stirn fielen, dämmerte es Elaine, daß sie damit beschrieb, wie ihr Mann – heute ein glattrasierter, gut frisierter, grauhaariger Geschäftsmann – damals ausgesehen hatte, als sie sich kennenlernten. Das erotischste an der Phantasie war für sie, wie sehr die offene, unverhohlene Leidenschaft, die der Mann ihr zeigte, sie sexuell stimulierte. Im wirklichen Leben ging sie mit ihren eigenen Gefühlen anders um. Denn Elaine war in einer früheren Beziehung, als sie noch jünger und sexuell sehr offen war, massiv verletzt worden und hatte seitdem Angst davor, sich gegenüber einem Mann noch einmal so verletzlich zu machen.

«Ich erkannte, daß ich meinen Mann in meiner Phantasie verkleidet hatte», stellte Elaine fest. «Als ich mich damals in ihn verliebte, war das tatsächlich auch ein sexuelles Erlebnis, aber ich hatte Angst, das offen zuzugeben. Als mir klar wurde, von wem ich da phantasierte, wußte ich, daß ich mir nicht länger etwas vormachen konnte. Ich brauchte meine wahren Gefühle nicht zu verstecken. Ihm offen zu zeigen, wie sehr er mich sexuell erregen kann, davor habe ich mich ein wenig gefürchtet. Aber heute, nach all den Jahren, die wir zusammen sind, erkenne ich, daß ich meine Liebe und mein Verlangen nach ihm gefahrlos zum Ausdruck bringen kann. Er war entzückt. Seither sind wir expressiver in unseren sexuellen Gefühlen füreinander.»

Manchmal ist es auch aufschlußreich, hinter die offensichtliche Identität unserer Phantasiefiguren zu blicken. Viele von uns phantasieren beispielsweise von berühmten Persönlichkeiten, die wir nie persönlich kennengelernt haben. Vielleicht meinen wir sie zu kennen – aus ihren Filmrollen, aus ihren Liedern, aus ihren politischen oder religiösen Äußerungen. Wenn wir gründlicher nachforschen, wer diese Menschen sind, an wen sie uns erinnern und welche Eigenschaften sie für uns so erotisch machen, können wir bisweilen subtilere Botschaften und Bedeutungen in unseren Phantasien entschlüsseln.

Eine Frau fühlte sich zum Beispiel während ihrer Scheidung, als sie in einer sexuellen Durstphase steckte, stark zu dem großen italienischen Tenor Luciano Pavarotti hingezogen. Wenn sie allein war und seiner Musik lauschte, bekam ihre sexuelle Phantasie Flügel. «Er wirkt so maskulin auf mich, so ein Mann», seufzte sie. Als sie erfuhr, daß Pavarotti in ihrer Nähe ein Konzert gab, kaufte sie sich eine Karte, obwohl das eigentlich über ihren finanziellen Möglichkeiten lag. Für den Abend machte sie sich zurecht, als ginge sie zu einem Rendezvous. «Nach dem Konzert, als er auf der Bühne Autogramme für seine Fans unten gab», erinnert sie sich, «positionierte ich mich so, daß er meinen tiefen Ausschnitt am besten sehen konnte. Ich weiß noch, wie ich ihm eine dringende telepathische Botschaft sandte: Sieh dir meine Brüste an!» In dieser flüchtigen, spielerisch-sexuellen Phantasie feierte sie nicht nur den Tenor als ein Symbol des Maskulinen, sondern würdigte auch die Lebendigkeit ihrer eigenen weiblichen Sexualität. Obwohl sie zeitweilig sexuell abstinent lebte und sich dem mittleren Lebensalter näherte, verstand sie, daß sie noch eine Menge Leidenschaft zu geben hatte.

Mehr über die Figuren unserer Phantasien können wir auch entdecken, wenn wir durchspielen, mit welchen Darstellern wir als Regisseur die Hauptrollen besetzen würden. Dabei können wir unser Denken fokussieren, indem wir gezielt nach den wesentlichen Charakterzügen und den besonderen Merkmalen unserer Figuren fragen. Wir können uns zum Beispiel überlegen, ob die blonde Hauptrolle besser von einer unschuldigen, dümmlichen Meg Ryan oder der forschen, sexy Madonna gespielt würde. Wir können uns fragen, ob der männliche Fremde eher einem freundlichen, intelligenten Denzel Washington ähnelt oder einem witzigen, aber banalen Eddie Murphy. Sodann können wir überlegen: «Was hat dieser Schauspieler an sich, was ihn für meine Phantasie geeignet macht? Wen würde ich für die Rolle eigentlich lieber auswählen?»

Juana war irritiert über eine Phantasie, in der eine Kellnerin von einem hartnäckigen, aggressiven männlichen Gast belästigt und betatscht wurde. «Dieser schäbige, manipulative Mann in meiner Phantasie erinnerte mich an Jack Nicholson – von sich eingenommen, lüstern, sexbesessen. Ich hätte ein ganz anderes Gefühl bei der Phantasie, wenn sich der Typ mehr wie Nicolas Cage benehmen würde.»

Als Autoren unserer eigenen Phantasiestücke entscheiden wir nicht nur darüber, was wir erzählen, sondern auch über die Inszenierung. Oftmals unbewußt wählen wir die Requisiten, Kostüme, Bühnenbeleuchtung und Kulissen aus. Wenn wir uns alle diese Elemente einmal bewußt anschauen, werden wir möglicherweise erstaunt sein, wie detailliert wir sie ausgesucht haben und wie sehr wir auf sie fixiert sind.

In Karens «Wohnungsverwechslungsphantasie» erwies sich der äußere Rahmen des Geschehens als ein wichtiges Element, das ihre Geschichte erotischer machte. Sie malte sich aus, wie sie in einem großen Apartmenthaus an der falschen Tür klingelt. «Anstatt Nr. 96, wo ich hinwollte, erwische ich Nr. 69. Ich habe die Ziffern falsch herum gelesen», sagte sie. Dieser Fehler macht ihr Erscheinen auf der Junggesellenparty zu einem echten Irrtum und nimmt ihr damit die Schuld. Doch auch die Zahl «69» an sich erwies sich als symbolisch, bezeichnet sie doch eine bestimmte Position beim oralen Sex. Später in der Phantasie malt sich Karen aus, wie sie freiwillig mehrere Männer oral befriedigt. Auch stellt sie sich die Männer nur mit Handtüchern bekleidet vor, ein Detail, das sie ihre vorstehenden Erektionen besser sehen läßt. Diese visuelle Vorstellung steigert ihre sexuelle Erregung. Alle diese Details, so stellt Karen fest, tragen dazu bei, die Phantasie bis zu einem Höhepunkt aufzubauen, der gleichzeitig ihr eigener ist.

Eine Frau namens Hannah fand die Einzelheiten einer vertrauten Phantasie bei näherem Hinsehen plötzlich sehr überraschend. Ihre häufigste sexuelle Phantasie handelte davon, wie sie mit einem ehemaligen Freund auf einer überfüllten Tanzfläche tanzt. Sie stellte sich vor, wie er erst den Reißverschluß ihres Samtkleides und dann ihren BH öffnet, während sie langsam miteinander tanzen. Bei der Vorstellung, sie würde sich völlig nackt gegen seinen Körper wiegen, bekam sie ihren Orgasmus. Dann verschwand ihre Phantasie.

Bei genauerem Nachdenken über die Phantasie bemerkte Hannah jedoch, daß die Musik ganz klar definiert war, sie hörte den jazzigen Sound von Saxophonen und Klarinetten. Sie spürte genau, wie ihre Kleider auf ihrer nackten Haut hin und her glitten. Sie konnte die Lichtmuster sehen, die die rotierende Spiegelkugel an der Decke erzeugte.

Neugierig darauf, was ihr vielleicht sonst noch einfiel, nahm Hannah ein Stück Papier und begann das Bühnenbild zu skizzieren. Obwohl sie selbst erst knapp über dreißig Jahre alt ist, zeichnete Hannah eine Nachtclubszene aus der Swingära, komplett mit Big Band und langgezogener Tanzfläche, die von Tischen gesäumt wird, an denen elegant gekleidete Paare sitzen. Beim Kritzeln überlegte Hannah, wer an diesen Tischen sitzen könnte. «Ich stellte mir die meisten Leute mit freundlichen Gesichtern und amüsiert vor. Aber dann zeichnete ich ein paar Leute, die angespannt und mißmutig aussahen», erzählte sie. Zu ihrem Schrecken erkannte sie, daß zu diesen mißmutigen Gestalten im Publikum ihre ältere Schwester und ihr Schwager an einem Tisch, eine Frau aus der Kirchengemeinde an einem anderen und ihre Eltern an einem Tisch direkt neben der Tanzfläche gehörten. Diese «Extras» in ihrer Phantasiehandlung konnte Hannah überhaupt erst wahrnehmen, als sie die gesamte Szenerie zeichnete. Es handelte sich nicht um Hauptfiguren oder um Charaktere, mit denen sie in der Phantasie direkt interagierte, sondern eher um die Staffagen im Hintergrund.

Für Hannah, die in einem sexuell repressiven Elternhaus aufgewachsen war, bot diese fein ausgeklügelte Phantasieszene eine Gelegenheit, ihre starke sexuelle Energie zu bejahen und sie sogar zur Schau zu stellen. Sie erkannte, daß sie mit Unterstützung dieser Phantasie ihre früheren Schamgefühle überwunden hatte, um Freude an ihrer Sexualität zu finden. Als sie sich jedoch weiter mit den Einzelheiten der Phantasie beschäftigte, berührte es sie unangenehm, ihre Verwandten im Publikum zu wissen. Das Wissen darum, wer da zuschaute, raubte der Phantasie ihre erotische Kraft. Als Autorin ihrer eigenen Phantasie beschloß Hannah daher, die Personen, die ihren Eltern und den anderen Familienangehörigen ähnlich sahen, in unidentifizierbare Fremde zu verwandeln. In diesem anonymeren Rahmen fühlte sie sich wohler in ihrer Rolle als exhibitionistische Wilde Frau.

Möglicherweise treffen wir bei der Beschäftigung mit den Details unserer Sexualphantasien auf traumaähnliche Symbole.[1] Jede von uns muß vor dem Hintergrund ihres eigenen Lebens herausfinden, was diese Symbole bedeuten könnten. Man hat es im Gefühl, wenn man auf die richtige Interpretation stößt. In Hannahs Phantasie zum Beispiel umklammerte der Vater ein Highball-Glas – Symbol für seine reale Alkoholabhängigkeit.

Eine andere Frau fragte sich, warum ihre erotischste Phantasie immer in einem Auto spielte. Wenn sie ihre Augen schloß und versuchte, sich an alle Einzelheiten ihrer Phantasie zu erinnern, hatte sie ganz deutlich den Geruch eines neuen Autos in der Nase. Sie spürte weiche, kühle Lederpolster unter ihren Schenkeln. Als sie darüber nachdachte, wo sie sich selbst in der Szene befand, plazierte sie sich auf den Beifahrersitz. Das Auto war geparkt. Sie bemerkte, daß die Scheiben beschlagen waren, vom intensiven Atmen auf so engem Raum. Allmählich dämmerte es ihr, daß das Auto sie an jenes erinnerte, das ihr Freund auf der High-School gefahren hatte. In diesen Schalensitzen hatten sie stundenlang geknutscht und Petting gemacht, Füße und Knie irgendwie um den phallischen Schalthebel herumdrapiert. Sie erinnerte sich auch, daß sie in diesem Wagen ihre ersten Orgasmen hatte, obwohl sie und ihr Freund sich noch nicht trauten, «es richtig zu machen», wie sie es als Teenager nannte. Später, nachdem sie ihre Unschuld verloren hatte, brauchte sie Jahre, bis sie mit einem Partner wieder so sexuell befriedigt war. Ihre Phantasie erzählte ihr sexuelles Erwachen nach und verschaffte ihr das extensive Vorspiel und Petting, welches sie in ihrem wirklichen Sexleben oft vermißte.

Fiona, eine andere Frau, gelangte zu einer überraschenden Erkenntnis über eine ihrer wiederkehrenden Phantasien, als sie einmal sorgfältig alle Details aufzeichnete, die sie von der Szenerie noch wußte. In dieser Phantasie sieht sie sich als junges Mädchen als Patientin in einer Arztpraxis. Der Arzt wird sexuell aggressiv, zieht sie aus und macht lüsterne Bemerkungen über ihren Körper. Als Fiona einen Grundriß der Praxis skizzierte, genau notierte, wo die Untersuchungsliege im Verhältnis zum Fenster, zum Tisch und zum Stuhl stand, sah sie plötzlich eine Kopie der Arztpraxis ihres Vaters vor sich. Diese Information ließ sie genauer über ihr Verhältnis zu ihrem Vater nachdenken und erkennen, wie unwohl sie sich oft gefühlt hatte, wenn er schamlos mit seinen sexuellen Eroberungen prahlte und lüsterne Bemerkungen über Frauenkörper machte.

Als Erwachsene konnte Fiona sehen, daß ihr Vater einen überaus beschränkten Horizont hatte und die Bedürfnisse einer leicht zu beeindruckenden Heranwachsenden dauernd ignorierte. Die Erkenntnis, daß der imaginäre Schauplatz eigentlich die Praxis ihres Vaters war, half ihr, ihrer Phantasie auf den Grund zu kommen. Der Mann in ihrer Phantasie symbolisierte ihren Vater, auch wenn er ihm nicht ähnlich sah. Seit sie ein Teenager war, hatte sie die unpassenden sexuellen Kommentare ihres Vaters erotisiert und seine Arroganz sexualisiert.

Wenn uns Symbole oder Szenarien in bizarr erscheinenden

Phantasien irritieren, ist es ein gewisser Trost, wenn wir uns in Erinnerung rufen, daß wir das alles nicht ohne Grund so angelegt haben. Joy zum Beispiel versetzte sich gerne in eine andere Zeit, an einen anderen Ort oder gar auf einen anderen Planeten. So ist sie in einer ihrer liebsten Phantasien eine Astronautin, die auf einem von weiblichen Außerirdischen bewohnten Planeten landet. Alle Außerirdischen finden sie sexuell begehrenswert, und sie vergnügt sich mit einer nach der anderen. Die dreiundzwanzigjährige Joy, die aus einem konservativen, religiösen Elternhaus stammt, bekannte sich erst vor kurzem zu ihrer lesbischen Veranlagung. Für sie ist der extraterrestrische Schauplatz ihrer imaginären sexuellen Abenteuer und der warme Empfang durch die Bewohnerinnen des Planeten weit genug entfernt von der Realität, in der sie wegen ihrer sexuellen Orientierung von ihrer Familie hart kritisiert wird.

Frauen, die ihre Phantasien eher als eine Art Gefühlsausbruch denn als eine konkrete Geschichte erleben, können ihre symbolische Bedeutung besser erschließen, wenn sie versuchen, sich klarzumachen, was hinter ihren sexuellen Gefühlen steckt. Wenn man die Requisiten einer gefühlsorientierten Phantasie untersucht, kann man weitere Bedeutungsebenen freilegen. So können wir mittels freier Assoziation zu neuen Erkenntnissen gelangen.

Nora zum Beispiel wunderte sich, warum sie von Mangos phantasierte. Wenn sie sexuell erregt wurde, stellte sie sich vor, ihre Sinne würden von dem Geruch und Geschmack dieser Tropenfrucht erfüllt. Um herauszufinden, wie sie ausgerechnet auf Mangos kam, fragte sie sich, woran sie diese Früchte erinnerten. Zuerst dachte Nora über die physische Beschaffenheit von Mangos nach, über ihre Farbe und Form sowie darüber, wie sie riechen, schmecken und sich anfühlen. Als sie weiter assoziierte, gelangte sie auf eine andere Verständnisebene. «Als mein Freund und ich frisch verliebt waren, machten wir Urlaub auf Hawaii. Die ganzen zwei Wochen waren wir unzertrennlich. Wir hatten unglaublichen Sex. Die erste Mango meines Lebens aß ich im Bett, in diesem Urlaub. Eines Morgens wachte mein Freund früh auf und brachte ein Tablett voller Speisen zum Frühstück auf unser Zimmer. Was für ein netter Einfall von ihm! Wir aßen die süße, klebrige Frucht mit unseren Fingern, fütterten uns gegenseitig und kleckerten uns mit ihrem Saft voll, dann leckten wir uns gegenseitig ab und gingen dabei zu oralem Sex über. Nachdem wir wieder zu Hause waren und der Alltag wieder begonnen hatte, brachte er mir nie wieder Frühstück ans Bett. Ich hatte diesen Morgen wohl total vergessen, außer in den Empfindungen meiner Phantasie.»

Eine Frau namens Mattie konnte sich ihre skriptlose Phantasie endlich erklären, nachdem sie das Schlüsselobjekt darin unter die Lupe genommen hatte. Auf diese Weise ergründete sie auch, weshalb diese seltsame sensorische Phantasie bei ihr stets Gefühle der Angst und Irritation hinterließ.

Unmittelbar vor dem Orgasmus hatte Mattie eine überwältigende Empfindung, als würde ihr, wie sie es ausdrückte, «die Essenz von Coca-Cola eingeflößt. Ich konnte sie regelrecht riechen, sie sprudeln hören.» Wenn Mattie dieses Gefühl beim Sex bekam, war sie verwirrt. «Das Seltsame ist», erklärte sie, «wenn ich mit dem Sex weitermachte, ging das Gefühl weg, sobald ich einen Orgasmus hatte.» Diese sensorische Phantasie schien an einen bestimmten Punkt hoher sexueller Erregtheit in ihrem sexuellen Reaktionszyklus gekoppelt. Jedesmal, wenn diese Phantasie in ihr hochstieg, wurde Mattie plötzlich von einem Gefühl der emotionalen Leere und Verlassenheit erfaßt. Diese starken Gefühle waren ihr rätselhaft, insbesondere, da sie so gar nicht zu ihrer gegenwärtigen Beziehung zu passen schienen.

Eines Tages besuchte Mattie ihren Freund in der Tankstelle, in der er arbeitete. Dort fiel ihr eine Sammlung alter Limoflaschen ins Auge, die auf einem Fenstersims verstaubten. Völlig unerklärlich fühlte sie sich von der charakteristischen Form einer alten Colaflasche aus den fünfziger Jahren aus der Ruhe gebracht. Sie bat ihren Freund, sie ihr zu geben, und stellte erstaunt fest, daß ihre Hände zitterten, als sie sie entgegennahm. Auf der Suche nach der Bedeutung dieses Symbols fiel ihr ein, wo sie eine solche Flasche zum erstenmal gesehen hatte. Als sie noch klein und ihr Vater bei der Army war, lebten sie auf einer Militärbasis in Übersee. Das Größte, was es damals für die Kinder auf der Basis gab, war eine Flasche Coca-Cola.

Gespannt darauf, mehr zu erfahren, sprach Mattie mit einer Therapeutin über ihre merkwürdige Reaktion auf ihre Colaphantasie. Langsam, durch die Beschäftigung mit ihrer Vergangenheit, kam ihr die ganze Geschichte wieder ins Gedächtnis. «Als ich ein kleines Mädchen war, damals auf dem Stützpunkt, holte mich mein Vater öfter nachts aus dem Bett. Ich mußte mit ihm im Wohnzimmer zusammensitzen. Er streichelte und stimulierte mich, bis ich sehr erregt wurde. Während er sich dann einen runterholte, gab er mir zur Belohnung eine Cola zu trinken», erzählte sie. In ihrem Phantasieleben als Erwachsene hatte Mattie an dieser verschütteten Erinnerung festgehalten. In ihrem Kopf verknüpfte sie einen Zustand starker sexueller Erregung mit ihrer Erinnerung an das Getränk, mit dem ihr Vater sie für ihre «Kooperation» belohnte. Weil sie während des Mißbrauchs keinen Orgasmus hatte, brach ihre sensorische Phantasie ab, sobald sie zum Orgasmus kam. Diesen Teil ihres sexuellen Reaktionszyklus hatte der Mißbrauch nicht vergiftet. Durch die Erforschung einer rätselhaften Phantasieempfindung war sie also auf einen wichtigen Teil ihrer sexuellen Vorgeschichte gestoßen.

Wenn wir Handlung, Thema, Figuren und Symbole unserer Phantasien ausführlich erforscht haben, werden wir meist mit dem Gefühl belohnt, nun über konkrete und nützliche Informationen zu verfügen, die wir, wenn wir wollen, in unser Liebesleben, unsere Beziehungen und in unsere generelle persönliche Entwicklung einbringen können.

Nehmen wir zum Beispiel Karen. Nach der Erkennung des Wer, Was, Wann, Wo, Warum ihrer Phantasie kannte sie am Ende ungeheuer viele Einzelheiten aus ihrer «Wohnungsverwechslungsphantasie». Sie verstand, daß ihr die Phantasie eine Möglichkeit bot, sexuelle Energie zu erleben, ohne sich dafür schuldig zu fühlen. Karen war in ihrer Erotik ausgesprochen visuell orientiert, und der Anblick des männlichen Geschlechts erregte sie. Sie mochte eine vielseitige körperliche Stimulierung und emotionale Aufmerksamkeit beim Sex und liebte es, oral befriedigt zu werden. Außerdem stellte Karen eine wichtige Verbindung von den gesichtslosen Männern in ihrer Phantasie zu ihrem Bruder her, der sie als Mädchen in den Bann seiner geheimen pornographischen Welt gezogen hatte. Seit ihrer Kindheit, seit sie in den Sex unter dem Deckmantel der Geheimniskrämerei eingeführt worden war, hatte sie sich für ihre natürlichen sexuellen Reaktionen schuldig gefühlt. Jetzt, als Erwachsene, erkannte sie, daß sie diese überholten Gefühle ablegen und ihre sexuelle Freude in ihrer Beziehung mit ihrem Freund Thomas akzeptieren konnte.

Karen beschloß, mit Thomas direkter über Sex zu reden, und gestand ihm, daß sie Sex gemieden hatte, um vor ihren Phantasien zu flüchten. Sie sprachen darüber, was sie brauchte, um Sex besser genießen zu können. In vielerlei Weise hatte die Erkundung ihrer Phantasie Karen gelehrt, auf die Liebestechniken zu achten, die sie am erotischsten fand.

Letztlich schaffte Karen es, die positivsten Aspekte ihrer Phantasie herauszuziehen und in ihr wirkliches Liebesleben einzuflechten. Sie erzählte: «Eines Nachmittags entspannten Thomas und ich in unserem Whirlpool im Garten. Er ging sehr auf mich ein, sprach ruhig mit mir und strich über mein Haar. Ich liebte das und sagte ihm das auch. Ich wurde erregt und schlug vor, ob er nicht aussteigen und sich ein Handtuch umwickeln wollte. Ich hatte ein paar dicke weiße Badetücher gekauft, die so ähnlich aussahen wie die in meiner Phantasie. Als Thomas nur mit dem Badetuch bekleidet war, lud ich ihn ein, sich an den Beckenrand zu setzen. Er war gespannt darauf, was ich vorhatte, und ich war gespannt darauf, was er unter seinem Handtuch hatte. Als ich anfing, oralen Sex bei ihm zu machen, streichelte er wieder mein Haar und mein Gesicht und flüsterte mir süße Dinge ins Ohr. Inzwischen trafen die Düsen des Pools meine Genitalien und sorgten für die zusätzliche Stimulation, die ich brauche, um zum Höhepunkt zu kommen. Während der ganzen Zeit blieb ich bei ihm im Hier und Jetzt. Es war für uns beide ein toller Nachmittag.»

Eine gezielte Erkundung bestimmter Phantasien wird viele von uns weiterbringen. Sie beschert uns eine Menge neue Einsichten, die uns helfen, uns mit unseren Phantasien wohler zu fühlen und uns schönere sexuelle Erlebnisse zu schaffen. Diese aktive Erforschung kann uns allerdings auch zu dem Entschluß leiten, problematisch bleibende Phantasien zu ändern und eine Heilung davon zu suchen.

KAPITEL 8

Unerwünschte Phantasien heilen und verändern

Vielschichtige persönliche Gründe können bedingen, daß wir uns als Gefangene unserer eigenen Phantasien empfinden. Es gibt Frauen, die sich von bestimmten Phantasien allzu abhängig oder beherrscht fühlen. Manche empfinden Abscheu vor dem Inhalt ihrer Phantasien. Phantasien können einen noch so zuverlässigen, absolut sicheren Weg zum Orgasmus bieten, sie führen deswegen nicht unbedingt zu befriedigendem oder dauerhaftem sexuellem Genuß. Wie wir gesehen haben, kann die erotische Aufregung von Gefühlen des Unbehagens oder gar Abscheus überschattet sein. Phantasiefallen können der Selbstachtung schaden und, in manchen Fällen, auch negative sexuelle Verhaltensweisen fördern. Wenn wir den Eindruck gewinnen, daß bestimmte Phantasien uns mehr Kummer als sexuelle Freude bereiten, oder wenn negative Phantasien der Intimität im Weg stehen, werden wir vielleicht motiviert und mutig genug sein, etwas ändern zu wollen.

Doch ganz ohne Hilfestellung geraten viele Frauen auf dem Weg der Heilung in eine Sackgasse, werden frustriert oder traurig. Im Alleingang versuchen einige Frauen, ihre Phantasieprobleme zum Beispiel durch Tagebuchschreiben in den Griff zu bekommen. Diese Strategien führen oft zu neuen Einsichten und Selbsterkenntnissen, doch selten wirklich an die Wurzel eines Problems mit sexuellen Phantasien. Eine Frau bestätigte dies: «Ich habe intensiv an der Bewältigung eines sexuellen Mißbrauchs gearbeitet, habe hart an meiner Selbstachtung gearbeitet, habe sorgfältig Tagebuch geführt. Doch an meinen sexuellen Phantasien änderte sich so lange nichts, bis ich sie direkt anging.»

Ähnlich sind andere Frauen nicht weitergekommen, als sie versuchten, vor ihren lästigen Phantasien zu fliehen oder aber sie absichtlich noch intensiver zu erleben. Manche Frauen wollen sich «gefühllos» gegenüber sexuellen Empfindungen machen, um ihre Phantasien zu unterdrücken. Doch dieser Ansatz resultiert nur in noch größerer sexueller Frustration, noch mehr Kummer oder schadet der Beziehung oder der Selbstachtung. Andere zwingen sich dazu, an die verhaßten Phantasien zu denken, in der Hoffnung, durch die mentale «Überflutung» das Interesse daran zu verlieren. Statt eines Heilungsprozesses löst dies jedoch nur Gefühle von Überwältigung, Scham und Unbehagen aus.

Bei der verzweifelten Anstrengung, ihre unerwünschten Phantasien zu überwinden, versuchen manche Frauen, sie in die Realität umzusetzen, um sie so in den Griff zu bekommen. Ein paar unserer Gesprächspartnerinnen schilderten uns, wie sie, um von ihren unerwünschten Phantasien loszukommen, an «Kerkerszenen» teilnahmen, in denen brutaler sadomasochistischer Sex in theatralischer Umgebung praktiziert wurde. Eine Frau, die Sadomasosex mit dem Einstechen von Nadeln und Auspeitschen ausprobierte, sagte: «Ich wollte durchs Feuer gehen und wissen, daß ich es überlebe.» Ihre Gewaltphantasien, das wußte sie, rührten daher, daß sie als Kind sexuell mißbraucht worden war. «Als Erwachsene wollte ich mir beweisen, daß ich jetzt stark genug war, um damit fertig zu werden», erläuterte sie. Ein anderes Mißbrauchsopfer erzählte, sie hätte es fasziniert, Sadomasophantasien auszuleben, weil sie beim Sex oft so gefühllos war und sie intensiver sexuell empfinden wollte.

Selbst in der besten Absicht ist das Ausleben gewaltvoller oder gefährlicher Sexphantasien der falsche Weg zur Heilung. Es kann passieren, daß eine Frau erneut ein Trauma erlebt oder ihrem eigenen Körper Schaden zufügt. Erregungsmuster, die bei einem früheren sexuellen Mißbrauch erlernt wurden, können wieder verstärkt werden. Keinesfalls bringt dieser Ansatz eine Heilung und dauerhaft Freude am Sex.

Wie können wir also die Phantasien, die wir nicht mögen, besser überwinden oder verändern? Durch ihre Workshops, Forschungen und in ihrer praktischen klinischen Arbeit hat Wendy Maltz bestimmte Strategien entwickelt, mit denen sich ungewollte Phantasien bewältigen lassen. Frauen, die jahrelang unter quälenden Vorstellungen litten, konnten das mit Hilfe dieser gezielten Techniken verändern. Viele dieser Frauen sagen, daß für sie die Heilung einsetzte, als ihnen zum erstenmal jemand versicherte, daß eine Veränderung tatsächlich möglich ist und es bestimmte dafür taugliche Hilfsmittel und unterstützende Techniken gibt.

Diese Heilungsarbeit muß sich zwar auf die Belange jeder individuellen Frau anders einstellen, aber es lassen sich auch ein paar allgemeine Regeln zur Veränderung des sexuellen Denkens und Verhaltens beschreiben. Wie wir in den vorangegangenen Kapiteln sahen, bestehen vielschichtige Zusammenhänge zwischen unseren sexuellen Phantasien und unseren sexuellen Aktivitäten. Phantasien können unser sexuelles Tun sowohl *widerspiegeln* als auch *beeinflussen*. Um also eine Heilung zu erzielen, müssen wir nicht nur das Rätsel lösen, was eine ungewollte Phantasie zu bedeuten hat, sondern darüber hinaus bestimmte Strategien verfolgen, die die störenden Funktionsweisen der Phantasie aufbrechen. Indem wir parallel zur Erschließung der Bedeutung auch diese Strategien zur Verhaltensänderung anwenden, läßt sich die Wahrscheinlichkeit verringern, daß eine unerwünschte Vorstellung in Zukunft wiederkehrt und uns weiterhin belastet.

Es kann schwierig sein, diese Art von Heilung allein zu vollziehen. Nur wenige Frauen verfügen über die Ressourcen, die nötig sind, um psychologische Tiefenarbeit zu leisten und zu neuen Einsichten über das sexuelle Verhalten zu gelangen. Zur Bewältigung unerwünschter Phantasien sind daher die meisten Frauen auf die Hilfe eines in diesen Fragen erfahrenen Therapeuten angewiesen. Professionelle Hilfe ist vor allem dann unabdingbar, wenn die Frau mit potentiell gefährlichen, suchtartigen oder riskanten sexuellen Praktiken zu tun hat. Alle Geschichten in diesem Kapitel stammen aus Wendys Arbeit mit Einzelklientinnen oder von Teilnehmerinnen ihrer Phantasie-Workshops.

Heilungsstrategien

Zwar geht jede Frau ihren ganz individuellen Weg zur Heilung, doch es gibt vier allgemeine Ansätze, die uns helfen können, mit unliebsamen Aspekten unseres Phantasielebens umzugehen. Im Rahmen eines persönlichen Heilungsplans eingesetzt, können diese Ansätze effektiv zusammenwirken, um sowohl unsere sexuellen Gedanken als auch unsere Verhaltensweisen positiv zu beeinflussen. Diese Strategien zur Heilung unerwünschter Phantasien sind unter anderem:

- Tiefer gehen, um die Bedeutung zu finden
- Das Bedürfnis nach der Phantasie reduzieren
- Das Funktionsschema der unerwünschten Phantasie durchbrechen
- Die Phantasie in eine positive Erfahrung umgestalten

Dies ist kein Schritt-für-Schritt-Programm zur Heilung. Vielmehr sollen diese vier Ansätze und die spezifischen therapeutischen Techniken, die mit ihnen verbunden sind, einzeln oder kombiniert verfolgt werden, so, wie es den Bedürfnissen der einzelnen Frau am besten entspricht.

Tiefer gehen

Bei dieser Strategie betrachtet die Frau den Inhalt ihrer Phantasie aus vielen verschiedenen Blickrichtungen oder spielt auch manchmal mit der Geschichte, bis sie herausfindet, für welche grundlegende Irritation oder welches ungelöste emotionale Problem sie steht. Für viele Frauen ist dieses Ergründen der Bedeutung vorrangig und am interessantesten. Da dieser Ansatz darauf abzielt, die komplexen Probleme offenzulegen, die sich hinter einer ungewollten Phantasie verstekken, führt er uns zu vielen für den Heilungsprozeß nützlichen Informationen. Viele Frauen beginnen mit den gezielten Erkundungstechniken aus Kapitel 7, um die Inhalte ihrer Phantasien zu ergründen. Dies kann ein guter erster Schritt sein, der die in der irritierenden Phantasie enthaltene Handlung, Figuren, Szenerie oder Empfindungen in ihren Grundzügen aufdeckt. Auf diesem Wissen aufbauend, kann eine Frau mit verschiedenen zusätzlichen Entdeckungstechniken noch tiefere Bedeutungsschichten erschließen.

Da man hierbei eine unerwünschte Phantasie bewußt untersuchen und auseinandernehmen muß, ist es hilfreich, dies in einer nichtsexuellen Umgebung zu tun. Mit etwas Abstand von der sexuellen Hitze einer Phantasie können wir sie ohne Erregung, Angst, Nervosität oder sonstige von ihr hervorgerufenen Emotionen analysieren. Eine Frau kann die emotionale Ladung einer Phantasie auch vermindern, indem sie die Phantasie gedanklich in einen Plexiglaswürfel oder in ein

Puppenhaus steckt oder sich vorstellt, sie sei auf Video aufgezeichnet und würde auf einem Fernsehgerät abgespielt.

Es gibt Übungen, die den Schritt des Tiefergehens erleichtern. Dazu zählen zum Beispiel Aktivitäten wie das Aufmalen oder Skizzieren einer bestimmten Phantasie auf Papier. Dabei kann es hilfreich sein, die Figuren als Strichmännchen darzustellen. Zum einen verlangt das kein besonderes zeichnerisches Talent, zum anderen sind Strichmännchen mehr schematisch als erotisch, wodurch es einfacher wird, die Figuren zu untersuchen. Diese Übung läßt sich erweitern, indem man die Strichfiguren – wie in einem Comic – mit Dialogblasen versieht, in die man die Gespräche oder Gedanken der Charaktere einträgt. So läßt sich abbilden, was die Charaktere denken, fühlen oder zueinander sagen.

Eine Darstellung aus der Vogelperspektive ermöglicht es, zu sehen, wo sich alle Figuren oder Gegenstände im Verhältnis zueinander befinden, und es lassen sich auch Bewegungen einzeichnen. Eine Frau, die sich nur vage an eine sexuelle Belästigung erinnerte, entdeckte, daß der Grundriß, den sie von ihrer Vergewaltigungsphantasie gezeichnet hatte, genau der Position von Fenster, Tür, Frisierkommode, Lampe und Bett im Gästezimmer ihres Großvaters entsprach.

Andere Möglichkeiten sind die schriftliche Beschreibung unerwünschter sexueller Phantasien, ihre Inszenierung mit Hilfe dreidimensionaler Objekte oder die Darstellung der Charaktere im Rollenspiel.

Diese Ergründungstechniken funktionieren am besten, wenn sie die Neigungen und den persönlichen Stil einer Frau berücksichtigen. Ist eine Frau eher visuell orientiert, profitiert sie vermutlich am meisten vom Bildermalen oder von künstlerischen Therapieformen. Ist sie eher verbal orientiert, so kommt sie wahrscheinlich durch Dialoge in Rollenspielen oder durch das Analysieren von Wortbedeutungen weiter.

Wenn sie eher auf den Tastsinn anspricht, hilft es ihr vermutlich, mit dreidimensionalen Objekten zu arbeiten, zum Beispiel mit Puppen oder ähnlichen therapeutischen Hilfen.

Sobald eine Frau die Einzelheiten ihrer Phantasie klarer erkennt, kann sie deren tiefere Bedeutung weitgehend untersuchen. Eine Frau, die davon phantasierte, daß ein Baseballschläger in sie eindrang, fragte sich zum Beispiel immer wieder, woher sie dieses Gefühl von früher kannte. In der Therapie fand sie heraus, daß ihre sensorische Phantasie eine schmerzliche Erinnerung an einen als Kind erlittenen sexuellen Mißbrauch verhüllte.

Die Bedeutung und Kernproblematik negativ befrachteter Charaktere in skriptbasierten Phantasien erschließt sich oft durch gespielte Dialoge oder dadurch, daß man vorgibt, die Figuren zu ihrem Tun zu befragen oder zur Rede zu stellen. In einer Opferphantasie kann sich eine Frau beispielsweise ausmalen, was der Peiniger antworten würde, wenn sie ihn fragte: «Warum tust du ihr das an?», «Wo hast du gelernt, so zu handeln?», «Ist dir klar, was für einen Schaden du anrichtest?», «Welches *eigentliche* Bedürfnis steckt hinter dem, was du tust?»

Unsere Gefühle zu einer Phantasie können sich dramatisch ändern, wenn wir den Zeitrahmen der Phantasiegeschichte erweitern. Zum Beispiel können wir uns die Phantasie als Video vorstellen und dann gedanklich zurück- oder vorspulen, um zu sehen, was sich vor und nach der eigentlichen Phantasie ereignet. Auf diese Weise können wir mehr über den Hintergrund, die Absichten und die wahren Wünsche einer Figur erfahren. Diese Technik kann die Charaktere vollständiger und weniger rätselhaft erscheinen lassen. Die gedankliche Fortsetzung der Handlung kann uns dazu verhelfen, die emotionalen und sonstigen Konsequenzen der sexuellen Handlungen in der Phantasie zu sehen. Wir können neue Versionen des Endes erfinden und die Phantasie so gestalten, daß wir sie als weniger erotisch aufgeladen empfinden. Eine Frau machte die Erfahrung, daß eine belastende Vergewaltigungsphantasie an Kraft verlor, als sie sich vorstellte, daß der Täter von der Polizei gefaßt wurde und ins Gefängnis kam.

In ähnlicher Weise kann auch die Einführung einer neuen Figur zum Verständnis der komplexen Dynamik beitragen, die der Phantasie ihre erotische Kraft verleiht. So könnte sich eine Frau, die davon phantasiert, wie ein Mädchen zum Sexualopfer gemacht wird, beispielsweise ausmalen, welche Wende die Geschichte nehmen würde, wenn darin ein Interessenvertreter des Kindes auftreten würde, der sich mit den zugrundeliegenden emotionalen Bedürfnissen befaßt. Die neue Figur könnte den Mißbrauch stoppen und das Opfer aus dem schädlichen Umfeld herausholen. Wenn die Frau diese Phantasie aufgrund selbst erlebten Mißbrauchs geschaffen hat, so könnte sie sich an den Interessenvertreter um Hilfe bei ihrer Heilung wenden. Der Interessenvertreter könnte ihr aufbauende Botschaften übermitteln, wie sie sie früher gebraucht hätte, zum Beispiel: «Es war nicht deine Schuld. Du bist jetzt in Sicherheit. Dein Körper gehört dir.» In einem Fall stellte sich eine Frau etwa vor, ihr Interessenvertreter würde sie aus einer sexuellen Folterkammer retten, sie in eine warme Decke wickeln und beruhigend und tröstend mit ihr sprechen, während sie zusammen an einem friedvollen Flußufer sitzen.

Frauen, die ihre unerwünschten Phantasien tiefer ergründen, machen oft die Entdeckung, daß diese Phantasien weniger mit Sex zu tun haben als mit einer ungelösten emotionalen Verletzung, die von einem verwirrenden oder irgendwie traumatischen sexuellen Erlebnis von früher herrührt. Wenn wir daher diese Phantasien entschlüsseln, ihren Inhalt entwirren und zu ihrem Bedeutungskern vordringen, erscheint uns unsere wahre Sexualität nicht als etwas Böses oder Perverses.

Vielmehr stoßen wir auf universelle menschliche Bedürfnisse nach Liebe, Schutz, Sicherheit, Aufmerksamkeit oder Mitgefühl – Formen der Zuwendung, die wir in einer früheren Lebensphase nötig und verdient gehabt hätten.

Das Bedürfnis reduzieren

Eine andere Strategie zur Bewältigung unerwünschter sexueller Phantasien ist es, jene Dinge zu identifizieren und zu praktizieren, die uns so empfänglich für das Vordringen der Phantasie machen. Wir denken uns Wege aus, wie wir die Phantasie unterbinden und weniger abhängig von ihr werden können.

Ungewollte sexuelle Phantasien treten in der Regel dann häufiger auf, wenn eine Frau unter Streß steht, sich etwa gedrängt fühlt, bestimmte sexuelle Leistungen zu erbringen, oder wenn sie sonst nicht genügend sexuelle Stimulation erhält. Eine Frau kann daher das Bedürfnis nach der ungewollten Phantasie dadurch reduzieren, daß sie die Streßfaktoren vermindert, welche die Phantasie auslösen oder begünstigen, sowie dadurch, daß sie neue, alternative Wege findet, die sexuelle Erregung zu erhöhen.

Diesen Ansatz kann man vor dem Sex anwenden, indem man die Umgebung und die Situation verändert, in der die sexuelle Aktivität stattfindet. So stellte eine Frau zum Beispiel fest, daß sie eher negative Phantasien hatte, wenn sie im Dunkeln masturbierte. Sanftes Licht und leise Musik halfen ihr, bei ihrem Körper und in der Gegenwart zu bleiben. Eine andere entdeckte, daß sie ihr Phantasiebedürfnis reduzieren konnte, wenn sie in der Dusche anstatt im Bett Sex hatte.

Es kann auch helfen, eine andere Tageszeit für das Liebesspiel zu wählen. So erkannte eine Frau zum Beispiel, daß sie am meisten zu einer unerwünschten Phantasie neigte, wenn sie abends, in müdem Zustand, Sex hatte. Als Kind war sie spätabends, wenn sie schläfrig war, sexuell belästigt worden. So wurde ein Zustand der Schläfrigkeit für sie zum Auslöser ihrer Phantasien. Sie und ihr Mann beschlossen daher, sich nur noch am Tag zu lieben, wenn sie sich fitter fühlte. Die störende Phantasie verschwand.

Frauen können sexuellen Streß auch dadurch abbauen, daß sie mehr Zeit für das Liebesspiel einplanen und so das Gefühl vermeiden, beim Sex unter Zeitdruck zu stehen. Sie können dafür sorgen, daß sie sich beim Sex sicher fühlen, indem sie zum Beispiel die Tür abschließen, mehr mit dem Partner kommunizieren oder ein ungestörtes Zusammensein sicherstellen.

Unerwünschte Phantasien lassen sich auch dadurch reduzieren, daß man sich nicht unter den Druck setzt, beim Sex jedesmal einen Orgasmus haben zu müssen. Statt dessen können wir uns mehr auf die Empfindungen konzentrieren, darauf, daß wir uns etwas Gutes tun, auf die emotionale Verbundenheit und Nähe zu unserem Partner. Diese bewußte Änderung der Einstellung kann das Bedürfnis nach einer bestimmten Phantasie reduzieren, weil sie uns nämlich die Angst davor nimmt, sexuell reagieren und funktionieren zu müssen.

Beim Sex selbst kann eine Frau mit verschiedenen Liebesstellungen oder Stimulationen experimentieren, um die sexuellen Gewohnheiten zu verändern. «Wenn ich auf dem Rücken liege, fühle ich mich immer wie das Opfer in meiner alten Phantasie», erklärte eine Frau, die diese Phantasie zurückgedrängt hat, indem sie zu einer Position nebeneinander wechselte. Eine andere Frau fand heraus, daß sie ihre Fixierung auf eine unangenehme Phantasie beim Masturbieren mindern konnte, indem sie einfach die andere Hand zur Selbststimulation benutzte.

Manche Frauen berichten, daß sie eine bestimmte Phantasie besser vermeiden können, wenn sie sich auf ihren eigenen Atem und ihre Körperempfindungen konzentrieren. Eine andere Möglichkeit ist, sich auf den Partner zu konzentrieren, etwa durch Blickkontakt oder Sprechen während des Geschlechtsakts. Oder die Frau kann die sexuelle Interaktion verlangsamen, damit sie das Maß an Zeit und Stimulation hat, das sie braucht, um ohne die unerwünschte Phantasie erregt zu werden.

Da ungewollte sexuelle Phantasien auch die positive Funktion erfüllen, daß sie die Erregung steigern, können wir unsere Abhängigkeit davon reduzieren, indem wir neue Formen der Stimulation anwenden. Zum Beispiel versuchte eine Frau, ihre ungewollten voyeuristischen Phantasien zu bewältigen, die mit einem erlittenen Mißbrauch zusammenhingen. Sie erkannte, daß sie ihr reichlich visuelle erotische Stimulation boten und ließ ihre Augen beim Sex offen. Diese Frau entdeckte, daß der Anblick des sich rhythmisch bewegenden Körpers ihres Mannes sie ausreichend stimulierte, um im Hier und Jetzt zum Höhepunkt zu kommen.

Andere Möglichkeiten der Stimulationserhöhung sind zum Beispiel, vor dem Sex ein heißes Bad zu nehmen, um die Durchblutung zu steigern, einen Vibrator zu verwenden, ein Gleitmittel zu benutzen, sich auf die sensitivsten Bereiche, wie Klitoris, Brüste, Lippen und G-Punkt (in der Vagina), zu konzentrieren und uns beim Sex ruhig geräuschvoll sein zu lassen. Das Bedürfnis nach einer unangenehmen sexuellen Phantasie zu mindern bedeutet, uns zu gestatten, die Freuden sexuellen Empfindens zu genießen und unser Repertoire an Aktivitäten zur Erhöhung der sexuellen Erregung zu erweitern. Um auf neue Ideen zu kommen, lesen manche Frauen gern Bücher oder Artikel über Sexualpraktiken, wie man sie zum Beispiel oft in Frauenmagazinen findet.

Funktionsschema durchbrechen

Bei dieser Strategie setzt die Frau alles daran, der unerwünschten Phantasie die Fähigkeit zu nehmen, ihre Erregung zu steigern, ihr zum Orgasmus zu verhelfen und sexuelle Gefühle hervorzurufen. Indem sie das zuverlässige Funktionsschema einer Phantasie zerstört, macht sie sie zu einer weniger attraktiven Alternative. Es gibt diverse Verhaltenstechniken, die diesen Heilungsansatz unterstützen.

Das Durchbrechen des Funktionsschemas ist eine Methode, die vor allem während des Geschlechtsakts angewandt wird. Die hierbei am häufigsten verwendete Technik nennt sich «Gedankenstopp». Sobald die Frau merkt, daß die ungebetene Phantasie einsetzt, kann sie bewußt beschließen, sie zu stoppen und an etwas anderes zu denken. Um die Phantasie zu stoppen, kann man sich vorstellen, man würde den Pausenknopf am Videorecorder drücken. Diese Gedankenstopptechnik muß man üben. Anfangs mag sie schwierig sein und nicht immer funktionieren. Doch mit der Zeit kann sie sich als hilfreich erweisen, denn wir lernen so, unerwünschte Phantasien nicht mehr durch sexuelle Freuden zu verstärken. Indem wir ein gewisses Maß an bewußter Kontrolle über eine unerwünschte sexuelle Phantasie gewinnen, verringern wir ihren Einfluß und geben uns Zeit, sexuelle Reaktionsmuster zu entwickeln, die an positivere Gedanken und Gefühle gekoppelt sind.

Verschiedene bildliche Vorstellungen können diese Gedankenstopptechnik unterstützen. Eine Frau, bei der mit dem Moment sexueller Erregung skriptlose Phantasien wie eine Welle der Angst hochkamen, stellte sich vor, sie würde einen Besen nehmen und diese ungewollten Vorstellungen aus ihrem Kopf fegen. Eine andere Betroffene malte sich aus, ihre Phantasie wären Flusen, die sich auf einem Wäschetrocknersieb ansammeln. «Jedesmal, wenn mir die Phantasie in den Sinn kommt, höre ich mit dem Sex auf und stelle mir vor, ich würde das Sieb reinigen.» Wieder eine andere stoppte ihre Phantasie, indem sie sich vorstellte, sie würde sie wie «eine Sendung aus dem Programm streichen».

Manche Frauen können eine Phantasie stoppen, wenn sie sich auf ihre momentanen Empfindungen konzentrieren, zum Beispiel auf ihren Atem, auf den Atem des Partners oder auf ihre gegenseitige emotionale Verbundenheit. Wenn die Phantasie sie gefühlsmäßig in einen anderen Zustand versetzt oder sie von ihrem eigenen Körper entfernt, können sie bewußt auf die physischen Gegebenheiten um sie herum achten: auf die Möbel, das Ticken einer Uhr, das Gefühl eines Stoffes auf ihrer Haut oder den Geruch des Parfüms ihres Partners.

Um das Stoppen einer Phantasie zu trainieren, ist es manchmal nötig, auch die körperliche Stimulation zu unterbrechen, auch wenn das bedeutet, daß der Moment zunächst an sexueller Spannung verliert. Eine Frau kann sich und ihren Partner beruhigen, daß nichts Schlimmes passiert, wenn man langsamer macht, eine Pause einlegt und ruhig bleibt. Entsprechend kann man vorgehen, wenn eine Phantasie beim Masturbieren hochkommt. In diesem Moment kann eine Frau bewußt abbrechen, eine Pause machen und die Phantasie verpuffen lassen. «Ich stehe einfach auf und trinke eine Tasse Tee, anstatt bis zum Orgasmus mit einer Phantasie weiterzumachen, die ich hinterher hasse», sagte eine Frau.

Die Partner können füreinander eine Quelle des Trostes und der Unterstützung sein, wenn es darum geht, ungewollte Phantasien zu stoppen oder auch die negativen Gefühle der Scham, Wut und Abscheu zu überwinden, die eine Phantasie auslösen kann. «Wenn meine alte Phantasie wieder hochkommt, sage ich meinem Partner, daß ich aufhören muß. Er hält mich dann einfach im Arm und sagt mir, daß er mich liebt», erzählte eine Betroffene.

Manche Frauen schalten während einer sexuellen Begegnung von der unerwünschten Phantasie in die Realität um und stellen fest, daß sie auf diese Weise allmählich die Dauer reduzieren können, über die sie sie benutzen, und dabei dennoch ihre spezifische Funktion erhalten können. Da sexuelle Phantasien am häufigsten dazu dienen, die sexuelle Erregung zu steigern und zum Orgasmus zu verhelfen, kann eine Frau beispielsweise beschließen, ihre Phantasie nur in den Phasen ihres sexuellen Reaktionszyklus zu verwenden, in denen sie einen solchen Ansporn braucht. So kann sie mit Hilfe einer Phantasie ein bestimmtes Maß an körperlicher Erregung aufbauen und dann in die Realität umschwenken, um bewußt bei ihrem eigenen Körper zu sein und ihre momentanen Empfindungen beim Sex zu genießen. Eine Frau schilderte, wie sie ihre Phantasie «abschüttelte», sobald sie einen bestimmten Level der sexuellen Erregung erreicht hatte. «Ich habe systematisch daran gearbeitet, sie immer früher abzuschütteln, so daß ich immer mehr von unserem Sex in der Gegenwart genießen kann.»

Eine andere Frau fand heraus, daß sie leichter aus der Phantasie zum momentanen Erlebnis überwechseln konnte, wenn sie sich auf das Gesicht ihres Partners konzentrierte. Sie erklärte: «Ich benutze immer noch meine alten Phantasien, um erregt zu werden, aber kurz bevor ich komme, schalte ich auf Blickkontakt mit meinem Mann um. Auf diese Weise hängt mein Orgasmus nicht nur mit der Phantasie zusammen, sondern schließt meinen Partner mit ein. So erlebe ich es emotional näher und realer als früher, als ich bis zum Schluß in meiner Phantasie blieb.»

Durch dieses Umschalten wird mit der Zeit der Rückgriff auf die Phantasie seltener, die manche Personen sogar ganz aus ihren Gedanken beim Sex verschwinden lassen können. Manche Frauen ziehen diese langsame Entwöhnung vor, da sie so genügend Zeit haben, neue Erregungstechniken zu entwickeln. Mit Hilfe dieser Kombination aus Toleranz, bewußter Beherrschung und Geduld können sie langsam trainieren, andere Wege zum sexuellen Genuß zu finden. Das Umschalten ermöglicht es ihnen, das positive Potential der Phantasie zu nutzen, während sie gleichzeitig daran arbeiten, sie loszuwerden.

Die Phantasie umgestalten

Die vierte Grundstrategie zur Heilung ungewollter sexueller Phantasien besteht darin, eine Phantasie in eine positivere Erfahrung zu verwandeln. Dieser Ansatz arbeitet mit der angeborenen Kreativität der Frau, mit der sie ihre Phantasien anzupassen und umzuformen vermag, damit sie ihren aktuellen Bedürfnissen und Wünschen besser entsprechen.

Wir können eine Phantasie in einem nichtsexuellen Rahmen umgestalten, indem wir etwa eine andere Version davon in ein Tagebuch schreiben oder verschiedene Phantasievorstellungen mit dreidimensionalen Objekten durchspielen. Oder wir können eine sexuelle Phantasie beim Sex neu modellieren, während sie aktiv in unserem Kopf «abläuft». Wenn wir uns bewußter machen, wann wir phantasieren, und uns daran erinnern, daß Phantasien unsere eigenen Schöpfungen sind, können wir die Inhalte unserer Phantasien gezielt in positivere Bilder oder Darstellungen von positiveren Interaktionen umwandeln. Dabei können wir gleichzeitig manche erotische Elemente beibehalten oder weiterentwickeln, damit sie sexuell erregend bleiben.

Wir wissen, daß unerwünschte sexuelle Phantasien häufig aus dem Grund als irritierend erlebt werden, weil sie eine mißbräuchliche oder schädliche Beziehungsdynamik erotisieren. Um eine Phantasie zu einer konstruktiveren Sexualdynamik zu verändern, können wir uns fragen: «Was könnte ich verändern, damit ich mich bei meiner Phantasie sicherer fühle oder damit die Figuren unter Bedingungen des Einverständnisses, der Gleichheit, der gegenseitigen Achtung, des Vertrauens, der Sicherheit und der Freude für beide interagieren?» Indem wir diese Bedingungen für gesunden Sex einbauen, können wir einer unerwünschten Phantasie ihren mißbräuchlichen Charakter nehmen, dabei aber die besondere sexuelle Stimulation oder sonstige erotische Spannung, die sie bieten mag, bewahren.[1]

Diese Technik funktioniert oft durch allmähliche Veränderung der Phantasieinhalte. Anstatt sie also komplett umzuarbeiten, können wir die störenden Elemente darin in kleineren Schritten verändern, so daß uns ihre erotische Kraft nicht verlorengeht. Tory zum Beispiel, die immer wieder von Sex zwischen einem älteren Mann und einem kleinen Mädchen phantasierte, konnte sich vorstellen, das Alter der Charaktere jedesmal ein bißchen zu verändern, bis sie die Phantasie nicht mehr daran erinnerte, wie sie selbst als Kind von ihrem Onkel mißbraucht worden war. Mit der Zeit wurde der Mann immer jünger und das Mädchen immer älter. Schließlich waren es zwei Erwachsene – beide reif genug, um ihr Einverständnis zum Sex zu geben. In dieser neuen Form erregte sie die Phantasie immer noch. Sie hatte sie bei jeder inhaltlichen Veränderung durch sexuellen Genuß untermauert.

Eine Frau namens Janette änderte die Handlung ihrer Phantasie, so daß sie sie weniger quälte, hielt aber an dem fest, was sie erotisch für sie machte. Ihre alte Phantasie handelte davon, daß ein Handelsreisender die sexuelle Neugier und Naivität eines jungen Farmermädchens ausnutzte. Sie änderte die Handlung dahin gehend, daß es eine Liebesgeschichte zwischen einem Handelsreisenden und einer jungen Frau vom Lande wurde. Auch diese neue Phantasie enthielt noch die Vorstellung von Weideland und der warmen Sommersonne, die auf saftige Wiesen fällt. Diese Vorstellungen halfen ihr, sich beim Sex zu entspannen. Die neue Version beinhaltete auch die sexuelle Aufmerksamkeit, die der Handelsreisende dem Körper der Frau schenkt, wie etwa die Stimulation der Brüste und der Klitoris, die sie so schön fand. Aber jetzt entfaltete sich ihre eigene Erregung und Spannung im Kontext gegenseitiger Erkundung, nicht durch Täuschung oder Tricks.

Manchen Frauen hilft es, wenn sie bestimmte Schauplätze, Requisiten oder andere Details in ihren Phantasien verändern, um die von ihnen als negativ oder unangenehm empfundenen Elemente der imaginären Szene zu entfernen. Eine Frau hatte davon phantasiert, daß sie an einen Tisch gekettet war und von gesichtslosen Fremden vergewaltigt wurde. Es gelang ihr, die Szene umzuarbeiten, indem sie sich anstatt der Handschellen an ihren Handgelenken lose befestigte Seidenkordeln vorstellte. Dann würde sie ihre Hände aus den Fesseln befreien und die Szene so umgestalten, daß die gesichtslosen Männer weggingen und ihr echter Liebhaber kam. Schließlich konnte sie zu einem neuen Bild übergehen, in dem ihr Liebhaber ihre Hände sanft über ihrem Kopf festhält – eine Vorstellung, die sie immer noch höchst erotisch, aber nicht mehr belastend fand.

*

Unabhängig davon, welche Kombination von Strategien wir persönlich wählen, um eine unerwünschte Sexualphantasie zu heilen oder zu verändern, es ist in jedem Fall hilfreich, sich bestimmte Dinge immer wieder zu vergegenwärtigen. Zunächst müssen wir uns daran erinnern, daß wir durchaus Einflußmöglichkeiten haben und daß eine Heilung möglich ist. Es gibt so vieles, was wir tun können – auch während des Sexualakts –, um Phantasien, die uns seit Jahren belasten, zu steuern, zu zerstreuen, umzugestalten oder zu löschen. Vielleicht müssen wir etwas experimentieren, bis wir die besten Techniken gefunden haben.

Es hilft auch, sich ins Gedächtnis zu rufen, daß dieser Weg zu einem befriedigenden Sexleben führt. Viele Frauen stellen fest, daß sich ihre gesamte Denkweise über Sex ändert, wenn sie sich daranmachen, ungewollte Phantasien loszuwerden. Oft entwickeln sie ein entspanntes Verhältnis zum Sex und lernen, ihre natürlichen sexuellen Rhythmen zu respektieren. Oder wie eine Frau es darstellte: «Mit meiner alten Phantasie konnte ich in zwei Minuten zum Orgasmus kommen, aber ich haßte es, wie ich mich danach fühlte. Ohne sie brauche ich länger, um erregt zu werden, und ich weiß, daß ich nicht jedesmal einen Orgasmus habe, aber wenn ich einen habe, dann habe ich jetzt das Gefühl, daß das Vergnügen ganz mir gehört, mein eigenes ist.»

Während des ganzen Heilungsprozesses können wir uns selbst immer wieder mitfühlend begegnen und unsere eigenen Bedürfnisse respektieren. Anstatt ärgerlich zu werden, wenn unerwünschte Phantasien immer noch hochkommen oder wenn sie in Streßphasen zurückkehren, sollten wir versuchen, einen Rückfall als ein Anzeichen dafür zu sehen, daß wir die Heilungsarbeit fortsetzen sollten. Es ist kein Zeichen von Versagen. Unser Ziel muß nicht unbedingt lauten, ungewollte Phantasien ganz zu tilgen. Vielmehr können wir anstreben, die Kontrolle über unser Phantasieleben auszubauen und Phantasien so einzusetzen, daß sie uns zu sexuellen Erlebnissen verhelfen, wie wir sie uns in Wahrheit wünschen.

Für Judy, Renee und Kris war die Heilung ein Prozeß der

Veränderung und des Erstarkens. Alle drei Frauen entdeckten ihre Kraft, sich von störenden sexuellen Gedanken zu befreien. Sie machten die Erfahrung, daß sie ihr neu erworbenes Wissen einsetzen konnten, um Sex besser genießen zu können. Sie entdeckten auch, daß sie ihre sexuellen Phantasien nicht mehr als Fallen empfinden mußten, sondern sie als unglaubliche Ressourcen wertschätzen konnten, die sie die ganze Zeit in sich getragen hatten.

Individuelle Wege der Heilung

Als Judy, eine alleinstehende Frau Anfang Dreißig, zu einem Workshop über sexuelle Phantasien kam und all die anderen nervösen Frauen sah, fand sie es äußerst beruhigend, zu erfahren, daß sie nicht allein mit ihrem Problem war – nämlich das Gefühl zu haben, ihr Sexualleben werde von ihren Phantasien regiert.

«Ich hatte nicht immer Phantasien», erklärte Judy, «aber nachdem ich mich einmal darauf eingelassen hatte, gab es keinen anderen Weg mehr für mich. Seit mindestens fünfzehn Jahren habe ich jetzt das Gefühl, ich könnte ohne Phantasie keinen Orgasmus kriegen.» Da sie diese Phantasien über so viele Jahre durch sexuellen Genuß bestärkt hatte, waren sie inzwischen fest in ihren sexuellen Reaktionszyklus eingebunden.

Bei diesem Workshop begann Judy mit der Erforschung einer ihrer typischen Phantasien. Sie nannte ihre Geschichte «Freude und Schmerz» und schrieb folgende Handlung nieder:

> Ich sehe mich selbst als etwa fünfzehnjähriges Mädchen, wie ich einen Massagesalon betrete, in den ich zu einem Bewerbungsgespräch bestellt bin. Der Raum ist mit Vorhängen versehen, in der Mitte ein Stuhl und eine Massageliege. Der

Besitzer ist ein gutaussehender Mann in den Dreißigern. Er fordert mich auf, meine Kleider auszuziehen. Ich zögere, aber tue es dann doch. Sobald ich nackt bin, verschränke ich meine Arme vor der Brust, damit er meinen Busen nicht sehen kann. Ich geniere mich, aber er ist aufmunternd und geduldig.

Er bittet mich, näher zu kommen. Obwohl es mir peinlich ist, werde ich allmählich sexuell mutiger. Ich sitze auf seinem Schoß. Irgendwann zwischendurch habe ich einen Stringtanga angezogen. Ich sitze rittlings auf seinem Knie und reibe meine Klitoris an ihm. Er möchte, daß ich meine Brustwarzen mit Lippenstift rot mache. Ich bitte ihn, mir dabei zu helfen. Das tut er, worauf ich meine Brüste in die Hand nehme und sie in seinen Mund führe. Ich will ihm zeigen, daß ich sexuell sein kann, damit er mich engagiert.

Er fragt mich, ob ich Schläge haben will, und ich sage ja. Er drapiert ein Kissen auf die Liege, und ich lege mich drauf, mit dem Hintern nach oben. Er drückt auf einen Knopf, und die Vorhänge öffnen sich. Dahinter kommt ein Haufen Männer zum Vorschein, die mir durch ein Fenster zusehen. Ich will nicht, daß sie zusehen, aber ich weiß nicht, wie ich nein sagen soll. Er schlägt mich mit der flachen Hand, und irgendwie hat es etwas Erotisches, wie die Haut auf meinem Po rot wird. Ich sehe, wie das mit mir geschieht, als sei ich ein Voyeur, der das Geschehen beobachtet. Er sagt, er würde mich immer schlagen, wenn ich ihn darum bitte. Ich will, daß er es noch einmal tut, aber er sagt, ich muß ihn darum bitten. Ich will nicht, daß er aufhört, aber ich will auch nicht bitten.

Schließlich bitte ich ihn doch, mich weiter zu schlagen. Er antwortet, daß er es tun wird. Er sagt auch, daß es okay ist, wenn ich diesmal einen Orgasmus habe. Ich soll eine Menge Lärm dabei machen, damit mich die Männer hinter dem Fenster hören können. «Das wird ihnen gefallen», sagt er. «Zieh eine Show ab, so daß sie sehen können, wie du kommst.» Ich will das und bin echt erregt, also lege ich los. Dann komme ich, und die Phantasie ist sofort zu Ende.

Nachdem Judy ihre Phantasie zu Papier gebracht hatte, konnte sie sehen, welche verschiedenen Funktionen sie für sie erfüllte. Sie bekam intensive sexuelle Aufmerksamkeit, und körperliche Stimulation ihrer Brüste und Genitalien trug zu ihrer Erregung bei. Ein auffälliges Merkmal ihrer Phantasie war, daß sie die Entwicklung der sexuellen Handlung von einer Position hinter den Kulissen aus beobachtete. Aus dieser voyeuristischen Perspektive bemerkte sie jene Details, die sie visuell erregend fand, etwa ihre roten Brustwarzen, den Tangaslip und ihre Hautrötung, als sie geschlagen wurde. Sie registrierte auch die auditive Stimulation, die aus ihrem Dialog mit dem Mann und ihren Geräuschen beim Orgasmus resultierte.

Bei einer anderen Übung rekonstruierte Judy, wann ihr die Phantasie regelmäßig in den Kopf kam. Diese Phantasie stellte sich stets ein, wenn Judy sich zum Geschlechtsverkehr ins Bett begab, und hielt über ihren gesamten sexuellen Reaktionszyklus an, von der Erregungsphase bis zum Orgasmus, mit dem sie verschwand. Einzig in der Resolutionsphase, wenn ihr Körper nach dem Orgasmus zur Ruhe kam, brauchte sie ihre Phantasie nicht.

Judy analysierte das Thema dieser Phantasie und erkannte, daß es darum ging, wie eine Frau die Erlaubnis erhält, sexuell aktiv zu sein. Ihre Phantasiefigur agierte als eine genierliche und schamerfüllte Person, die erst eine Erlaubnis braucht, um loszulassen und sexuelle Energie genießen zu können. Tatsächlich forderte der Mann sie auf, beim Orgasmus «eine Show abzuziehen» und «Lärm zu machen», und versicherte ihr, daß das den anderen Männern gefallen würde. In dem Massagesalon hatte die Frau wirklich die Aufgabe, Männern sexuell etwas vorzuführen. Judy fragte sich: «Will ich wirklich so über Sex denken – daß wir Frauen ihn nur genießen können, wenn Männer uns das Okay dafür geben?»

Obwohl Judy begriff, daß die Phantasie wichtige Funktionen für sie erfüllte, wollte sie dennoch den Einfluß ihres Phantasielebens auf ihre Gedanken beim Sex reduzieren. Sie wollte sich nicht mehr als genantes, sexuell unerfahrenes Mädchen sehen, das Bestätigung und Erlaubnis braucht, um zu ihrer Sexualität zu stehen. «Ich will Sex so genießen können, wie *ich* es will, ohne mich zu schämen, ohne bestraft zu werden oder die Erlaubnis eines Mannes zu brauchen», betonte sie.

Als Judy mit Hilfe weiterer Übungen die Geschichte ihres Phantasielebens zurückverfolgte, wurde ihr klar, daß diese wiederkehrenden sexuellen Phantasien jene Gefühle der Verwirrung festgehalten hatten, die sie als junges Mädchen in bezug auf Sex verspürt hatte. Über Rollenspiele ergründete Judy die weibliche Hauptfigur näher und begann zu verstehen, was das Mädchen in ihrer Phantasie wirklich brauchte und wollte. «Wenn ich über dieses Mädchen in dem Massagesalon nachdenke, sehe ich jemanden, der neugierig auf Sex ist, dem das Thema aber peinlich ist. Jungs in ihrem Alter machen ihr irgendwie angst. Sie will eine sexuelle Frau werden, weiß aber nicht recht, wie. Der Mann gibt ihr die Erlaubnis, sexuell zu sein, aber er behandelt sie wie ein Objekt. Er dirigiert sie und bringt sie mit einem Trick dazu, daß sie um Sex bittet. Da ist keine Liebe, kein Gefühl in dieser Sexszene. Er gibt sich nett, aber er sieht aus wie einer, der brutal werden kann, wenn er nicht kriegt, was er will.»

Judy erinnerte sich, daß sie etwa mit fünfzehn – also genau im selben Alter wie das Mädchen in ihrer Phantasie – ihre ersten Erfahrungen mit Sex machte, weil sie annahm, daß die Jungs das von ihr erwarteten. Sie glaubte keine Kontrolle über die sexuelle Energie zu haben und gestattete sich nicht, Grenzen zu setzen. Da sie so jung schon sexuell aktiv war, hatte sie die Gelegenheit verpaßt, mit Beziehungen zu experimentieren, die nicht so eindeutig sexuell waren. «Ich hatte keine Freunde, die einfach nur mit mir befreundet sein und ein bißchen harmlos knutschen wollten. Ich habe diese sicheren Gelegenheiten verpaßt, die Dinge sich langsamer entwikkeln zu lassen. Ich ging mit Jungs, die Sex wollten, und mir war nicht klar, daß ich auch nein sagen durfte. Ich hatte nicht das Gefühl, irgendwas steuern zu können.»

Die Rollenspiele beim Workshop halfen Judy verstehen, daß ihre frühe Verwirrung über Sex angehalten hatte, als sie reifer wurde. Ja, sie hatte in den Phantasien, die sie sich zurechtgeschneidert und ständig wiederholt hatte, ihre Selbstsicht als naive, unerfahrene und sexuell unsichere Person verstärkt, obwohl dies nicht mehr in ihre Realität paßte. Sie empfand ihre Phantasien als asynchron zu ihrem Leben. «Meine Klamotten aus der High-School-Zeit habe ich vor Jahrzehnten abgelegt, aber ich laufe noch mit denselben alten Phantasien herum.»

Als der Workshop zu Ende ging, hatte Judy deutlich das Gefühl, einen Durchbruch erzielt zu haben. Sie verstand jetzt, daß ihr Phantasieleben auf der Altersstufe stehengeblieben war, die für sie sexuell am verwirrendsten war. Zusammen mit anderen Frauen in der Gruppe versuchte Judy durch Brainstorming herauszufinden, welche Lernprozesse sie als junges Mädchen in puncto Sex ausgelassen hatte. Heraus kam eine lange Liste von langsamen Möglichkeiten, wie ihre knospende Sexualität sich hätte entfalten können, zum Beispiel durch Tanzen, Händchenhalten, Petting, Küssen und gegenseitige Erkundung, die nicht bis zum Geschlechtsverkehr ging. Beim Brainstorming mit der Gruppe hatte Judy das Gefühl, einige wichtige Lücken in ihrer Entwicklung zu schließen.

Durch diese so detaillierte Beschäftigung mit ihrer Phantasie bekam für Judy auch die Art der besonders erotischen Stimulation eine Bedeutung. Sie fühlte sich jetzt befähigt, Sex eher spielerisch und weniger zielgerichtet anzugehen. Sie konnte sich vorstellen, diesen neuen Weg zum Genuß bei der Selbststimulation zu üben. Hier konnte sie den Druck von sich nehmen, etwas «vorführen» zu müssen, und die Ausdrucksformen ihrer eigenen sexuellen Energie genießen. Sie gestattete sich, neue Anregungen zu suchen, die ihre natürlichen erotischen Interessen widerspiegelten. Als junges Mädchen hatte sie leidenschaftlich gern Liebesromane gelesen. Jetzt beschloß sie, die neue Generation von Liebesromanautorinnen zu testen, die über intelligente, Sex offen genießende Frauen schreiben. Judy erkannte auch, daß sie das Recht hatte, sich beim Sex mehr zu äußern und ihre Partner um die Art von Stimulation zu bitten, die sie für ihren sexuellen Genuß brauchte.

Judy verließ den Workshop zuversichtlich, daß sich durch ihre neu gewonnenen Einsichten ihre Abhängigkeit von der Phantasie in der Erregungs- und Orgasmusphase ändern würde und sich ihr neue Wege zu befriedigenderen sexuellen Erlebnissen eröffnen würden. Anstatt Sex als etwas zu sehen, was Frauen den Männern zu Gefallen ableisten, fühlte sich Judy nun frei, ihre sexuelle Energie für sich selbst zu genießen.

*

Obwohl Renee schon seit acht Jahren mit ihrem Freund David zusammenlebte, hatte sie ihm niemals im einzelnen von ihrem Phantasieleben erzählt. Doch in letzter Zeit wurden ihre wiederkehrenden Opferphantasien beunruhigender. Immer öfter vermied sie Sex mit David, um ihren Phantasien auszuweichen. Er beklagte sich darüber, wie unerreichbar sie war und wie fern sie wirkte, wenn sie einmal Sex hatten. Besorgt, daß David sie verlassen könnte, begann Renee, ihre Phantasieprobleme anzugehen.

Renees Phantasie hatte sich zwar im Lauf der Jahre weiterentwickelt, doch sie hatte von jeher von einem Mädchen gehandelt, das von einer Gruppe von Männern festgehalten und von ihrem Anführer vergewaltigt wird. Als sie die Handlung der Phantasie schriftlich zusammenfaßte, überschrieb sie sie mit: «Hab keine Angst – es wird dir gefallen».

> Ein Mann führt dieses schöne, unschuldig aussehende Mädchen in ein Schlafzimmer oder manchmal auch in ein Restaurant, das schon geschlossen hat. Eine Gruppe Männer und ich warten auf sie. Wir sagen ihr, daß wir ihr etwas über Sex beibringen werden. Wir halten sie mit den Händen fest. Sie hat Angst. Sie sagt: «Nein!» Wir sagen ihr, es würde keine Vergewaltigung sein, weil es ihr gefallen würde. Wir würden sanft mit ihr sein. Wir würden ihr beibringen, wie sie einen Orgasmus haben kann. Ich bin es, die allen sagt, was sie zu tun haben, ich bin der Coach. Während die Männer das Mädchen auf ein Bett oder einen Tisch niederdrükken, stehe ich neben ihrem Kopf, flüstere ihr beruhigende Worte zu, halte ihre Hand, tröste sie. Ich sage ihr, sie soll keine Angst haben. Den Männern sage ich, wo sie sie berühren dürfen. Ich danke dem Anführer dafür, daß er sie uns gebracht hat. Er ist derjenige, der vor allem mit ihr Sex hat. Es kann Oralsex oder Geschlechtsverkehr sein. Wenn sie erregt wird, sage ich ihr, daß sie uns wissen lassen soll, wenn sie kurz vor dem Orgasmus ist. Wenn sie kommt, komme ich auch. Dann verschwindet die Phantasie.

Um die Phantasie genauer zu erforschen, zeichnete Renee sie mit Strichfiguren auf und beschrieb dann alle Charaktere mit Worten. Kaum hatte Renee diese Technik eingesetzt, um sich die Details ihrer Phantasie bewußter zu machen, vermochte sie bereits einige überraschende Vergleiche zwischen Phantasie und Wirklichkeit zu ziehen.

Das Opfer, so erkannte Renee, stand stellvertretend für sie selbst. «Sie vertritt mich sozusagen, fühlt den sexuellen Genuß an meiner Stelle. Außerdem ist sie schön, wie eine Werbung für das Idealbild einer jungen Frau. Darum wollen die Männer sie. Wenn sie aufgeregt ist, bin ich aufgeregt. Wenn sie ihren Orgasmus hat, habe ich auch einen. In der Wirklichkeit tue ich mich dagegen schwer, erregt zu werden, wenn ich geistig anwesend bleibe.»

Die von ihr als Coach bezeichnete Frau war ebenfalls eine Figur, mit der sie sich identifizierte. Tatsächlich sah sie genau wie Renee aus, in ihrem jetzigen Alter von dreißig Jahren. Auch hier fielen ihr wichtige Gegensätze zwischen Phantasie und Realität auf. «Im wirklichen Leben habe ich keine Stimme beim Sex. Ich sage nie etwas, obwohl ich weiß, wo und wie ich am liebsten berührt werde. In der Phantasie bin ich interessanterweise der Coach, der alle anderen anweist und Fragen stellt.»

Der Vergewaltiger, der Haupttäter, sah genauso aus wie David, Renees wirklicher Freund. «Obwohl ich ihn als Vergewaltiger bezeichne, ist er eigentlich ganz sanft in der Phantasie. Er macht entweder oralen Sex mit dem Opfer oder hat Geschlechtsverkehr mit ihr, um sie zum Höhepunkt zu bringen. Er macht alles, wozu der Coach ihn anleitet. In Wirklichkeit ist David ziemlich beherrschend beim Sex. Wir müssen es immer so machen, wie er es will – und wann er will. Wenn ich versuche, das Liebesspiel einzuleiten, ignoriert er mich einfach. Manchmal will er, daß ich seinen Penis anschaue, obwohl ich damit Probleme habe. Aber in der Phantasie will er dem Mädchen Freude bereiten, ihr beibringen, wie sie einen Orgasmus bekommt.»

Renee stellte sich vor, die anderen Männer in der Phantasie würden das Opfer umringen und sie festhalten, wobei jeder von ihnen einen Arm oder ein Bein festhält. Sie streicheln sie auch und tragen so zur Stimulation bei. «Sie versucht, nein zu sagen, was ich auch erregend finde. Im wirklichen Leben werde ich nicht erregt, wenn ich ja sage.»

In Renees Strichfigurenzeichnung war der Mund des Mädchens in zwei Hälften geteilt. Auf der linken Seite war er als gerade Linie gezeichnet – ein Symbol für Schweigen. Das Mädchen in der Phantasie blieb still, genauso wie Renee im wirklichen Leben. Auf der rechten Seite der Strichfigur hatte Renee den Mund des Mädchens offen gezeichnet, als würde sie reden oder schreien.

Renee zeichnete neben jede Figur einen großen Kreis als Sprechblase. Wie bei einem Cartoon schrieb sie dann hinein, was die Figuren in der Phantasie sagten und dachten. Auch diese Übung erbrachte einige überraschende Details.

Renee faßte die vermutlichen Gedanken des Mädchens in Worte. Zunächst stellte sie sich vor, sie selbst würde zu dem Vergewaltiger sagen: «Du verwirrst mich, ich fühle mich verraten. Du gewinnst. Ich verabscheue dich, aber du bringst mir auch schöne Gefühle. Ich habe Angst. Warum tust du mir das an?» Dann formulierte Renee mutiger und stellte sich vor, wie das Mädchen ihn anschreien möchte: «Laß mich in Ruhe! Laß mich los! Ich hasse dich! Ich will mit dir kämpfen.» Nachdem sie diese wütenden Worte hinzugesetzt hatte, malte Renee Tränen, die aus den weit aufgerissenen Augen des Mädchens kamen.

Die Coachfrau, in der Zeichnung neben dem Ohr des Mädchens stehend, hatte den Mund geöffnet. Ihre Worte hielt Renee in einer Sprechblase fest: «Ich werde dir beim Ausziehen helfen. Hab keine Angst. Es wird dir gefallen. Spürst du es? Wir werden es dir beibringen.» Zu den Männern ließ sie den Coach sagen: «Macht es so. Das wird ihr gefallen. Berührt sie hier.» Die Figur des Vergewaltigers, der zwischen den Beinen des Mädchens positioniert war, sagte zu ihr: «Magst du das? Fühlst du das?» Gleichzeitig dachte er: «Gib auf. Ich besorg es dir, du wirst es mögen. Ich bringe dich dazu, daß du tust, was ich will.»

Als sie näher über die anderen Männer in der Szene nachdachte, sah Renee sie gesichtslos, machtlos und verwirrt. Sie nannte sie «dumme Objekte». Sie sagen: «Wir treffen keine Entscheidungen. Wir sind seine [des Vergewaltigers] Freunde. Wir sind aufgeregt. Wir wollen mehr tun, aber wir können nicht.» Derweil denken sie: «Wir hassen das Mädchen. Wir benutzen sie.»

Nachdem sie mit Hilfe der Strichfigurenübung all diese Details aufgedeckt hatte, sprach Renee darüber, wie sie sich jetzt fühlte, mit all diesen Informationen über ihre Phantasie. Sie fühlte sich schlecht dabei, daß sie ihren Freund für die Rolle des Übeltäters auswählte. Auch wenn er beim Sex eine beherrschende Art hatte, wollte sie ihn nicht als Vergewaltiger sehen. Sie erkannte auch, daß sie sich von der Frau, die als Coach agierte, verraten fühlte: Diese gab vor, freundschaftlich zu dem Mädchen zu stehen, befahl aber den Männern, sie festzuhalten und sexuell zu mißbrauchen. Sie sagte dem Mädchen, es sei keine Vergewaltigung, doch in Wirklichkeit war es eine.

Im wirklichen Leben hatte der Freund von Renees Mutter sie als damals achtjähriges Mädchen gekitzelt und betastet und dann oralen Sex bei ihr gemacht. Auf der Suche nach Verbindungen zwischen der Realität und ihrer wiederkehrenden Phantasie erkannte Renee, daß sie sich auch im Leben verraten fühlte, nämlich von ihrer Mutter. Ihr machte sie den Vorwurf, sie nicht beschützt und den Mißbrauch durch ihren Freund zugelassen zu haben. Renee sah jetzt, daß sie in der Beziehung zwischen Opfer und Coach diejenige zwischen ihr und ihrer Mutter nachgebildet hatte.

Durch die Ergründung ihrer Phantasie holte Renee die Phantasiecharaktere ins Rampenlicht und konkretisierte sie. Dieser Prozeß gab Renee ein neues Kontrollgefühl über ihr Phantasieleben und erinnerte sie daran, daß dies von ihr selbst geschaffene Figuren waren. Sie sah jetzt, daß es ebenso in ihrer Macht lag, sie zu verändern, zu hinterfragen oder auch von ihnen zu lernen. Ihr wurde klar, daß sie Einfluß auf ihre eigenen Phantasien hatte. Sie saß nicht mit einer ewig gleichen Phantasiehandlung fest.

Um eine Vorstellung von den ihr offenstehenden Veränderungsmöglichkeiten zu bekommen, absolvierte Renee eine weitere therapeutische Übung mit dem Ziel, die begonnene Analyse der Charaktere zu vertiefen. Dieses Mal zeichnete sie die Charaktere nicht auf Papier, sondern legte bunte Stifte aus, die die verschiedenen Figuren repräsentierten. Die Verwendung dreidimensionaler Objekte ermöglichte es ihr, die Charaktere im Raum zu bewegen und mit verschiedenen Phantasiehandlungen zu experimentieren. In einem dramatischen Moment der Therapie, als Renee darüber sprach, wie wütend sie auf den Vergewaltiger und die dummen Objekte war, nahm sie die Stifte, die die Männer repräsentierten, und brach sie entzwei. Indem sie ihrer Wut Luft machte, initiierte sie eine Änderung dieses Phantasieplots, dem sie sich stets ausgeliefert gefühlt hatte.

Als nächsten Schritt zur Heilung wollte Renee ihr Bedürfnis nach der Phantasie reduzieren und experimentierte daher mit dem Zeitpunkt ihres Auftretens. Wann wollte sie diese Phantasie zulassen? Sie wollte beim Sex mit David mental anwesend bleiben und würde die Phantasie stoppen, wenn sie beim Liebesspiel aufkam, sie nur noch beim Masturbieren verwenden.

Nachdem sie die Übungen zur Erkundung der Charaktere ein paar Wochen lang gemacht hatte, bemerkte Renee, wie sich der Phantasieplot abrupt und drastisch veränderte. Sie erzählte: «Eines Tages, als ich mich selbst berührte, fing die Phantasie so an wie immer. Doch stellte ich mir auf einmal vor, wie der Coach sagt: ‹Kommt, Jungs, wir hauen hier ab.›

Und das taten sie tatsächlich. Die Frau und alle Männer standen einfach auf, gingen raus und ließen das Opfer allein. In diesem Moment wich die sexuelle Erregung aus der Phantasie.» Indem sie die Handlung enden ließ, bevor das Mädchen zum Höhepunkt kam, entschärfte Renee das erotische Potential der Phantasie. Diese Umgestaltung des Inhalts ließ die Phantasie auch weniger beunruhigend auf sie wirken. «Ich sah schließlich, daß es gut für das Mädchen war, allein gelassen zu werden. Das war für mich auch wichtig bei der Heilung», sagte sie.

Renee schaffte es, noch einen entscheidenden Schritt zur Bewältigung ihrer Probleme zu tun, als sie sich überlegte: «Was könnte das Mädchen brauchen, um sich sicher zu fühlen?» Ausgehend von dieser Frage führte Renee sich als Erwachsene, und damit ihr wirkliches Selbst, als neue Figur in die Phantasie ein, die dem Mädchen Zuspruch und Mitgefühl zuteil werden läßt. «Ich malte mir aus, wie ich das Mädchen in eine blaue Decke hülle, sie im Arm halte und tröste. Ich gab ihr das, was sie brauchte.» Im wirklichen Leben hatte Renee keinen Schutz oder Trost erfahren, als sie es am nötigsten brauchte. Als Erwachsene konnte sie Mitleid mit dem kleinen Mädchen von einst entwickeln, das verraten und mißbraucht worden war. Die kreative Umgestaltung ihrer Phantasie war für sie ein Weg, diese alten Wunden zu lindern und ihre Sexualität für sich zurückzuerobern.

Als Renee das nächstemal mit David schlief, konzentrierte sie sich ganz auf das Geschehen in der Gegenwart. Sie setzte die Gedankenstopptechnik ein, sobald sich eine Phantasie einschlich. Zu ihrer Freude stellte sie fest, daß sie mit dieser bewußteren Einstellung zum Sex mehr Genuß empfand als jemals zuvor.

Während Renee sich über ihre Fortschritte freute, war sie enttäuscht über die Entwicklung ihrer Beziehung. Je mehr

Techniken Renee übte, um anwesend zu bleiben, desto kritischer und unglücklicher wurde David. Wenn sie versuchte, den Anstoß zum Sex zu geben oder beim Liebesakt bestimmter zu sagen, was sie gerne wollte, reagierte er wenig erfreut. Er büßte allmählich die alleinige Kontrolle über das sexuelle Geschehen ein – Kontrolle, die er genossen hatte, während sie sich schweigend in ihre Phantasiewelt zurückgezogen hatte. Renee erklärte: « Als ich gerade versuchte, einen besseren Zugang zu ihm zu finden, zog er sich zurück. Ich hatte das Gefühl, er läuft vor mir davon. »

Damit hatte sie recht. David lief ihr tatsächlich davon und hatte bereits eine neue Beziehung mit einer anderen Frau angefangen. So trat ein, was sie befürchtet und was zur Auseinandersetzung mit ihren Phantasien motiviert hatte: David verließ sie.

In den Jahren, als sie es mit Hilfe ihrer Phantasie schaffte, sexuell zu funktionieren, stellte sich Renee den Problemen in ihrer realen Beziehung mit David nicht. Im Laufe der Zeit hatte er immer wieder versucht, ihr Sexualleben zu verbessern, und sie oft ermuntert, im Bett offener mit ihm zu reden. Damals hatte Renee jedoch zuviel Angst davor, ihm von ihren ungewollten Phantasien zu erzählen. Sie war noch nicht soweit, ihm auf die Ebene des Vertrauens zu folgen, die er anstrebte. Er mißdeutete ihr schmerzerfülltes Schweigen und fühlte sich von ihr zurückgewiesen. Schließlich hatte er keine Lust mehr, es allein zu versuchen. Jetzt, da sie endlich ihre eigene Stimme beim Sex wiederfand, war David emotional zu erschöpft, um noch zuzuhören. Er hatte nicht mehr die Energie oder das Engagement, mit ihr zusammen neue Gewohnheiten zu entwickeln, die sie als gesund und notwendig für ihr sexuelles Vergnügen empfand. Statt dessen entschied er sich für einen Neuanfang mit einer anderen Partnerin. So beschlossen sie, sich zu trennen.

Trotz ihrer Betrübnis über die Trennung hatte Renee das Gefühl, in ihrem Phantasieleben eine Heilung erzielt zu haben. Sie war motiviert, einen neuen Partner zu finden, der liebevoll und ehrlich mit ihr sein würde. Sobald die alte Phantasie im Zustand sexueller Erregung wieder ihre Gedanken okkupierte, gestaltete sie sie spontan um und ließ sie befriedigender enden. «Früher hatte ich das Gefühl, ich wäre meinen Phantasien ausgeliefert. Ich fühlte mich wie gelähmt, als könnte ich mich nicht mehr bewegen oder sprechen», kommentierte Renee. «Heute ist es genau umgekehrt. Ich kann in meine Phantasiewelt gehen, wenn ich will. Ich bemerke, wenn ich jetzt phantasiere, dann geht es um mich, und ich bin kreativ dabei.»

Einmal, als sie beim Masturbieren in ihrer Vorstellung wieder die bekannte Stimme des Coachs sagen hörte: «Es gefällt ihr», gelang es Renee, für sich selbst zu sprechen und laut zu antworten: «Ja, es gefällt mir.» Mit dieser Erklärung gelang ihr der Ausstieg aus dieser Phantasiedynamik – sie vergegenwärtigte sich ihr Recht auf Genuß in ihrem Sexleben. Seitdem kann Renee ihr Phantasieleben so gestalten, daß es ihren aktuellen Bedürfnissen entspricht.

*

Die vierzigjährige Kris hatte hart daran gearbeitet, ihre unglückliche Kindheit zu bewältigen und die psychischen Folgen zu heilen. Sie war mit Eltern groß geworden, die sich ständig emotional zu bekriegen schienen. Außerdem hatte ihre Mutter sie als Kind sexuell mißbraucht. Kris konnte sich daran erinnern, wie sie ihre Mutter einmal gebeten hatte, sie nicht mehr an den Genitalien zu berühren, worauf ihre Mutter sie nur ausgelacht hatte. Der Mißbrauch endete immer erst, wenn Kris einen Orgasmus gehabt hatte.

In der Therapie machte Kris gute Fortschritte darin, ihre verletzte Selbstachtung wiederaufzubauen und von dem erlittenen Mißbrauch zu genesen. Sie lebte in einer treuen, langfristigen Beziehung mit einer Frau, die sie liebevoll stützte.

Doch trotz aller Heilungsarbeit, die Kris schon geleistet hatte, wurde sie eine störende Phantasie einfach nicht los. Sie besuchte einen Workshop, um herauszufinden, warum sie nach dieser wiederkehrenden Phantasie immer so schamerfüllt und beunruhigt war. Kris wollte die dort neu erlernten Übungen weiter praktizieren, um ihre Phantasie noch genauer zu analysieren.

Auf dem Workshop schrieb Kris zunächst einen Abriß der Phantasiehandlung. Sie gab ihr den Titel «Die Demontage».

> Ein fremder Mann kommt zu mir nach Hause, um eine Reparatur durchzuführen. Obwohl er Arbeitskleidung trägt, ist seine Erektion unübersehbar. Ich fange an, anzügliche Bemerkungen über seinen Körper zu machen. Ich sage Sachen wie: «Ich sehe, du willst mehr Arbeit tun als geplant» oder «Welchen Stand willst du denn mit dem Stab ablesen?» Ich gehe auf ihn zu und ziehe ihn aus, ziehe mich selbst aus und lege mich nackt auf den Boden. Ich zeige auf seinen Penis und sage: «Bring das Werkzeug hier rüber.» Er kommt zu mir her und begibt sich in die Position, um mich zu bumsen. Ich sage: «Ich bin noch nicht bereit für dich, aber mach dich bereit, ihn reinzustecken, wenn ich es dir sage.» Ich masturbiere, während er mit der Spitze seines Penis meine äußeren Schamlippen berührt und darauf wartet, daß ich ihm das Signal gebe. Als ich kurz vor dem Orgasmus bin, sage ich ihm: «Fast, fast. Jetzt!» Dann kann er in mich eindringen. Ich mag es, diese Macht über ihn zu haben, ihn warten zu lassen. Sobald ich komme, verschwindet die Phantasie, und ich schäme mich hinterher.

Als Kris auf dem Workshop anderen Frauen zuhörte, die ihre Phantasien eingehend erforschten, bestärkte dies ihren Entschluß, dieser Phantasie, die sie schon so viele Jahre quälte, auf den Grund zu gehen. Als Frau, die eine andere Frau liebte, stimmte es sie besorgt, daß sie von derbem Sex mit einem Mann phantasierte. Aber sie hatte den Verdacht, daß ihre Abneigung gegen die Phantasie noch anders begründet war als in Problemen der sexuellen Orientierung. Als sie das Thema der Phantasie erkundete, sah sie, daß es hier um eine Dynamik ging, die überhaupt nicht zu dem paßte, was sie an ihrer realen Beziehung schätzte. Ihre Phantasie handelte von kaltem, wütendem Sex zwischen zwei machthungrigen Fremden, während der Sex in ihrem wirklichen Leben ein Ausdruck von Liebe zwischen gleichberechtigten Partnern war. Dennoch hatte sie das Gefühl, die Phantasie zu brauchen, um einen Orgasmus zu erreichen.

Nach dem Workshop versuchte Kris, sich mit Hilfe einer Übung in ihre Phantasiecharaktere hineinzuversetzen. Früher war sie sich wie eine Voyeurin vorgekommen, die sich selbst bei ihrer Interaktion mit dem Monteur zuschaut. Jetzt stellte sie sich hingegen vor, die Gedanken der beiden Figuren zu lesen, um ihre unausgesprochenen Motive in Worte fassen zu können. Sie war überrascht über das Ergebnis.

Kris hatte immer angenommen, in ihrer Phantasie ginge es darum, daß die Frau Macht über den Mann hat. Nun bemerkte sie schockiert, daß der Monteur dachte, *er* sei derjenige, der das Ganze steuert. Sie beschrieb seine Gedanken so: «O Mann, das kommt gut», «Ich kriege hier, was ich will», «Du dumme Fickerin, du erzählst mir nicht, wann ich zu kommen habe. Mein Penis gehört mir. Ich lege los, wann ich will.»

Als sie die Gedanken der Frau niederschrieb, kam folgendes heraus: «Ich will gefickt werden», «Du bist hier der dumme Ficker, und ich gebe das Kommando», «Ich habe die Macht, dich warten zu lassen. Ich kriege zuerst meinen Orgasmus.»

Als sie diese Gedanken ausformuliert vor sich sah, wurde ihr klar, daß in dieser Phantasie jeder den anderen benutzte. Beide Beteiligten dachten, selbst die ganze Macht zu haben, beide behandelten den anderen als Sexobjekt. Beide wollten den Sieg für sich verbuchen – doch dieser Sieg war wertlos.

Kris nahm sich noch einmal ihre Niederschrift der Phantasie vor und unterstrich die für sie wichtigsten Passagen, die immer in ihrer Phantasie vorkamen. Darunter identifizierte sie dann die zugrundeliegenden Emotionen und Beziehungsdynamiken. Sie schrieb Kommentare wie «fehlende Intimität», «Entfremdung», «Ausbeutung», «Wut», «Einsamkeit», «mangelnde Achtung vor sich selbst und anderen». Als nächstes überlegte sie: «Erinnern mich diese Eigenschaften an irgendeine andere Beziehung?» Wieder sollte sie eine Überraschung erleben.

In vielerlei Hinsicht faßte ihre Phantasie die Beziehung zwischen ihrer Mutter und ihrem Vater zusammen. «Sie schienen immer in diesem häßlichen Umgang miteinander gefangen zu sein. Jeder wollte Macht über den anderen haben, aber es war eine falsche Macht. Beide wollten sie den jeweils anderen unter Kontrolle haben, dabei hatten sie gar nichts unter Kontrolle. Was sie hatten, war nur eine für beide unbefriedigende Beziehung.»

Obwohl ihre Eltern beide schon lange tot waren, hatte Kris sie unbewußt in ihrer Phantasie weiterleben lassen. Sie erkannte auch, daß sie immer gehofft hatte, ihre Eltern würden eine andere Form des Umgangs miteinander finden und ihre Lebensgeschichte würde glücklicher enden. Wie andere Kinder aus dysfunktionalen Familien war Kris mit der Hoffnung aufgewachsen, sie könnte das, was zwischen ihren Eltern nicht stimmte, irgendwie reparieren und ihren ewigen Kampf und ihre gegenseitige Quälerei beenden. Es war ein wichtiger Durchbruch, der ihre Selbstachtung stärkte, als sie erkannte: «Ich bin diejenige, die lebend aus diesem kranken Zuhause herausgekommen ist. Ich bin intakt. Es war ihr Problem, nicht meins. Ich habe keine Lust mehr, mich für sie verantwortlich zu fühlen.»

Mit diesem neuen Verständnis gelang es Kris schließlich, ihre Scham zu überwinden und sich dazu durchzuringen, mit ihrer Partnerin über die Einzelheiten ihrer beunruhigenden Phantasie zu sprechen. April war verständnisvoll und bemüht, Kris dabei zu helfen, Sex ohne die quälende Phantasie genießen zu lernen. Gemeinsam überlegten sie sich Techniken, um die Funktion ihrer alten Phantasie zu durchbrechen. Beim Orgasmus zum Beispiel, also an dem Punkt innerhalb des sexuellen Reaktionszyklus, an dem Kris am ehesten auf die Phantasie umschaltete, sagte April: «Ich liebe dich» und half ihr so, mental anwesend zu bleiben. Sie experimentierten auch mit der Verwendung von Dildos (zufällig eine von Aprils Phantasien), um mehr vaginale Stimulation in ihr Liebesspiel einzubauen.

Als Kris zum erstenmal ohne die Phantasie Sex gehabt hatte, sagte sie: «Mir war nie klar, daß Sex so machtvoll sein kann, ohne ein Machtkampf zu sein.» Allmählich fühlte sie sich beim Sex weniger gefühllos und empfand ihren eigenen Körper bewußter. Sie gab jetzt auch gerne einmal selbst den Anstoß und war eifrig darauf bedacht, mit verschiedenen Formen des Liebesspiels zu experimentieren. «Mein Horror vor allem, was mit Sexualität zu tun hat, ist endlich weg», sagte sie.

Schließlich gelang es Kris, ihre Phantasiearbeit durch eine gezielte Visualisierungsübung für sich abzuschließen. Sie stellte sich vor, ihre Eltern stünden vor ihr. Sie sagten zu ihr: «Du brauchst dir um uns keine Sorgen mehr zu machen. Wir haben uns trotz allem geliebt, aber wir konnten unsere Gefühle nicht anders ausdrücken. Wir haben es niemals zu der Art von Beziehung gebracht, die wir eigentlich wollten und die du dir gewünscht hättest.» Als das Bild langsam erlosch, stellte Kris sich vor, wie ihre Eltern sich umdrehten und Hand in Hand davongingen.

Seitdem sie sich so gründlich mit ihrer alten Phantasie beschäftigt hatte, konnte sich Kris nicht mehr vorstellen, sie beim Sex ablaufen zu lassen. Indem sie zur Kernbotschaft ihrer Phantasie vorgedrungen war, büßte sie an erotischer Kraft ein. Dennoch wandte sich Kris nicht vom Phantasieren ab, denn jahrelang war das für sie ein zuverlässiger Weg zum Orgasmus. Jetzt stand es ihr frei, sich neue erotische Vorstellungen auszudenken, die eine positive sexuelle Energie ausstrahlen und die sie in ihrer wirklichen Beziehung zelebrieren will.

*

Wenn wir uns daranmachen, eine unerwünschte Phantasie zu ändern, so tun wir damit einen mutigen Schritt. Dieser Prozeß verläuft nicht immer reibungslos und bringt auch nicht immer die gewünschten Ergebnisse. Bei manchen Frauen verschwinden ihre Problemphantasien und kommen niemals wieder. Bei anderen stellen sie sich bei Streß oder Angstempfindungen wieder ein. Manche halten an der erotischen Kraft ihrer unerwünschten Phantasien fest, auch wenn sie nicht mehr von ihnen abhängig sind, während für andere Frauen die ganze Erotik verlorengeht.

Wenn wir eine ungewollte sexuelle Phantasie heilen, wirkt sich dies oft auch in anderen Lebensbereichen positiv aus. Eine Frau namens Allison erzählte, für sie sei ihre sexuelle Phantasie immer wie ein Vogel in einem Käfig gewesen. «Es war ein großer, häßlicher Vogel, der schreckliche kreischende Geräusche machte. Meine Phantasien wollte ich am liebsten zudecken. Ich stellte mir vor, ich würde eine Decke über diesen Vogelkäfig tun, damit das Gekreische aufhört. In der

Realität bedeutete das, jeden sexuellen Drang und jedes sexuelle Gefühl zu vermeiden. Ich wußte sonst kein Mittel, den Vogel zum Schweigen zu bringen.»

Doch seit sie sich von ihren unerwünschten Phantasien befreit hat, fand sie eine neue Einstellung zu ihrer eigenen Sexualität. «Jetzt kann ich jederzeit die Decke von dem Käfig nehmen. Und der Vogel hat sich in ein wundervolles Geschöpf mit schönen, farbenprächtigen Federn und einem herrlichen Gesang verwandelt. Ich habe entdeckt, daß Phantasien tatsächlich Spaß machen können. Ich fühle mich jetzt nicht mehr schuldig, weil ich sie habe, und schäme mich meiner Sexualität nicht mehr. Wenn ich meine Phantasien nicht geheilt hätte, hätte ich mich niemals wie ein normaler, sexueller Mensch fühlen können.»

KAPITEL 9

Phantasien mit dem Partner austauschen

In dem Film *Harry und Sally* gibt es eine Szene, in der Harry (Billy Crystal) und Sally (Meg Ryan) in einem Park spazierengehen und über ihre sexuellen Träume und Phantasien plaudern. Er macht den Anfang und beschreibt eine komische Szene, in der er sich vorstellt, er würde vor einer olympischen Jury Liebe machen. Die ersten beiden Preisrichter beurteilen seine sexuelle Leistung gut, nur seine Mutter, als Preisrichterin aus der DDR verkleidet, gibt ihm eine miserable Note.

Dann erzählt Sally von ihrer wiederkehrenden sexuellen Phantasie, die sie schon seit der Pubertät hat. Sie handelt immer von einem gesichtslosen Mann, der ihr die Kleider vom Leib reißt. Auf Harrys Frage, ob es jemals weitergeht, antwortet sie mit Nein, aber manchmal stelle sie sich vor, sie habe andere Kleider an. Harry und Sally teilen sich ihre Phantasien mit, um sich besser kennenzulernen. Es ist eine nette Szene mit einer witzigen Pointe, ohne Konsequenzen.

Im wirklichen Leben sieht es oft ganz anders aus. Die Menschen empfinden es unterschiedlich, über sexuelle Themen zu sprechen. Manche fühlen sich wohl dabei, anderen ist es peinlich. Manche sind sehr zurückhaltend, andere sehr offen im Umgang mit ihren intimsten Gedanken. Manche Partner halten ihre Phantasien bewußt geheim, um ihre Beziehung zu schützen, während andere sie erkunden und aktiv nutzen, um ihre Beziehung als Paar zu verbessern.

Forschungen belegen, was uns viele Frauen im Gespräch berichteten: Sexuelle Phantasien zu erzählen kann eine tückische Angelegenheit sein. Ein Wissenschaftlerteam durchforstete etliche Studien über sexuelle Phantasien und kam zu dem Schluß: «Obwohl zu dieser Frage [ob die Partner über ihre sexuellen Phantasien miteinander sprechen] sehr wenig Informationen vorliegen, lassen die vorhandenen Daten darauf schließen, daß die allerwenigsten dies tun.» Weitere interessante Erkenntnisse der Gelehrten: Frauen sind eher als Männer dazu geneigt, dem Partner eine sexuelle Phantasie zu erzählen, und Männer reagieren eher mit Eifersucht auf eine Phantasie ihrer Partnerin. Männer und Frauen, die starke Schuldgefühle wegen ihrer Phantasien zum Ausdruck bringen, glauben auch, daß ihre Phantasien ihrer Beziehung oder ihrem Partner schaden, obwohl die Partner vielleicht gar nichts von diesen sexuellen Gedanken wissen.[1] Kein Wunder also, daß sexuelle Phantasien bei vielen von uns ein großes Geheimnis bleiben, das wir dem anderen niemals erzählen.

Frauen, die sich entschieden haben, ihrem Partner von ihren intimsten Gedanken zu erzählen, berichten von unterschiedlichen Reaktionen, Problemen und Auswirkungen. Viele Frauen sagen, daß es sie ihren Partnern nähergebracht und sich positiv auf ihr Intimleben ausgewirkt hat. Andere hingegen berichten, daß es zu emotionalem Mißtrauen geführt und sexuelle Unverträglichkeiten in ihren Beziehungen nur noch stärker hervorgekehrt hat. So oder so, es kann die Paarbeziehung sehr stark beeinflussen, wenn man den Partner an seinen Phantasien teilhaben läßt.

Manche Frauen beschränken sich auf die rein verbale Ebene, das heißt, sie erzählen dem Partner von ihren Phantasien oder hören zu, wie der andere seine Phantasien beschreibt. Diese Art des Austauschs kann in einem nichtsexuellen Rahmen ebenso stattfinden wie in einer Situation, in der die Leidenschaft geweckt ist. Über Phantasien zu sprechen kann ein erquicklicher Bestandteil des Vorspiels sein, der die Erregung steigert.

Manche Paare tauschen ihre Phantasien aktiver aus, indem sie sie gemeinsam durchspielen, vielleicht sogar Kostüme oder Requisiten dabei verwenden. Auch hier berichten die Frauen von den unterschiedlichsten Erfahrungen. Manche Paare realisieren die Lieblingsphantasie eines Partners, während andere neue Phantasien erfinden, die aus der Vorstellungskraft beider Partner schöpfen und erotische Wünsche von beiden erfüllen. Wenn zwei Menschen die Fähigkeit entwickeln, ohne Probleme darüber zu sprechen, wie ihre individuellen Phantasien sie persönlich und als Paar beeinflussen, können sie ein besonders enges emotionales Verhältnis zueinander entwickeln.

Der Austausch von Phantasien kann zu innerem Wachstum, sexueller Heilung und besseren Beziehungen verhelfen. Doch gibt es Frauen, die hinterher diesen Schritt bedauern, der angenehm überraschende wie auch unvorhersagbar enttäuschende Folgen haben kann. Nur im Film, so scheint es, kann ein Paar so ganz ohne Konsequenzen seine intimsten sexuellen Gedanken offenbaren.

Warum Frauen ihre sexuellen Phantasien geheimhalten

Viele der Frauen, mit denen wir sprachen, sagten uns, sie hätten die Einzelheiten ihrer sexuellen Phantasien noch nie jemandem erzählt, auch nicht ihrem Partner. Die meisten derjenigen, die ihre Phantasien schon einmal mitgeteilt hatten, waren extrem vorsichtig, wann und wem sie die Inhalte ihrer erotischen Vorstellungen offenbarten.

Phantasien zu offenbaren ist deswegen problematisch, weil

man es nicht mehr rückgängig machen kann. Und da man nie genau weiß, welche Konsequenzen eine Enthüllung haben kann, zerbrechen sich manche Frauen den Kopf darüber, ob eine solche Diskussion gut oder schlecht für sie selbst, den Partner oder die Beziehung wäre. Es gibt viele verschiedene Gründe, warum Frauen ihre Phantasien für sich behalten, aber häufig ist es eine Frage der Individualsphäre oder der Angst vor der Reaktion des Partners.

Bewahrung der Individualsphäre

Aufgrund des persönlichen und zugleich sexuellen Charakters der Phantasien ist es Frauen oft peinlich, darüber zu reden. Sie sind zu schüchtern, und manchmal hat diese Zurückhaltung mit einem mangelnden Verständnis der Phantasien zu tun. «Wie kann ich diese seltsamen Gedanken jemand anders mitteilen, wenn nicht einmal ich weiß, warum ich sie habe und was sie bedeuten?» fragte uns eine Frau.

Manchen Frauen ist es peinlich, wie offen und intensiv die sexuelle Leidenschaft in ihren Phantasien herüberkommt, welche sexuellen Aktivitäten dargestellt werden oder welche unkonventionellen Handlungsorte, Bilder und Charaktere ihre Phantasien enthalten. Auch Probleme der sexuellen Orientierung können der Grund sein, weshalb Frauen ihre Phantasien verschweigen. Heterosexuelle Frauen trauen sich oft nicht, ihrem männlichen Partner gleichgeschlechtliche Phantasien zu beschreiben, während lesbische Frauen zögern, ihren weiblichen Partnern von Phantasien über Männer oder Penisse zu erzählen. Wie wir jedoch schon gesehen haben, spiegeln Phantasien nicht unbedingt unsere wahren sexuellen Vorlieben wider.

Wenn Frauen sich nach religiösen Lehren richten, die sexuelle Gedanken verdammen, oder in einer sexuell repressiven Umgebung aufgewachsen sind, kann die Mitteilung sexueller Phantasien so ähnlich sein, als würden sie ihre Sünden beichten. Jedenfalls sagten uns Frauen, sie hätten es vermieden, über ihre Phantasien zu sprechen, weil sie Angst hatten, sie würden als unwürdig, krank, pervers, unersättlich oder liederlich verurteilt.

Ohne eine gemeinsame Sprache, mit der wir unsere Phantasien beschreiben können, oder ein gemeinsames Verständnis dessen, welche Funktionen die Phantasien für uns erfüllen und woher sie kommen, glaubten viele von uns, nicht genug über dieses Thema zu wissen, um guten Gewissens darüber reden zu können. Manche von uns wußten vielleicht nicht, wie sie skriptlose Phantasien beschreiben sollen, da diese in kommerziellen Erotika oder in der Pornographie kaum jemals auftauchen. Oder vielleicht haben wir noch nie die Schilderung einer Phantasie gehört, die einem ähnlichen Skript folgt wie unsere.

Durch die Abschirmung von erotischen Vorstellungen gegen die Außenwelt kann ein starkes Gefühl der Individualität und Freiheit entstehen. Leah, eine heterosexuelle Frau, die oft sensorische Phantasien über Frauenbrüste hat, sagte, sie habe ihrem Mann absichtlich nichts von ihren Phantasien erzählt. «Wir sind seit siebzehn Jahren zusammen, und nach all der Zeit weiß ich, daß es Bedürfnisse gibt, die der Ehepartner nicht erfüllen kann», erklärte sie. «Wenn wir Liebe machen, ist er ganz auf meinen Körper eingestimmt. Wir haben ein tolles Sexleben. Aber ich glaube nicht, daß er jeden meiner Gedanken oder jede Empfindung, die ich habe, hören will oder muß. Das ist mein ganz privater Bereich, und ich will es lieber so lassen. Ich möchte mir mit meinen eigenen Gedanken meine Individualität in unserer Beziehung bewahren.»

Eine andere Frau beschrieb den besonderen Genuß, den es ihr bereitete, gedanklich in ihre ganz private Phantasiewelt zu entschwinden und danach wieder zu ihrem realen Partner zurückzukehren. «Nach dem Orgasmus, wenn ich aus der Phantasie in die Gegenwart zurückkehre, sind da die Arme meines Mannes, die mich auffangen», sagte sie. «Es ist ein schönes Gefühl, wie wenn man nach Hause kommt.»

Wenn Frauen an bestimmten sexuellen Phantasien besonders hängen oder sie gerade deswegen schätzen, weil sie so zuverlässig funktionieren, zögern sie unter Umständen, darüber zu reden, aus Furcht, diese Phantasien könnten dadurch ihre erotische Kraft verlieren. Wie wir in den vorangegangenen Kapiteln gesehen haben, können sich in der Tat unsere Gefühle gegenüber einer Phantasie und ihr Wert für uns allein dadurch verändern, daß wir sie in Worte fassen.

Manche Frauen sind vorsichtig damit, ihre Phantasien zu offenbaren, weil sie auf den richtigen Partner oder den richtigen Moment warten. Sie hüten ihre Lieblingsphantasien wie einen Schatz und möchten sie nur mit dem Partner teilen, der ihre Schönheit und ihren Wert zu schätzen weiß. Eine Frau mit einer Angebetetenphantasie (in der es ein längeres Vorspiel in einem warmen Planschbecken gab) erläuterte: «Ich habe bisher absichtlich nicht über diese Phantasie gesprochen oder sie ausgelebt, weil ich sie nicht an irgendeinen Partner verschwenden will. Und ich habe noch keinen Partner gefunden, von dem ich denke, daß er meine Phantasie genauso wertschätzen würde wie ich. Ich will hinterher nicht enttäuscht sein. Wenn man sich eine Phantasie bewahrt, sie nur für sich behält, dann kann man jederzeit auf sie zurückgreifen. Immer wenn man sie braucht, kann man sie hervorholen, abstauben, und man weiß, daß sie noch genauso aussieht, schmeckt, riecht wie zuvor. Es ist wunderbar, etwas ganz für sich zu haben, was einem so zuverlässig Freude bringt.»

Wenn Frauen ihre Phantasien für sich behalten, brauchen sie nicht zu fürchten, daß sie sich ein negatives Urteil oder eine Fehlinterpretation des Partners einhandeln. Wenn sie unangetastet bleibt, kann eine Phantasie weiterhin als extrem persönliches kreatives Ventil fungieren. Nicht über eine Phantasie zu sprechen bewahrt unter Umständen ihre erotische Kraft. Eine Frau faßte zusammen, was viele andere auch empfinden: «Wenn ich sie mitteile, ist sie nicht mehr meine *private* Phantasie.»

Angst vor der Reaktion des Partners

Viele Frauen verschweigen ihre Phantasien lieber, weil sie sich vor der Reaktion des Partners fürchten. Vielleicht bereitet es uns Sorgen, wie der Partner dazu stehen würde, daß wir überhaupt phantasieren. Oder wir fragen uns, wie der andere reagieren würde, wenn wir ihm die Einzelheiten einer bestimmten Phantasie erzählen würden. Wir entscheiden uns unter Umständen dafür, diese privaten Gedanken lieber nicht mitzuteilen, weil wir fürchten, der Partner könnte eifersüchtig auf eine Phantasie werden, uns wegen ihres Inhalts verurteilen oder uns ermuntern, sie auszuleben. All diese Befürchtungen sind berechtigt. Partner, die im kulturellen Umfeld verbreitete Ansichten über sexuelle Phantasien teilen, könnten die Phantasie einer Frau mißdeuten oder annehmen, sie sei ein direkter Spiegel ihrer tiefsten Wünsche.

So entschloß sich eine Frau zum Beispiel, ihrem Mann nichts von ihrer häufigsten Phantasie zu erzählen, in der es um ein romantisches Prinzessinszenario geht. Daraufhin vermutete er, sie phantasiere davon, vergewaltigt zu werden. «Er hatte in einer Talk-Show gehört, daß Frauen davon phantasieren, überwältigt zu werden, und nahm einfach an, daß das für mich zutraf. Ich bin so wütend geworden!»

Eine Frau, die sich in ihren Phantasien gerne als Wilde Frau sah und sich eine ganze Parade von männlichen Sexualpartnern vorstellte, vermied es, mit ihrem Mann über diese Gedanken zu sprechen. «Er würde das zu wild finden. Er würde entweder denken, ich sei eine Perverse, die Gruppensex will, oder er wäre enttäuscht, weil er glaubt, meinen Bedürfnissen im Bett nicht gerecht zu werden. Ich würde diese Phantasie aber niemals in Wirklichkeit umsetzen wollen. Sie bringt nur etwas Abwechslung in unser monogames Sexualleben.»

Eine andere Frau, die oft von einem gutgebauten früheren Liebhaber phantasierte, behielt diese Gedanken ebenfalls für sich, um in ihrer Beziehung keine Eifersucht zu schüren. Sie erklärte: «Mein Mann spricht nicht über seine früheren Geliebten mit mir, und ich weiß, daß er auch nichts über meine hören will.» Tatsächlich kann der Grund, weshalb eine Frau ihre eigenen Phantasien nicht enthüllt, auch der sein, daß sie diejenigen ihres Partners eigentlich nicht hören möchte – besonders wenn sie annimmt, daß darin attraktivere, jüngere oder drallere Frauen vorkommen, als sie es selbst ist.

Frauen, die beim Mitteilen ihrer Phantasien unangenehme oder peinliche Erfahrungen gemacht haben, bringen das Thema ungern erneut auf. Kelly, eine Frau Ende Zwanzig, erzählte ihrem Mann nichts mehr von ihren Prinzessinphantasien, nachdem sie einmal eine schlechte Erfahrung gemacht hatte. Sie hatte gedacht, daß das Sprechen über ihre Phantasien sie als Paar näher zusammenbringen würde, doch sie erreichte genau das Gegenteil. Kelly erinnert sich: «Ich habe ihm zuerst von einer Phantasie erzählt, in der ein mysteriöser Fremder mich schick angezogen in einem feinen Restaurant sieht und sich Hals über Kopf in mich verliebt. Aber schon nach dieser einen Geschichte bat mich mein Mann, ihm nichts mehr zu erzählen. Er sei jetzt verunsichert und fürchte, ich würde ihm untreu werden, weil ich von jemand anders phantasiere. Schließlich habe ich es bereut, ihm diese Phantasie erzählt zu haben, auch wenn es ein sehr offener Moment zwischen uns war. Denn seitdem plagt er mich ständig mit dem Vorwurf, daß ich ihm untreu sei – was ich niemals gewesen bin. Ich kann mir nicht vorstellen, daß ich ihm jemals noch etwas von meinen Phantasien erzählen werde.»

Frauen, die unter ungebetenen sexuellen Phantasien leiden, hüten sich oft, sie dem Partner mitzuteilen, weil sie fürchten, daß der andere nicht mitfühlend reagieren könnte. Die Inhalte unerwünschter Phantasien können so beunruhigend und beschämend sein, daß die Risiken ihrer Enthüllung größer zu sein scheinen als die Vorteile.

Tatsächlich berichteten bei unseren Untersuchungen einige Mißbrauchsopfer von negativen Erfahrungen mit dem Mitteilen von Phantasien. Zumeist behalten diese Frauen die näheren Einzelheiten ihrer ungewollten Phantasien für sich, bis sie die Gewißheit emotionaler Sicherheit fühlen. Eine Frau erklärte, was geschehen kann, wenn ein Partner nicht angemessen reagiert: «Ich hatte endlich den Mut aufgebracht, meinem Freund von meiner schrecklichen Phantasie von inzestuösem Sex mit meinem Großvater zu erzählen. Ich suchte Trost, doch mein Freund beschuldigte mich, ich würde den Inzest mehr genießen als den Sex mit ihm. Ich war so schokkiert über seine Reaktion, daß ich mich von ihm trennte.»

Warum Frauen ihre Phantasien enthüllen

Obwohl es viele gute Gründe gibt, weshalb wir unsere Phantasien lieber für uns behalten möchten, gibt es auch Situationen, in denen es wünschenswert, angebracht oder sogar notwendig ist, mit dem Partner über unsere Phantasien zu sprechen. Manche Frauen tun das zum Beispiel mit dem klaren Ziel, ihre Sexualität zu intensivieren. Sie sprechen über ihre Phantasien oder verwirklichen sie, um ein abflauendes Sexualleben aufzupeppen, ihr erotisches Repertoire zu erweitern oder die intimen Details dessen, was sie im Bett tun wollen, zu erklären. Das Aussprechen kann ein erster Schritt zur Verwirklichung einer Phantasie sein. Auch erhöht allein das Reden über Phantasien die Erregung und Intimität.

Eine anders gelagerte Motivation für Frauen, ihre Phantasien zu offenbaren, sind Heilungszwecke. Wie wir gesehen haben, können Probleme mit Phantasien bisweilen die Intimität gefährden und müssen angegangen werden, um eine Beziehungskrise zu vermeiden oder zu überwinden.

Der Wunsch nach gesteigertem sexuellem Vergnügen

Da Phantasien aus unseren persönlichen und sexuellen Lebenserfahrungen erwachsen, enthalten sie eine Fülle von Informationen über unsere sexuellen Interessen, Ausdrucksformen, Wünsche, Ängste und Freuden. Daher kann ihre Enthüllung manchmal eine gute Möglichkeit sein, einen Dialog zu eröffnen, der die sexuelle Beziehung verbessern und zu größerer Befriedigung führen kann.

Eine junge Hochschulabsolventin, Tiffany, versuchte, gegen ihre repressive Erziehung anzukämpfen, und bat ihren Mann, ihr seine Phantasien zu erzählen, um so ihre eigene sexuelle Vorstellungskraft zu inspirieren. «Ich sagte ihm, daß mir nie Phantasien einfielen. Ich empfand mein Sexleben immer als sehr beschränkt, durch meinen Verstand eingezwängt. Als er mir von seinen Phantasien erzählte, fand ich es aufregend und fühlte mich geehrt, daß er mir so vertraute. Ich hatte danach auch ein besseres Gefühl dabei, eigene Phantasien zu erfinden. Wir erfahren langsam immer mehr voneinander.»

Juliet beschloß, ihrem Liebsten ihre Phantasien mitzuteilen, in der Hoffnung, damit ihr langweilig gewordenes Sexleben zu beleben. Sie sagte: «Ich war unglücklich darüber, wie es bei uns im Bett lief. Deswegen bat ich ihn, mir eine Phantasie zu erzählen. Dann erzählte ich ihm eine von meinen, in der es um sexuell abenteuerlustige Wasserspeier geht, die mich in einer Höhle gefangenhalten. Ich schilderte besonders plastisch, wie geschickt die Wasserspeier beim Oralsex waren. Damit wollte ich ihm andeuten, daß ich genau davon gerne mehr in unserem Liebesspiel hätte. Ich erklärte ihm auch, daß ich mich in meinen Phantasien als jemanden sehe, der erst protestiert, aber schließlich vor Freude und Vergnügen schreit, weil ich mich so total der Lust und dem Genuß hingebe. In Wirklichkeit fällt es mir schwer, mich so gehenzulassen.»

Am Anfang war es Juliets Freund peinlich, über das Thema Phantasie zu sprechen. Doch sie konnte an seiner körperlichen Reaktion sehen, daß er das Gespräch auch aufregend fand. «Er hörte mir zu, und ich hörte ihm zu. Beide erfuhren wir mehr darüber, was der andere beim Sex erleben möchte. Unsere Beziehung hat sich seither verbessert.»

Die vierundvierzigjährige Nikki erzählte ihrem neuen Freund zu Anfang ihrer Beziehung von einer speziellen Phantasie, um so den sexuellen Stil und die Interessen des anderen besser kennenzulernen. Sie war auch neugierig, ob Alex, der dem Schauspieler Wesley Snipes zum Verwechseln ähnlich sah, vielleicht eine Phantasie irgendwann einmal mit ihr zusammen ausleben wollte. Was anfangs ihre Phantasie war, verwandelte sich in ihren intimen Gesprächen immer mehr in etwas Gemeinsames. Noch haben sie ihre Ideen nicht verwirklicht, aber allein der Austausch ihrer Vorstellungen vergrößert ihren sexuellen Hunger aufeinander. Nikki beschreibt ihre Phantasie als «unvollendetes Werk»:

Ich erzählte Alex, daß ich auf kräftige Farben wie Rot, Grün und Lila reagiere. Er sagte, seine Lieblingsfarbe sei Rot, also beschlossen wir, daß es in dieser Szene viel Rot geben würde.

Wir bewegen uns auch beide gern. Ich weiß, daß es langsamen Tanz in dieser Szene geben wird. Also haben wir Musik und Bewegung, wer weiß, wie lang. Vielleicht die ganze Nacht.

Und ich stehe total darauf, ausgezogen zu werden. Ich will Alex' Gesicht sehen, wenn er entdeckt, was ich drunter anhabe. Ich habe einen totalen Unterwäschefimmel. Ich liebe das Zeug. Ich fühle mich damit sinnlicher. Ich mag das Gefühl von Spitzenstoff auf meiner Haut. Ich freue mich darauf, wenn er meinen schicksten BH öffnet, weil ich weiß, daß er auf Brüste steht. Er hat es mir gesagt. Ich bin ziemlich gut bestückt. Er mag meine Brüste fast so gern wie ich.

Meistens trage ich flache, praktische Schuhe, aber Alex sagt, er hätte gern, daß ich Schuhe mit hohen Absätzen trage. Als ich ihn fragte, warum, erklärte er mir, wie schön damit die Beine einer Frau aussehen.

Es klingt vielleicht blöd, aber ich stelle mir auch vor, daß wir eine Weile dasitzen und uns gegenseitig füttern. Sorry, aber ich esse nun mal für mein Leben gern. Vor allem Schokolade. Milchschokolade à la Lady Godiva. Ihm gefällt diese Idee auch.

Dann wollen wir zum Vorspiel übergehen. Ganz langsam, ich mag es nicht, wenn man an mir herumfummelt. Es müßte ganz langsam gehen. Neulich habe ich im Schaufenster eine Flasche Schoko-Körperfarbe gesehen. Das klang spaßig, also habe ich eine davon gekauft, zusammen mit einer kleinen Bürste. Dann habe ich ihm davon erzählt. Die wird auch bei diesem langsamen Vorspiel verwendet werden.

Musik wirkt sehr stark auf mich, besonders Saxophonmusik. Im Idealfall würde ich am Höhepunkt einer meiner liebsten Jazzsolostücke meinen Orgasmus kriegen. Wenn wir diese Szene irgendwann verwirklichen, werde ich auf jeden Fall das Licht an- und meine Augen auflassen. Ich sehe gerne zu. Und ich rede gern. Sex ohne Reden ist für mich nur halb so aufregend – und ich meine nicht den «Uuuuh-Baby»-Kram. Ich will wissen, was er fühlt, damit wir uns auf dieser tiefen Ebene begegnen können.

Alex kann es allmählich kaum noch erwarten, diese Phantasie auszuleben, aber ich habe es nicht eilig. Das, was ich im Kopf habe, kann man nicht in einer Stunde machen. Wir brauchen mindestens die ganze Nacht, und wir finden immer noch Sachen über uns heraus, die wir auch noch einbauen müssen. Nur dadurch, daß ich mit ihm rede, entdecke ich immer noch Sachen über mich, die mir neu sind. Und bei ihm ist es genauso.

Die Sache mit dieser Phantasie ist die: Wenn wir sie schließlich inszenieren, dann werden wir nicht schauspielern. Es wird echt sein, weil wir sie beide zusammen geschaffen haben, so daß sie dem entspricht, wer wir wirklich sind und was wir wirklich mögen. Ich weiß, daß an dieser Phantasie nichts Schädliches ist, außer den Kalorien.

Der Wunsch nach Hilfe bei der Heilung

Wenn Phantasieprobleme die Intimität ersticken oder bedrohen, sehen sich Frauen oft gezwungen, direkt über dieses Thema zu sprechen. Besonders bei störenden Phantasien kann es hilfreich sein, über sie zu reden. Dies kann ein wichtiger Schritt für Frauen sein, die solche Phantasien bewältigen oder verändern wollen. Einige Frauen schilderten, wie ihre Partner ihnen Unterstützung anboten, nachdem sie Dynamik und Ursachen ihrer ungewollten Phantasien verstanden hatten. Wenn der Partner so positiv reagiert, kann die Erfahrung des Mitteilens für die Frau heilsam und für die Beziehung vorteilhaft sein.

Betty zum Beispiel hatte eine quälende Opferphantasie, in der sich ein sexueller Angriff wiederholte, den sie Jahre zuvor erlebt hatte. Nach sechzehn Jahren Ehe beschloß sie schließlich, ihrem Mann von der Phantasie zu erzählen. «Er wußte, daß ich einen Phantasie-Workshop besuchen wollte», erläuterte sie, «und er fragte mich, ob ich Probleme mit einer Phantasie hätte. Da erzählte ich ihm schließlich ein bißchen darüber, nicht sehr detailliert, nur so viel, daß es ein Vergewaltigungsszenario war. Er hörte mir ruhig zu und hielt mich danach in seinen Armen.» Sie habe ihm nicht schon früher etwas von der Phantasie erzählt, sagte sie, weil «ich Angst hatte, er würde es nicht verstehen, weil ich es nicht einmal selbst verstand. Ich hatte Angst, er würde nicht mehr mit mir schlafen wollen, wenn er wüßte, daß ich an so etwas Absonderliches denke.» Doch dadurch, daß sie ihm vom allgemeinen Charakter ihrer Phantasie erzählte und seinen Trost erhielt, ging sie jetzt gestärkt und mit dem Gefühl, unterstützt zu werden, an die Heilungsarbeit.

Eine andere Frau, Claire, stellte fest, daß ihr Problem, in fast dem Moment, da sie sich durchrang, mit ihrem Partner Eric über ihre Phantasien zu sprechen, gelöst war. Sie hatte Sex gemieden, um ihren Prinzessinphantasien aus dem Weg zu gehen, die sie an negative sexuelle Erfahrungen aus ihrer Kindheit erinnerten. Da ihre Beziehung spürbar auf eine Krise zusteuerte, entschloß sie sich, ihre Angst zu überwinden und ihm zu sagen, was sie plagte: «Sobald ich es ihm gesagt hatte, wußte ich, daß ich mich nicht mehr in meiner Phantasiewelt verstecken konnte. Von da an konnte er mich jederzeit bei der Liebe anschauen und wissen, daß ich woanders bin. Aber dieses Risiko mußte ich eingehen, wenn unsere Beziehung eine Chance haben sollte. Zu meiner Freude nahm mich Eric mit so offenen Armen auf, wie ich es niemals erwartet hatte. Er zeigte sich nicht im geringsten angewidert, was meine ärgste Befürchtung gewesen war. Ich hatte gehofft, daß er mitfühlend sein würde, aber er ging noch viel weiter. Er sagte mir, er sei mir dankbar, daß ich mit ihm darüber geredet hätte, und daß er mir helfen wolle, mich damit auseinanderzusetzen. Er fühlte sich geehrt, daß ich es riskiert hatte, ihm etwas anzuvertrauen, was ich noch nie jemandem erzählt hatte. Er hielt mich lange in seinen Armen, während wir miteinander sprachen. Hinterher sagte er, wir wären uns an diesem Abend Tausende von Meilen nähergekommen.»

Ähnlich erging es auch Lisa, sie quälte sich mit unfreiwilligen Dominaphantasien, die sich um erotische Macht und Kontrolle drehten. Lisa mußte erst ihre Gefühle von Verletzlichkeit und Angst überwinden, um ihrer Partnerin von ihren Phantasien erzählen zu können. Sie entschied sich, ihre Phantasien zu enthüllen, weil sie wußte, daß dies ein wichtiger Schritt zur Besserung sein konnte. «Ich fürchtete, Kay könnte danach Angst vor mir haben oder sich mit mir nicht mehr sicher fühlen oder mich für irgendein krankes Monster halten.» Lisa stellte sich oft Sex zu dritt vor, bei dem sie ihre Sexualpartner fesselte. «In diesen Phantasien schrieb ich den anderen Frauen vor, wann sie ihren Orgasmus bekommen durften, und diese Macht fand ich aufregend», führte sie aus. Als ihre Partnerin auf ihre Geschichten verständnisvoll reagierte, war Lisa erleichtert und fühlte sich akzeptiert. «Sie war süß und gab mir das Gefühl, daß ich ohne Gefahr über diese Phantasien reden konnte. Gemeinsam machten wir uns daran, meine destruktiven Phantasien zu ändern. Das war neu und aufregend für mich und brachte uns näher zusammen.»

Tips für das Partnergespräch über sexuelle Phantasien

Was uns auch dazu motivieren mag, mit dem Partner über unsere Phantasien zu sprechen, unsere Chancen für positive Erfahrungen sind in jedem Fall besser, wenn wir unsere Grenzen respektieren. Wenn wir uns vorher klarmachen, warum wir unsere Phantasien erzählen oder den Phantasien des anderen zuhören, können wir zuversichtlicher vorgehen und die Chancen auf eine positive, wertvolle Diskussion erhöhen.

Sicheres und schrittweises Mitteilen

Sexuelle Phantasien sind so persönliche und intime Gedanken, daß sich niemand jemals gezwungen oder gedrängt fühlen sollte, sie zu enthüllen. Das Gespräch über Phantasien läuft dann am besten, wenn beide Partner wissen, daß es ihnen freisteht, ob, wann, wo, wie und wie weitgehend sie ihr Phantasieleben offenlegen. Daher ist es wichtig, vor Beginn des Gesprächs zu vereinbaren, es sofort zu beenden, sobald einer der Partner sich nicht mehr wohl dabei fühlt.

Wenn Frauen sich entschließen, eine Phantasie mitzuteilen, möchten sie, daß der Partner ihnen urteilslos zuhört. Sie freuen sich, wenn der Partner ihren Schilderungen zuhört, ihre Kreativität würdigt und vielleicht neue Ideen für das Liebesleben aufgreift. Eine Frau sagte: «Ich hatte einmal einen wundervollen Liebhaber, der mich dazu ermunterte, meine Phantasien in unser Liebesspiel einzubauen. Ich hatte nie das Gefühl, ihm die Einzelheiten meines Phantasielebens erzählen zu müssen, aber ich wußte, daß er offen dafür war. Das gab mir ein so positives Gefühl zu meiner Sexualität, einfach die Erlaubnis zu haben, echt und ehrlich mit dem umzugehen, was ich beim Sex erlebte.»

Obwohl die Partner manchmal intuitiv verstehen, was die Frauen ihnen vermitteln wollen, wenn sie von ihren Phantasien erzählen, muß man ihnen diese Information bisweilen etwas direkter geben. «Ein Liebhaber kann wohl nicht unbedingt Gedanken lesen», sagte eine Frau. «Ich dachte, ich könnte ihm meine Phantasie erzählen und er würde automatisch wissen, was ich mir beim Sex mehr wünschte. Er kapierte es aber nicht.»

Gespräche über sexuelle Phantasien sind meist produktiver, wenn die beiden Menschen sich gut kennen und offen für das Gespräch über Sex sind. Wenn beide Partner eine ähnliche Einstellung zu Phantasien haben, brauchen sie sich keine Sorgen über die Reaktion des anderen zu machen.

Wenn eine Frau nicht sicher ist, wie ihr Partner reagieren würde, kann sie sich zunächst auch nur vorsichtig herantasten, um festzustellen, ob der andere überhaupt daran interessiert ist, über Phantasien zu sprechen. Wenn schon so allgemeine Fragen wie «Hast du jemals Phantasien?» zu Reaktionen führen, die darauf hindeuten, daß der Partner sich unwohl oder bedroht fühlt, so ist dies normalerweise ein Signal dafür, daß es besser ist, nicht weiter über dieses Thema zu sprechen. Wenn beide Partner ein gutes Gefühl dabei haben, kann man das Gespräch langsam und schrittweise fortführen.

Eine Frau namens Ellen nahm sich viel Zeit, mit ihrem Mann zunächst ganz allgemein über sexuelle Phantasien zu reden, um eine gemeinsame Verständnisebene aufzubauen. «Wir sprachen über die verschiedenen Phantasien, die wir haben, und warum sie uns gefallen», erläuterte sie. «Ich empfand es so, daß wir ein tieferes Verständnis füreinander entwickelten. Es entstand eine neue Ebene der Intimität, auf der wir ohne Angst unsere persönlichsten Gedanken beschreiben konnten. Es war, als hätten wir uns dadurch als Paar ein neues Reich erschlossen. Beide enthüllten wir etwas sehr Persönliches, und beide fühlten wir uns danach besser.»

Eine Auswahl treffen

Eine Frau sollte sich gut überlegen, wie detailliert sie über ihr Phantasieleben sprechen möchte. Der Partner könnte von manchen Aspekten einer Phantasie fasziniert sein, sich dagegen von anderen abgestoßen, bedroht oder verletzt fühlen. Auch wenn die Phantasien einer Frau nicht unbedingt ihre echten Wünsche widerspiegeln, kann sie dem Partner durch ein einfühlsames, wohlbedachtes Gespräch über Phantasien auf subtile Weise ihren Stil, ihre Interessen und Vorlieben beim Sex vermitteln.

Bobbi zum Beispiel wählte mit sehr viel Bedacht aus, welche Teile ihrer Angebetetenphantasie sie ihrem Mann erzählte. Als er sie fragte, ob sie jemals sexuelle Phantasien hätte, kam ihr spontan die folgende Phantasie in den Sinn:

> Ich bin mit einem Mann zusammen, den ich im wirklichen Leben nicht kenne. Er ist ein Cowboy und Tierliebhaber, selbstbewußt und stark, dabei aber auch zärtlich. Wir verbringen den ganzen Tag miteinander und entdecken, daß wir viele gemeinsame Interessen haben. Er überschüttet mich mit Aufmerksamkeiten, hängt an meinen Lippen und sieht mich voller Begehren an. Bei ihm zu Hause essen wir, trinken, hören Musik und tanzen eng umschlungen. Dann gesteht er mir seine Gefühle für mich. Er sagt, ich sei die einzige, für die er jemals so empfunden habe. Das finde ich aufregend, und es erzeugt auch in mir ein Verlangen nach ihm. Seine ersten Küsse sind sanft, und ich erwidere sie. Dann küßt er mich aggressiver, und ich erwidere diese Energie. Als wir uns gegenseitig ausziehen, fällt mir sein schlanker, straffer Bauch auf, seine muskulösen Beine, seine

> dunklen Brusthaare. Die Art, wie er mich liebkost, gibt mir das Gefühl, verehrt und angebetet zu werden, sicher und sehr sexy zu sein. Er bringt mich durch Stimulation der Brüste und oralen Sex bis kurz vor den Orgasmus und stößt dann in mich. Wir fangen langsam an und legen dann voll los. Wir kommen gleichzeitig zum Höhepunkt, dann kuscheln wir den restlichen Tag zusammen im Bett, reden und berühren uns.

Als Bobbi jedoch diese Phantasie ihrem Mann beschrieb, erzählte sie ihm nur den Teil, von dem sie glaubte, daß er etwas damit anfangen konnte: die eigentliche Sexszene. Sie erzählte ihm, daß sie sich vorstellte, wie ein Mann sie in den Genuß von intensiver Bruststimulation und oralem Sex bringt. Bobbi glaubte nicht, daß ihr Mann verstehen würde, warum all das Reden, Küssen, Sichanschauen, gefühlvolle Tanzen und die anderen Bezeugungen emotionaler Nähe in ihrer Phantasie für sie so wichtig und auch so erregend waren. «Er fand es schon aufregend zu hören, daß ich Phantasien habe, und wir hatten anschließend tollen Sex miteinander», sagte sie, «aber er interessiert sich nach wie vor mehr für die körperlichen Details beim Sex, während es mir um die Emotionalität des Erlebnisses geht.»

Es ist keineswegs garantiert, daß ein Gespräch über Phantasien eine positive Erfahrung sein wird. Doch viele Frauen stellen fest, daß dies ein Schritt zu mehr Selbsterkenntnis und Intimität ist. Im allgemeinen bewerteten die Frauen ihre Entscheidung, eine Phantasie mitzuteilen, positiv, wenn sie einen guten Grund dafür hatten, etwa daß sie sich dem Partner näher fühlen oder sexuell Neues erleben wollten. Auch scheint das Sprechen über Phantasien mit der Zeit leichter zu werden, denn das Paar baut Hemmungen ab und gelangt zu einem besseren gegenseitigen Verständnis.

Tips für das Ausleben von Phantasien

Manchmal sind sexuelle Phantasien tatsächlich ein Spiegel unserer echten Wünsche. Wir sind vielleicht neugierig und finden es aufregend, etwas in der Realität zu erleben, was wir, oder unsere Partner, bisher nur in der erotischen Vorstellung genossen haben. Die Verwirklichung einer Phantasie bietet manchen Frauen eine Möglichkeit, ihre gesunde Neugier zu befriedigen, die sexuelle Leidenschaft anzuregen und das Spektrum der Aktivitäten zu erweitern. Das Ausleben einer Phantasie ist jedoch nicht ohne Risiken, egal wie optimistisch wir in unseren Erwartungen sein mögen.

Es gehört zum Wesen von Phantasien, daß sie *unwirklich* sind. Sie können die Wirklichkeit besser darstellen, als sie ist. Da wir diejenigen sind, die sie erfinden, bestimmen wir jedes Detail ihrer Entfaltung. Wenn wir einen Phantasieschauplatz nicht mögen, können wir ihn in Sekundenschnelle so verändern, daß er uns mehr zusagt. Wir können die Figuren in unseren Phantasien tun und sagen lassen, was immer wir uns am meisten wünschen. Und in unseren Phantasien wird ein tolles Sexerlebnis niemals durch Türklingeln, Anrufe oder aufwachende Kinder unterbrochen. Im wirklichen Leben haben wir diese totale Kontrolle nicht mehr. Deswegen kann während des Liebesspiels alles mögliche passieren, wenn eine Frau ihre Phantasie in die Realität umsetzt.

Die Auswirkungen einer solchen Realisierung sind ähnlich unvorhersehbar. Manche Frauen, die Phantasien inszeniert haben, sind sehr angetan von dieser Erfahrung. Bei anderen ging der Schuß nach hinten los, und sie verloren einen erquicklichen Weg zu sexueller Befriedigung. Diese Unvorhersehbarkeit hat manche Sexualtherapeuten dazu veranlaßt, Paare sogar davor zu warnen, Phantasien real durchzuspielen. Schon William Masters und Virginia Johnson kamen beispielsweise zu dem Schluß: «Im wirklichen Leben ausprobierte Sexualphantasien entpuppen sich dann häufig als enttäuschend, nicht aufregend oder sogar unangenehm [...], (was) zuweilen zum völligen Verschwinden der erotischen Qualität des Wunschtraumes (führt).» [2]

Wir können unsere persönlichen Phantasien dahin gehend bewerten, ob sie uns gute Dienste leisten oder Probleme bereiten. Und wir können auch abwägen, ob das reale Ausleben von Phantasien unserer Beziehung möglicherweise schadet. Realisierungen von Phantasien sollten vermieden werden, wenn sie zu riskantem oder kriminellem Verhalten führen, als unkontrollierbar empfunden werden, die Selbstachtung mindern, sexuelle Probleme verursachen oder der Intimität schaden. Der Grundsatz des «Safe Sex» sollte so weitgehend interpretiert werden, daß sichergestellt sein muß, daß keiner der Beteiligten durch das Ausleben einer Phantasie körperlichen oder emotionalen Schaden nimmt.

Die positivsten Erfahrungen sammelten Frauen, wenn sie spielerisch an eine Phantasie herangingen, die Beteiligten gleichermaßen einverstanden waren und zuvor klare Regeln zwischen den Partnern abgesprochen worden waren. Eine wichtige Voraussetzung ist es auch, Phantasie stets als etwas zu verstehen, das auszuprobieren Spaß machen könnte, aber niemals wichtiger werden darf als die eigene Selbstachtung, Sicherheit oder die Unantastbarkeit einer realen Beziehung. Diese Frauen respektierten ihre eigenen Grenzen und ihre Intuition und waren ebenso feinfühlig für die Bedürfnisse, Wünsche und das Wohlbefinden des Partners. Diese Frauen hatten auch das Gefühl, etwas Wichtiges gelernt zu haben, das sie anderen Frauen mitteilen wollten.

Spielerische Anstöße geben

Anstatt ihren Partnern direkt zu sagen, daß sie bestimmte sexuelle Phantasien real ausprobieren möchten, ziehen viele Frauen ein spielerisches Vorgehen vor, das subtiler und weniger riskant ist. Diese Form der Anregung funktioniert meist dann am besten, wenn die Partner in einer für solche Versuche empfänglichen Stimmung sind und wenn eine Frau eine gelassene, unverkrampfte Einstellung zu Phantasien hat. Es geht primär darum, Spaß zu haben und zu erkunden, wohin die Neugier einen führen mag.

Wie auf Zehenspitzen schleichen sich die Frauen mitunter an die Umsetzung einer Lieblingsphantasie heran, indem sie vorsichtige Andeutungen fallenlassen, um abschätzen zu können, inwieweit der Partner zum Mitmachen bereit ist. So kann die Frau zunächst vielleicht nur einen Ausschnitt der Phantasie als Vorschlag aufbringen und später, wenn sie eine positive Reaktion bekommt, allmählich weitere Elemente einbringen. Eine Frau erklärte: «Wenn ich Phantasiespiele anrege, sage ich mir vorher, daß ich eine mögliche Ablehnung akzeptieren und offen für Veränderungen sein will. Ich weiß, daß mein Partner nicht *mich* zurückweist, wenn er einen Vorschlag abweist.»

Manche Paare lassen ihre Phantasien auf ganz subtile Weise lebendig werden, indem sie ihre sexuellen Gewohnheiten durch bestimmte Dialogformen oder Verhaltensweisen ergänzen. So verstärkte eine Frau die sexuelle Hitze dadurch, daß sie ihrem Mann beim Sex ins Ohr flüsterte: «Du schreckliches Ungeheuer!», ohne ihm zu sagen, daß sie im Geiste eine Szene aus einem Liebesroman durchspielte. Eine andere Frau war beglückt, als ihr Liebhaber sich die Mühe machte, ihre sinnesbetonten Phantasien zu würdigen, indem er vor dem Liebesspiel Duftkerzen für sie anzündete.

Jojo, eine Singlefrau in den Zwanzigern, wollte ihren Liebhaber dazu überreden, eine Prinzessinphantasie auszuleben, in der sie mit verbundenen Augen sanft ans Bett gefesselt und dann am ganzen Körper verwöhnt wird. In der Phantasie genießt sie besonders das sinnliche Überraschungsmoment, nicht zu wissen, welcher Teil ihres Körpers als nächstes stimuliert wird. In der Hoffnung, diese Form der sexuellen Verführung im wirklichen Leben zu erfahren, deutete sie ihrem Partner an, daß sie gerne einmal Fesselungen oder Augenverbinden als Element ihrer sexuellen Spiele ausprobieren wollte. «Ich brachte es scherzhaft auf, damit er nicht denken sollte, daß ich zuviel verlangte oder daß ich mit unserem Sexleben unzufrieden war», führte sie aus. «Er tat es sanft, indem er meine Hände beim Sex festhielt. Ich mochte das, er auch. Wir empfanden es nicht als peinlich oder unbequem.»

Ein spielerisches Herangehen kann einem Paar zu spontanen sexuellen Abenteuern verhelfen. Eine Gesprächspartnerin erinnerte sich an ein einprägsames sexuelles Erlebnis, als sie und ihr Freund in der Studentenzeit einige Phantasien aus dem Augenblick heraus in die Realität umsetzten. Sie erzählte:

> Meine Zimmergenossin war übers Wochenende weggefahren. Mein Freund und ich hatten uns eine Videokamera ausgeliehen und spielten ein bißchen damit herum. Plötzlich kamen wir auf die Idee, Pornofilme von uns selbst zu drehen. Wir redeten vorher nicht viel darüber. Wir schalteten einfach die Kamera ein, und auf einmal passierte alles wie von selbst. Ehe ich mich's versah, war ich ans Bett gefesselt, und Kurt tanzte in der Unterwäsche meiner Zimmergenossin über mir herum. Wir hatten so etwas noch nie gemacht. Ich würde es jederzeit wieder tun. Es war ein sehr befreiendes Erlebnis.

Ashley, eine Frau Mitte Dreißig, erzählte, sie und ihr Liebhaber hätten spielerische neue Formen des sexuellen Vergnügens entdeckt, nachdem sie über ihre Phantasien gesprochen hätten. Ihr Liebhaber hörte erfreut, daß er der Gegenstand ihrer Prinzessinphantasien war. Nachdem sie ihm ein typisches Skript geschildert hatte, in dem es ein langes Vorspiel und ausgedehnten Blickkontakt zwischen leidenschaftlich Liebenden gab, verbrachten sie die Nacht zusammen. «Er machte so viele Dinge mit mir, wie er nur konnte, und richtete sich dabei nach den Ideen, von denen ich ihm erzählt hatte», sagte Ashley. «Ich bin fast verrückt geworden. Daß er meine Phantasie so umsetzte, war, als würde ein Traum wahr.»

Nachdem sie ihre Phantasie realisiert hatten, fragte Ashleys Liebhaber, ob sie gerne eins seiner Gedankenspiele ausprobieren wollte. «Ich war einverstanden, nicht aus Verpflichtung, sondern weil ich es aufregend fand, etwas Neues auszuprobieren», erinnerte sie sich. «Er bat mich, ihn ans Bett zu fesseln und mit verschiedenen Gegenständen zu stimulieren – mit Eis, einem Schminkpinsel, meinen mit Körperlotion getränkten Fingern. Ich tat es, und ich tat es gerne. Mein Selbstbewußtsein wuchs, weil ich wußte, daß ich ihm Freude schenken konnte und daß er sie von mir erhalten wollte. Unsere Beziehung ist reifer geworden, weil wir beide nach dieser Nacht das Gefühl hatten, daß wir uns viel mehr erzählen konnten.»

Es gibt ein Problem, auf das Frauen bei der spielerischen Realisierung von Phantasien manchmal stoßen: Weil die Methode so indirekt und subtil ist, ist nicht gesagt, daß der Partner wirklich offen und empfänglich für die Erfahrung ist. Wie wichtig gegenseitiges Verständnis und Kommunikation sind, wurde Anita, einer jungen Frau, klar, als sie versuchte, eine romantische Wilde-Frau-Phantasie mit ihrem Mann zu inszenieren. Sie schickte die Kinder für eine Nacht zu Freunden. Bevor ihr nichtsahnender Mann nach Hause kam, sorgte sie für gedämpftes Licht, schmückte das Haus mit Blumen und Kerzen, stellte Wein kalt und legte eine Spur aus Unterwäsche von der Haustür bis zum Ehebett. Er kam zur Tür herein, schaltete das Licht an und platzte heraus: «Was soll denn die Wäsche überall auf dem Boden?» Anitas Phantasie verpuffte, und sie erkannte, daß sie einen wichtigen Schritt ausgelassen hatte: sicherzustellen, daß ihr Mann darauf eingestellt und willens war, an ihrer Phantasie teilzuhaben.

Grundregeln klären

Da sexuelle Erregung bisweilen die Urteilsfähigkeit beeinträchtigt, kann es sinnvoll sein, die Einzelheiten einer Phantasieumsetzung vorher mit dem Partner abzustimmen. Wer die Grundregeln im voraus klärt, erhöht die Chancen für eine positive Erfahrung, besonders wenn es um eine Phantasie geht, die neue, ungewöhnliche, provokante oder «abartige» Verhaltensweisen beinhaltet.

Sich in dieser Form zu einigen bedeutet nicht unbedingt, gewichtige Verhandlungen zu führen. Auch diesen Schritt kann man spielerisch angehen, wie zum Beispiel eine Frau, die ihrem Geliebten vorschlug: «Laß es uns heute abend mal ganz verrückt treiben.» Sie implizierte damit, daß sie eine einmalige sexuelle Ausschweifung erleben, aber keine neue Norm für ihre Beziehung schaffen wollte. «Es war ein Abenteuer», sagte sie. «Wir haben einige Sachen ausprobiert – ein bißchen sanftes Fesseln, ein paar witzige Sachen mit Gemüse. Ich bin erst seit kurzem geschieden und habe diese Chance genossen, einmal ein bißchen wild zu werden. Mein neuer Liebhaber und ich fühlen uns frei genug, miteinander zu experimentieren, und wir achten darauf, nichts zu tun, was einen von uns verletzen könnte.» Dadurch, so sagte sie, «haben wir unsere Neugier befriedigt. Obwohl es uns für eine Nacht Spaß gemacht hat, war nichts dabei, was wir noch mal machen wollten. Einmal genügte uns beiden.»

Viele Frauen, denen es Spaß macht, Phantasien mit Fesselungen und vermeintlicher Kontrolle durch den Partner auszuleben, halten eine gute Kommunikation und die gemeinsame Planung ganz wesentlich für ein positives Ergebnis. Die Paare können sich zum Beispiel vorher auf ein «Sicherheitswort» oder eine Geste einigen, um zu signalisieren, daß sie die Inszenierung abbrechen wollen.

Sandra, die Sexspiele mit Beherrschung und Unterwerfung mag, erklärte: «Ich mache so was nur mit Partnern, die ich gut kenne, mit denen ich mich sicher fühle und denen ich vollkommen vertraue. Zu einer sicheren Sadomasoszene gehört es, die Regeln auszumachen, *bevor* man zu spielen anfängt. Man muß über Sex reden und erklären können, was man tun will und was man nicht will. Wir beschließen vorab, wer welche Rolle spielt und was das Sicherheitswort ist, wenn einer aufhören will. Wenn einer ‹Nein› sagt, egal zu welchem Zeitpunkt, dann muß sofort Schluß sein», sagt sie. «Sonst ist es nichts anderes als eine Vergewaltigung. Wenn man mit Macht und Sex spielt und vereinbart, einen Teil seiner Macht zeitweise an jemand anders abzugeben, sollte man besser wissen, worauf man sich einläßt.»

Grenzen aktiv respektieren

Wenn die Partner eine sexuelle Phantasie zu verwirklichen beginnen, müssen sie sicher sein, die Erfahrung jederzeit beenden zu können, wenn sie sie als peinlich, unangenehm oder bedrohlich empfinden. Das beiderseitige Einverständnis muß garantieren, daß beide Partner jederzeit aus der Phantasie aussteigen können, ohne Schamgefühle oder Vorwürfe.

Wenn beide die Grenzen des anderen aktiv respektieren, können sie riskante und verfängliche Entwicklungen vermeiden und sichergehen, daß sie die Sache später nicht bereuen.

Als Gigi und ihre lesbische Partnerin zum Beispiel miteinander über sexuelle Phantasien sprachen, schilderte ihr die Partnerin ein Fesselungsszenario. Gigi schlug vor, es zu realisieren, weil sie dachte, so würde ihr Sexleben aufregender. Doch nach weiteren Gesprächen verzichteten sie darauf – aus Rücksicht auf Gigis Mißbrauchsvorgeschichte und ihren Kampf gegen ungebetene Phantasien. Statt dessen wählten sie einen anderen Weg, bei dem sie die Steigerung der sexuellen Aufregung nicht mit potentiell schädlichen Energien verknüpften. Sie lebten eine sinnesbezogene Phantasie aus, die rein verbal war und keine machtbezogenen Rollenspiele enthielt. Gigi: «In unserer neuen Phantasie nahmen wir Bilder einer Ozeanwelle oder einer Höhle oder einer Blumenwiese, und ich kommunizierte mit meiner Stimme, was ich entdeckte oder wohin wir uns als nächstes bewegten. Ich versuchte, die sinnlichen Aspekte jeder dieser Orte lebendig werden zu lassen, indem ich über seine Geräusche, Gerüche oder Anblicke sprach. Aus meiner Hand, die ihren Körper berührte, wurde der Wind oder eine Welle oder ein Blitz.»

Valerie, eine junge alleinstehende Frau mit einer abenteuerlustigen Einstellung zum Sex, machte unangenehme Erfahrungen, als sie versuchte, ihre Partner dafür zu interessieren, ihre Wilde-Frau-Phantasien von Sex an halböffentlichen Orten auszuleben. Sie schreckten entweder davor zurück oder machten sich über ihre Vorschläge lustig. Um weitere Enttäuschungen zu vermeiden, beschloß sie, ihre Phantasien künftig für sich zu behalten. Statt dessen ermunterte sie ihre Partner dazu, Phantasien vorzuschlagen, die sie vielleicht gerne verwirklichen würden. Auf diese Weise kam sie in die Lage zu wählen, ob sie einen bestimmten Vorschlag weiterverfolgen wollte oder nicht. Ein Partner war begeistert: «Er bat mich zu strippen, zu masturbieren, mich fesseln zu lassen, mich füttern zu lassen, vor ihm zu kriechen, still zu sein, erotisch zu tanzen und mich in der Öffentlichkeit auszuziehen. ICH TAT ALLES, weil ich es als amüsant und abenteuerlich empfand. Ich fand es toll, in den Genuß all dieser Leidenschaft und Lust zu kommen, die ich mit meinen Aktionen hervorrief.»

Wenn jedoch einer der Partner die Grenzen des anderen nicht respektiert, kann ein Phantasieerlebnis zu einer tückischen Erfahrung werden und einer Beziehung schaden. So war es bei Carly: Als sie versuchte, ihren unwilligen Freund dazu zu bringen, ihre langgehegte Wilde-Frau-Phantasie von Sex in einer Flugzeugtoilette zu verwirklichen, endete das mit Verärgerung und Enttäuschung auf beiden Seiten. Sie schilderte das Erlebnis so: «Bevor ich die erste gemeinsame Flugreise mit meinem neuen Freund machte, erzählte ich ihm scherzhaft von meiner Phantasie und ließ ihn wissen, daß ich Lust dazu hätte. Als wir dann in der Luft waren, fragte ich ihn kokett, aber unmißverständlich, ob er mich in die Damentoilette begleiten wollte. Er lehnte ab, offenbar müde von der Reise und etwas betreten. Ich war enttäuscht, daß er dieses Risiko nicht eingehen wollte. Anstatt die Phantasie zu vergessen und seine Grenzen zu respektieren, schmollte ich und redete eine Weile nicht mehr mit ihm. Später auf dem Flug schlug ich es ihm noch mal vor. Dann schien er verärgert und verpaßte mir eine vehementere Abfuhr. Als das Flugzeug schließlich landete, war ich sauer auf ihn und er auf mich.»

Sich auf Überraschungen gefaßt machen

Die Absichten können noch so gut und die Planung noch so sorgfältig sein, beim Ausleben von Phantasien kann es immer zu unvorhergesehenen Entwicklungen und unerwarteten Ausgängen kommen. Manche Überraschungen sind freudig, andere betrüblich. Der Erfolg einer solchen Unternehmung hängt von den individuellen Persönlichkeiten, Umständen, Erwartungen und von der Wahl des richtigen Zeitpunkts ab.

Manche Frauen machten die Entdeckung, daß ihnen die Verwirklichung einer Phantasie genau deswegen gefiel, weil sie darin eine erfundene Rolle spielen konnten. Eine Frau mimte zum Beispiel ein «reiches Biest», und ihr Freund spielte ihren Boy, den sie verführte. Sie sagte: «Dadurch, daß wir beide *spielten*, konnten wir Dinge tun, die wir uns *in echt* nicht so recht trauten.»

Andere Frauen hingegen waren hinterher enttäuscht, weil ihnen klar wurde, daß die Gefühle und die sexuelle Intensität der gespielten Phantasie nicht echt oder nachhaltig waren. Maria bekam endlich die Chance, ihre wiederkehrende Phantasie einer Versöhnung mit einem Exfreund zu verwirklichen. Eines Nachmittags traf sie ihn zufällig in einem Restaurant: «Es war wie im Film. Wir ließen unsere Pakete und Aktentaschen fallen und rannten einander in die Arme.» Es endete damit, daß sie eine gemeinsame Nacht verbrachten. Der Sex war leidenschaftlich und voller Liebe, genauso wie in ihrer Vorstellung. Doch am nächsten Morgen, als sie ihn zum Flughafen brachte, gab er sich distanziert. «Da löste sich meine Phantasie in nichts auf», erzählte sie. «Er war beim Abschied so gemein zu mir, so kalt und distanziert. Ich fühlte mich verletzt, benutzt und enttäuscht. Ich hatte das Gefühl, ich hätte mich lächerlich gemacht.»

Die Realisierung einer Phantasie ist selten ein positives Erlebnis, wenn eine der Parteien unaufrichtig oder manipulativ gegenüber der anderen ist. So berichten Frauen, daß sie ausgetrickst oder enttäuscht wurden, als sie sich auf Phantasien im Internet einließen. Denn dort kann sich ein Partner besonders gut hinter einer Maske verstecken.

Helen, eine geschiedene Frau Ende Dreißig, benutzte eines Tages zu beruflichen Zwecken ein Mailboxforum im Internet. Ihre Recherchen nahmen eine unvorhergesehene Wende, als ein Mann, mit dem sie korrespondierte, sie plötzlich fragte, was sie anhatte. «Unsere Unterhaltung wurde immer persönlicher, bis wir schließlich regelrechten Cybersex hatten. Ich muß zugeben, es war aufregend. Die Unterhaltung wurde so plastisch, daß ich einen Höhepunkt bekam – so wie ich dasaß: in meinem Büro, zu Hause, vor dem Computer.» Der Mann gab ihr seine private Telefonnummer, und sie beschloß, ihn später anzurufen. Doch als sie dies tat, meldete sich zu ihrer Überraschung eine Frauenstimme. Ihre Computerverabredung hatte mit keinem Wort erwähnt, daß er verheiratet war. «Mir wurde schlagartig klar, daß ich trotz dieses Cybersexerlebnisses immer noch eine geschiedene Frau Ende Dreißig war, die allein mit ihrem Computer in ihrer Wohnung saß.»

Wenn man Phantasien ins wirkliche Leben umsetzt und ebendie Kontrolle über sie verliert, die man hat, solange sie in der Imagination bleiben, können sich unerwartete Ärgernisse oder Unannehmlichkeiten einstellen. Dies war bei Leslie der Fall, die ihren Mann Mike eingeladen hatte, eine ihrer liebsten Phantasien in einer Sommernacht zu verwirklichen. Hand in Hand gingen sie zum Stall hinter dem Farmhaus. Während Mike zwei ihrer Pferde für einen Mitternachtsritt fertigmachte, zog Leslie, eine passionierte Reiterin, sämtliche Kleider aus. Mike half ihr auf ihre ungesattelte Lieblingsstute und stieg dann auf sein eigenes Pferd, wobei er Jeans und Stiefel anbehielt. Sie erzählte:

> Wir brachen zu einem phantastischen Ausritt auf, genauso wie ich es mir in der Phantasie ausgemalt hatte. Ich spürte die Hitze, die von meinem Pferd aufstieg, und roch das frische Heu auf den Wiesen. Als wir zu galoppieren begannen, fühlte ich, wie mein Haar im Wind flatterte und wie meine Brüste tanzten. Alle diese Empfindungen waren wundervoll, und ich aalte mich in Mikes Blicken. Das Erlebnis bot mir auch die Möglichkeit, mit ihm die Freude zu teilen, die ich beim Reiten empfinde. Wenn ich mein Pferd reite, fühle ich mich frei und ungehemmt. Meine Phantasie ging darum, ihn in diese Welt einzuführen, die ich so leidenschaftlich erlebe. Es war ein fast perfektes Erlebnis, bis auf ein wichtiges Detail. Ich hatte nicht damit gerechnet, wie sehr es weh tun würde, nackt und ohne Sattel zu reiten. Zu Mikes und meiner Enttäuschung war ich danach viel zu wund, um in dieser Nacht Sex zu haben.

Eine andere Frau wurde ähnlich von der Realität eingeholt, als sie versuchte, eine Phantasie auszuleben, die zwei ihrer größten Leidenschaften miteinander vereinte: Essen und Sex. Daß ihr Mann ihren Körper mit Schokolade überziehen und diese dann ablecken sollte, war nur ein Aspekt einer detaillierten sensorischen Phantasie. Sie erläuterte:

> Wir wollten wieder ein Baby, und ich hatte eine Menge Ideen entwickelt, wie es sein sollte, wenn wir es zeugen würden. Ich wollte erst ausgehen, irgend etwas ganz Besonderes, nur wir zwei. Wir würden in einem schicken Restaurant zu Abend essen, mit Blumen, Wein und Kerzen. Dann würden wir in ein Hotelzimmer gehen, wo uns niemand hören oder stören würde. Wir würden uns gegenseitig ausziehen. Wir lieben beide Schokolade, deswegen wollte ich, daß wir uns gegenseitig mit Schokoladefondant überziehen. Das sollte nur die erste Schicht sein. Dann sollte noch Eis, Cremespeise und noch mehr Schokolade kommen. Uns das alles gegenseitig abzulecken würde eine Art Appetitanreger für den Sex sein.

Als sie jedoch versuchten, ihre Phantasie in die Tat umzusetzen, mußte sie zu ihrer Enttäuschung feststellen, daß das Ganze eine immens kitzlige Erfahrung war. «Wir mußten mittendrin aufhören und uns duschen», sagte sie, «und ich fand es furchtbar, all diese Schokolade so zu verschwenden.» Dennoch ließen sie sich von dem mißlungenen Versuch nicht den Abend verderben. «Wir duschten und gingen dann gleich wieder miteinander ins Bett. Wir sind ziemlich sicher, daß unsere Tochter in dieser Nacht gezeugt wurde.»

Manche Frauen stellen bei der Verwirklichung ihrer Phantasien fest, daß sie sie eher abstoßen als antörnen. So war es zum Beispiel bei Gwen: Sie war begierig darauf, eine ihrer Lieblingsphantasien auszuprobieren, in der sie mit ihrem Mann Sex in seinem Büro hat. «In der Phantasie malte ich mir aus, wie mein Mann an seinem Schreibtisch sitzt und an mich denkt. Er wird so geil, daß er es nicht mehr aushält und anfängt zu masturbieren. Dann tauche ich auf, und er geht vom Masturbieren zum Geschlechtsverkehr mit mir über», erzählte sie. Als Gwen vorschlug, diese Phantasie eines Abends in seinem leeren Büro zu realisieren, machte er bereitwillig mit. Aber sie war erstaunt, wie anders sie diese Erfahrung empfand. «In Wirklichkeit erregte es mich nicht, ihn masturbieren zu sehen. Es machte mich aus irgendeinem Grund traurig. Es war überhaupt nicht erfreulich.»

Eine andere Frau war überrascht und später verärgert, als ihr Partner sich sehr auf ihre Phantasie fixierte. «Das war eigentlich ein Spiel mit Worten. Ich war seine reife junge Studentin und er der großartige Professor. Zuerst machte es Spaß, aber dann wurde es langweilig. Ich fühlte mich irgendwann wie ein Sexspielzeug», sagte sie. «Er wollte das ständig beim Sex. Ich schien ihm gar nicht mehr wichtig zu sein, und er fühlte sich nicht mehr zu *mir* hingezogen. Die Phantasie von einer jungen, weniger erfolgreichen Frau faszinierte ihn mehr als ich. Schließlich sagte ich ihm, daß ich das Spiel nicht mehr spielen möchte, und er sagte okay.»

Shannon, Anfang Dreißig und Single, hätte niemals erwartet, was bei der Verwirklichung einer Phantasie mit einem Freund herauskam. «Als eine Art Experiment schlug ich vor, daß wir für einen Abend die Rollen tauschen: Er sollte die Frau sein und ich der Mann. Zuerst war er skeptisch. Als ich nicht lockerließ, schlüpfte er schließlich in die Rolle. Am Ende dieses einen Abends waren wir beide richtig überzeugt, das Geschlecht getauscht zu haben. Er hatte meine Klamotten an und ich seine. Später, als wir schon nicht mehr zusammen waren, fand ich heraus, daß mein Exfreund ein Transvestit geworden war.» Solche überraschenden Ergebnisse lassen sich natürlich nicht vorhersagen.

Die unerwarteten Folgen einer Phantasieumsetzung werden manchmal erst lange nach dem sexuellen Erlebnis deutlich. Megan zum Beispiel hatte lange Zeit die Phantasie gehabt, mit einem der südamerikanischen Musiker zu schlafen, die bei Tourneen mehrmals im Jahr in ihrer Stadt auftraten. Bei einem Konzert begann sie, mit ihrem Traumliebhaber real zu flirten. Hinterher machte er sie in der Menge ausfindig und stellte sich vor. Sie verbrachten den Tag zusammen, lernten sich näher kennen, hörten Musik und genossen das Zusammensein. An diesem Abend beschloß sie, ihre Phantasie zu verwirklichen und mit ihm zu schlafen. Es war sogar noch besser als in ihrer Vorstellung. Doch in den Folgemonaten rief er sie ständig von überall an, denn er wollte sie heiraten, um eine Aufenthaltsgenehmigung zu bekommen. Sie sagte: «Ich war nur darauf fixiert, meine sexuelle Phantasie zu erfüllen, und machte mir nicht klar, daß auch er bestimmte Absichten dabei hatte.»

Viele Frauen experimentierten mit der Verwirklichung von Phantasien, bei denen mehr als ein Partner involviert ist. Bei Dreieckssituationen oder anderen Kombinationen von mehreren Partnern ist es weniger wahrscheinlich, daß man situativ die nötigen Grundvoraussetzungen wie Einverständnis, Vertrauen, Sicherheit und Kontrolle herstellen kann. Wie wir in vorangegangenen Kapiteln gesehen haben, kann der Wunsch nach mehreren Partnern in der Phantasie einen Wunsch nach mehr Stimulation und Aufmerksamkeit widerspiegeln. In der Wirklichkeit sind an diesen Situationen jedoch mehr Personen beteiligt, die ihre eigenen, oftmals unerwarteten Vorstellungen einbringen.

Krista, ein fünfunddreißigjähriges Model, hegte schon seit langem eine Phantasie, in der sie nackt mit einer anderen Frau zusammen war. «Ich hatte diese Phantasie schon, seit ich etwa sieben war. Damals hatte ich eine Folge von *Gilligan's Island* im Fernsehen gesehen, in der Mary Ann und Ginger zusammen ein Schlammbad nehmen.» Als heterosexuelle Erwachsene hatte Krista diese Phantasie weiter ausgebaut und stellte sich vor, wie sie und die andere Frau sich gegenseitig berühren. Sie hatte ein paar Liebhabern von der Phantasie zu erzählen versucht, aber «sie reagierten entweder angewidert oder belustigt».

Schließlich erzählte Krista einem neuen Liebhaber namens Rudy von ihrer Phantasie. Es traf sich gut, daß Rudy Fotograf war. Sie erzählte:

> Er akzeptierte sie als echten Teil von mir und bot an, mir bei der Verwirklichung zu helfen. Er arrangierte eine Aktfotosession mit mir und einem anderen Model, die so was macht. Am Anfang war es eine tolle Erfahrung. Die andere Frau hatte eine geschmeidige, jungenhafte Figur wie ich. Sie setzte

Rudys Anweisungen gut um. Er sagte zum Beispiel: «Dreht euch langsam, und berührt euch dabei. Seht euch in die Augen. Laß deine Hand in Kristas Schamhaare gleiten. Küßt euch. Leg dich auf den Rücken, und laß Krista in deinem Schoß liegen.» Nach einer Weile brauchten wir aber nicht mehr soviel Anleitung von ihm. Wir fingen an, unsere Haut gegenseitig zu erkunden. Es war das erste Mal, daß ich die Brust einer Frau berührte, und obwohl es nicht viel weiter ging als bis dahin, hatte sich das Warten wirklich gelohnt. Das Ausleben der Phantasie hat mich verändert. Es nahm mir die Angst davor, einen Frauenkörper richtig anzusehen und wertzuschätzen.

Womit Krista jedoch nicht gerechnet hatte, war die Eifersucht, die in ihr hochstieg, als sie sah, wie gut es Rudy gefiel, ihr mit einer anderen Frau zuzusehen. Als sie später die Fotos zusammen anschauten, pickte er eines davon heraus, das es ihm besonders angetan hatte. «Es zeigte eine Hinteransicht des anderen Models, wie sie ihren Po in Richtung Kamera streckt. Ich fand es nicht nur schlimm, daß er sich daran ergötzte, die Genitalien einer anderen Frau zu betrachten, sondern ich haßte sie auch dafür, daß sie sie anderen außer mir zeigte. So gut ich es fand, daß ich meinen eigenen Drang, Frauen anzuschauen, akzeptierte, so sehr mißfiel es mir, daß Rudy sie auch gerne ansieht. Am liebsten hätte ich das Ganze rückgängig gemacht und ausgelöscht und die Phantasie wieder Phantasie sein lassen.»

Eine andere Frau, Carmen, sträubte sich zunächst gegen die Bitte ihres Mannes, seine Phantasien von Sex zu dritt zu verwirklichen. «Dann, an einem Silvesterabend, ergab es sich, daß eine meiner besten Freundinnen bei uns übernachtete. Mein Mann überredete uns, einen Dreier mit ihm zu machen. Das seltsame daran war, daß die andere Frau und ich es genossen, miteinander intim zu sein. Das war schön. Aber keine von uns hatte viel Spaß mit meinem Mann. Danach endete unsere Freundschaft. Wir fühlten uns einfach nicht mehr wohl dabei. Wir konnten nicht mehr dahin zurück, wie es vor dieser sexuellen Erfahrung gewesen war. Nicht lange danach haben mein Mann und ich uns getrennt.»

Vanessa, eine vierundvierzigjährige Lesbe, wurde fast unabsichtlich in eine Dreiersexszene hineingezogen, als sie noch jünger und risikofreudiger war. «In den Jahren zwischen zwanzig und dreißig dachte ich, ich sei für alles offen, bis ich diese eine Begegnung hatte. Sie hat mir meine eigenen Grenzen beim Ausleben von Phantasien gezeigt.» Folgendes war geschehen:

Ich ging an einem Samstagabend in eine Lesbenbar, allein, und setzte mich auf den letzten freien Barhocker. Eine große Frau, die mit texanischem Akzent sprach, saß auf dem Hocker neben mir. Sie stellte sich als «Candy» vor, nannte mich «Sugar» und spendierte mir einen Drink. Sie erzählte mir, sie sei früher ein *Playboy*-Häschen gewesen. Sie stellte mir ihren Mann Rod vor, der an ihrer anderen Seite saß. Er und ich spielten Billard zusammen, und am Ende waren wir drei die letzten Gäste in der Bar. Wir verstanden uns gut. Dann lud Candy mich ein, mit zu ihnen zu kommen und eine Privatparty zu feiern. Ich sagte: «Hör mal, dein Mann sieht gut aus, aber ich schlafe nur mit Frauen. Mit Männern hab ich nichts am Hut.» Sie gab mir ihre Visitenkarte und sagte, ich solle sie anrufen, falls ich es mir anders überlegen würde. Am nächsten Tag erzählte ich ein paar Freunden, wo ich hinwollte, und sie versprachen, nach mir zu sehen, falls ich bis abends nicht zurück war.

Als ich bei Candy auftauchte, war sie erfreut, mich zu sehen. Sie holte ihre alten *Playboys* hervor, um zu beweisen, daß sie tatsächlich ein Häschen war. Ich war beeindruckt. Sie hatten auch einen schönen Billardtisch, und so blieb ich eine Weile. Am späten Nachmittag wollte ich dann gehen. Ich wollte mich auf den Weg machen, aber Candy drängte mich gegen den Billardtisch und gab mir einen langen Kuß. Ich ließ mich einwickeln. Ehe ich mich versah, war ich auch schon mit ihr im Schlafzimmer. Sie versprach mir, daß Rod nicht dazukommen würde, wenn wir uns ranhielten. Er sei mit dem Hund spazieren oder so was. Tatsächlich hörte ich Rod und den Hund rausgehen, und Candy und ich legten richtig los. Plötzlich war da noch ein dritter Körper bei uns im Bett. Es war Rod, der ein bißchen früher von seinem Spaziergang zurückgekommen war. Ich sagte: «Das war's. Ich hau ab.» Ich duschte, zog mich an und ging. Sie waren immer noch miteinander im Bett. Draußen griff ich in die Hosentasche und suchte nach meinen Schlüsseln. Ich zog zu meinem Erstaunen ein Stück Papier heraus, an das ich mich nicht erinnern konnte. Es waren fünfzig Dollar. Ich hatte mich verkauft und wußte es nicht einmal! Ich fühlte mich so schuldig, eine Nutte für einen Tag gewesen zu sein, daß ich das Geld eine Woche lang nicht ausgab. Schließlich gab ich mich geschlagen und kaufte mir einen Toaster.

Mit Phantasien die Intimität erhöhen

Frauen machen also überaus unterschiedliche und oft unvorhersehbare Erfahrungen mit der Verwirklichung von Phantasien. Relativ verläßlich scheinen solche Versuche zu verlaufen, die Frauen in festen intimen Beziehungen unternehmen. Dies ist verständlich, da Paare eben in dieser Situation am ehesten die Ehrlichkeit, das Vertrauen und die emotionale Offenheit aufbringen, die für ein befriedigendes Phantasieexperiment nötig sind.

Sicherlich gibt es Paare, bei denen dieses Fundament gleich von Anfang an da ist. Im allgemeinen braucht es jedoch Zeit, bis zwei Menschen sicher, offen und feinfühlig genug sind, um die Phantasiewelt des anderen zu betreten. Auch wenn sie gemeinsam Phantasien ersinnen und diese Kreativität als ein für beide erquickliches Element beim Sex verstehen, bringt doch jeder eine eigene sexuelle Vorgeschichte mit. Es gilt also, diese individuellen Vorerfahrungen, Sexualstile und Reifegrade so zu vermengen, daß die Intimität und die sexuellen Freuden für beide Partner erhöht werden.

Es erfordert Flexibilität auf beiden Seiten, wenn Phantasien bewußt in einer Beziehung eingesetzt werden. Vor allem wenn ein Paar vermeiden will, daß ein Phantasiespiel zum festgefahrenen Beziehungstrott wird. Die befriedigendsten Situationen sind die, da die Phantasie von beiden Partnern als ein kreatives Ventil, aber niemals als eine Verpflichtung gesehen wird. Außerdem scheinen Phantasieumsetzungen dann am besten zu funktionieren, wenn sie jene Elemente verstärken, die ein Paar in seiner Beziehung verbessern will, wie etwa den liebevollen Umgang miteinander, gegenseitige Achtung und spielerische Kreativität.

Ebenso wie sich Beziehungen im Laufe der Zeit weiterentwickeln, so verändern die Paare auch ihren Umgang mit Phantasien. Viele Paare experimentieren erstmals mit Phantasiespielen, wenn die Beziehung nicht mehr so neu ist und in eine langfristige Verbindung übergeht. Die Phantasie kann zu einem Mittel werden, die sexuelle Beziehung frisch und aufregend zu erhalten. Manche Paare tun zum Beispiel so, als hätten sie sich gerade kennengelernt, und erleben so erneut den Kitzel des Sichverliebens.

Das Erkunden von Phantasien innerhalb einer Beziehung kann nicht nur die sexuellen Begegnungen aufregender machen, sondern einem Paar auch Möglichkeiten zur persönlichen Weiterentwicklung und Steigerung der Intimität eröffnen. Oftmals kann ein Paar nur im nachhinein würdigen, wie die Phantasie seine Beziehung geprägt hat und umgekehrt.

*

Paula und Jason, ein Paar um die Vierzig, haben Phantasien nie gezielt als Mittel zu persönlichem Wachstum begriffen. Wenn sie jedoch auf die zwanzig Jahre ihrer Ehe zurückblikken, sehen sie, daß Phantasien eine wichtige Rolle in ihrem gemeinsamen Leben gespielt haben. In unterschiedlichen Phasen ihrer Beziehung waren sexuelle Phantasien für sie eine Quelle der Aufregung, der Angst, des emotionalen Schmerzes, der sexuellen Spannung und des intensiven Genusses. Im Laufe der Zeit entdeckten sie, daß es stark von der persönlichen und emotionalen Entwicklung abhängt, die jeder Partner für sich durchläuft, ob es möglich ist, über sexuelle Phantasien zu kommunizieren.

Als sie sich mit etwas über zwanzig kennenlernten, war ihr Sexualleben aufregend und spontan. «Als verliebter junger Mann mit einer neuen Partnerin», erinnert sich Jason, «wollte ich alles ausprobieren. Meine Phantasien handelten von all den verschiedenen Arten von Sex, die ich mir erträumt hatte, und jetzt wollte ich sie alle in Wirklichkeit erleben.»

Paula liebte diese sexuelle Experimentierfreude und Spontaneität. Sie sagte: «Wenn es sich so ergab, sich sicher anfühlte und für beide gut anhörte, dann haben wir zum Beispiel unter freiem Himmel Sex gemacht oder in einem Zug oder sogar nach Feierabend im Büro.» Eines Abends folgten sie einer Laune und gingen in einen Pornofilm. Anschließend machten sie Liebe miteinander. «Ich weiß noch, wie ich es wirklich erregend fand, aber irgendwie nicht befriedigt war», erzählte sie. «Mich lenkten die Pornobilder ab, die ich ständig vor meinem geistigen Auge sah, selbst nach dem Orgasmus noch.» Auch für Jason fühlte sich dieser Abend «irgendwie nicht richtig» an. Doch damals sagte keiner dem anderen etwas von seinen Gefühlen. Sie gingen einfach nicht mehr in ein Pornokino.

Tatsächlich war das Sprechen über Gefühle eine Fähigkeit, die sich erst im Laufe der Zeit und mit zunehmender Reife bei ihnen herausbildete. In diesen frühen gemeinsamen Jahren waren sexuelle Phantasien für beide eine unausgesprochene Sorge. Jason weiß noch, daß er gewisse Ängste hatte, obwohl er das Neue an ihrem Sexleben genoß. «Bei jeder neuen Sache, die wir ausprobierten, fragte ich mich: Würde das unsere sexuelle Beziehung verbessern? Oder würde Paula mich ablehnen, wenn wir diese Phantasie verwirklichen?» Paula indes fragte sich: «Werden wir es jetzt immer so machen? Was ist, wenn wir zu weit gehen?»

Nach ein paar Jahren erreichte ihre Beziehung eine andere Phase. Als ihre Kinder geboren waren, wurde ihr Liebesleben eiliger und weniger abenteuerlich. Bis dahin hatte Jason seine sexuelle Neugier weitgehend befriedigt. Jetzt war er bereit für mehr Wärme und weniger Spannung. Paula fühlte sich als junge Mutter oft müde und hatte weniger Lust auf Sex. Sie war besorgt, daß ihr Sexualleben vielleicht nie wieder so würde wie früher.

Um ihr sexuelles Interesse anzuregen, machte es sich Paula zur Gewohnheit, vor dem Sex Pornographisches zu lesen. Sie fand die scharfen Bilder und Geschichten sehr erregend, machte sich aber Sorgen, was sie sich da antat: «Ich fragte mich, ob das für mich künftig der einzige Weg sein würde, erregt zu werden.»

Eines Abends sagte Paula zu Jason, es würde ihr gefallen, wenn er einen großspurigen Mann spielen würde, der ein junges Mädchen verführt. Sie hatte diese Idee aus einer Pornogeschichte, die sie gelesen hatte. «Mir gefiel die Spannung zwischen der Selbstsicherheit und Direktheit des Mannes und der Unschuld und Neugier der Frau.»

Jason fühlte sich bei dem Vorschlag unwohl und lehnte ihn ab. «Ich war in einer Zwickmühle. Wenn ich mitmachte und ihre Phantasie spielte, wäre ich nicht ich selbst. Aber wenn ich nein sagte, wäre sie sauer und würde sich abgewiesen fühlen. Zwischen uns gab es immer wieder dicke Luft. Ich sah keine Lösung.» Zusätzlich kompliziert wurde die Sache dadurch, daß er Paulas Phantasie mißverstand. Er nahm an, sie wolle ihre Gefühle für einen früheren Liebhaber nachspielen. Er dachte: *«Ich habe keine Chance gegen diesen Kerl in ihrer Phantasie!»* In Wirklichkeit dachte Paula nicht einmal an eine bestimmte Person. Sie wollte nur die Aufregung erzeugen, die zu einem konditionierten Bestandteil ihrer sexuellen Reaktion geworden war.

Obwohl sie beide die starken Spannungen spürten, gingen sie das Problem immer noch nicht gemeinsam an. Statt dessen zog sich Paula allein in ihr Phantasieleben zurück. Sie sagte: «Meine Phantasien waren offenbar nichts, was wir mit gutem Gefühl teilen konnten, dennoch brauchte ich sie, um zu funktionieren. Wir mieden einfach für eine Weile das Gespräch darüber. Ich benutzte weiterhin Phantasien, um leichter erregt zu werden und zum Orgasmus zu kommen. Wir schafften es, regelmäßig miteinander zu schlafen, und wir liebten uns, aber wir traten irgendwie auf der Stelle.»

Im Laufe der nächsten zehn Jahre, als sie beide reifer wurden und mehr Selbstvertrauen als Individuen gewannen, veränderte sich ihre Beziehung erneut. Sie konnten jetzt ihre Gefühle besser ausdrücken. Jason meinte: «Unsere emotionale Bindung schien plötzlich zur wichtigsten Sache für uns beide zu werden.» Etwa zu dieser Zeit erkannten sie beide, daß sie sich als Paar sicher und stark genug fühlten, um eine Meinungsverschiedenheit über sexuelle Phantasien zu verkraften.

Als sie eines Abends Liebe machten, startete Paula in Gedanken wieder ihre alte Phantasie von der Verführung einer jüngeren Frau durch einen erfahrenen Mann. Nur dieses Mal stellte sie sich ein ganz junges Mädchen vor – so jung, daß Paula plötzlich an ihre eigene sexuell unschuldige achtjährige Tochter denken mußte. Anstatt erregt zu werden, fühlte sie sich abgestoßen. Als sie versuchte, die Phantasie aus ihren Gedanken zu verdrängen, machte ihr Körper dicht. Sie fühlte sich lustlos und fing an zu weinen.

Jason unterbrach das Liebesspiel, nahm Paula in die Arme und fragte: «Was ist los?»

Paula erklärte, daß sie sich seit Jahren mit Phantasien behalf, weil sie Angst hatte, ohne sie nicht erregt werden zu können. Als Jason das hörte, hatte er das Gefühl, als wäre plötzlich ein fehlendes Puzzleteil an seinen Platz gerückt worden. Er sagte: «Ich hatte immer gedacht, diese Phantasien wären etwas, was du wirklich willst, ja wünschst und was du sogar *vorziehst*. Jetzt paßt das alles besser zusammen.»

Er erinnerte sich später an diesen Abend als einen «Meilenstein in unserer Beziehung». Im nachhinein war Paula erleichtert, daß Jason sich niemals auf ihre Verführungsphantasien eingelassen hatte. Sie sagte: «Mir war jetzt klar, daß er unsere gesamte Beziehung, auch unser Sexleben, auf dem Prinzip der Gleichwertigkeit aufgebaut sehen wollte.»

Seit diesem Abend sprachen sie offener über Sex. Allmählich erlebten sie bewußte Veränderungen in ihrer sexuellen Beziehung. Sie suchten sich etwa für den Sex Zeiten aus, in denen sie nicht unterbrochen werden konnten, und experimentierten mit neuen Arten des Vorspiels. Sie liebten sich absichtlich ein paarmal, ohne dabei bis zum Höhepunkt zu gehen. Und sie begannen auch, beim Sex selbst mehr miteinander zu sprechen.

Paula stellte fest, wie sich mit diesen Veränderungen ihre alten Verführungsphantasien über Fremde in neue, mehr spielerische Phantasien über Jason verwandelten. «Ich fing an, die Gegenwart in meine imaginären erotischen Szenen mit einzubeziehen. Wenn ich mir zum Beispiel ausmalte, wir würden uns am Strand lieben, wurde unser Bettuch zu einem Strandlaken. Diese neuen Phantasien machten mehr Spaß. Sie fühlten sich auch echter an als eine Scheinwelt oder Schauspielerei.» Die Phantasie war jetzt nicht mehr eine Notwendigkeit, um sich zu erregen, sondern wie eine freiwillig gewählte Möglichkeit.

Auch Jason bemerkte Veränderungen. «Ich nehme die feinen, schönen Bilder vom Sex, die mir durch den Kopf gehen, bewußter wahr. Der Sex ist für uns beide jetzt viel befriedigender. Wir sind uns dabei so nah und uns selbst treu.» Sie haben beide gelernt, freier über Sex zu sprechen und die Wünsche und Phantasien des anderen mehr zu akzeptieren. Paula sagte: «Wir müssen nicht länger vor dem anderen geheimhalten oder uns dafür schämen, was beim Sex in unseren Köpfen abläuft.» Im Unterschied zu ihren frühen Jahren, in denen der Sex aufregend war, aber nie wirklich besprochen wurde, ist er jetzt genau deshalb aufregender, weil sie darüber sprechen.

Und anstatt sexuelle Phantasien als ein heikles Thema zu behandeln, um das sie beide herumschleichen wie Katzen um den heißen Brei, haben sie inzwischen gelernt, über Phantasien zu lachen und zu scherzen. Vor kurzem, als sie miteinander im Bett waren, drehte sich Paula zu Jason und fragte ihn: «Wie nennt man es, wenn man seinem Geliebten seine Lieblingsphantasie ins Ohr flüstert?» Er wußte keine Antwort, aber sie brachen beide in Lachen aus, als sie sagte: «*Oralsex.*»

Als er auf ihre lange, gemeinsame Geschichte des Umgangs mit Phantasien zurückblickte, beobachtete Jason abschließend: «Das ganze Thema Phantasie hat sich von etwas Verstecktem, Bedrohlichem zu einer Sache verwandelt, die wir beide als potentiell kreativ und vergnüglich empfinden.»

Phantasien nach Wunsch ersinnen

Jede der Frauen, die in diesem Buch zu Wort gekommen sind, ist auf ihre Weise erinnerungswürdig. An manche erinnern wir uns besonders, weil ihre Phantasien so originell, leidenschaftlich, ungewöhnlich, lustig oder ergreifend waren. Andere haben sich uns eingeprägt, weil sie mutig die ungebetenen Phantasien ausgesiebt haben, die sich so hartnäckig in ihren Köpfen festgesetzt hatten – oftmals infolge von Einflüssen, die sich ihrer Kontrolle entzogen. Und einige sind uns vor allem deswegen in Erinnerung geblieben, weil irgend etwas an ihren Geschichten unsere Sinne angesprochen und unserer eigenen Phantasie Flügel verliehen hat.

Das Zusammenspiel all dieser Stimmen zeigt die wunderbar kreative, erotische Kraft der weiblichen Vorstellung. Auch wenn Phantasien oft stark von unserem kulturellen Umfeld und früheren sexuellen Erfahrungen beeinflußt sind, besitzen wir die Kraft, unser Phantasieleben bewußt zu formen, zu steuern und zu filtern, damit es besser zu unseren individuellen Interessen, Sexualstilen, Beziehungsbedürfnissen und noch unbefriedigten Wünschen paßt.

Die Phantasien der Frauen, die wir gehört haben, belegen in ihrer reichen Vielfalt auch die unendlichen Möglichkeiten, wie wir neue sexuelle Gedanken zu unserem eigenen Vergnügen erzeugen können. Die hier erzählten persönlichen Vorgeschichten erinnern uns daran, daß wir alle schon von Kindesbeinen an wissen, wie man phantasiert. Im Laufe der Jahre mögen einige von uns vergessen, wie man Geschichten und Bilder aus der Luft greift. Vielleicht unterschätzen wir den Wert des Phantasierens, tun es als Kinderspiele ab oder lassen unwissentlich zu, daß unsere sexuelle Vorstellungskraft von äußeren Kräften eingeschränkt, unterdrückt oder beeinflußt wird.

Doch wir verfügen über neue Möglichkeiten, dieses Wissen nutzbringend einzusetzen. Wir sind die Schöpferinnen unserer Phantasie und dazu begabt, ungeliebte Phantasien zu verändern, geliebte Phantasien auszubauen und neue Inspirationsquellen für Phantasien zu suchen, von denen wir mehr erleben möchten. Wir können unser Phantasieleben bewußter steuern und es einsetzen, um dahin zu kommen, wo immer wir hinmöchten.

Sich selbst die Erlaubnis geben

Caroline, 23, ist eine stille, ernste Lehrerin, die erstmals zu einer bewußten Auseinandersetzung mit ihrem Phantasieleben inspiriert wurde, als sie mit Freunden zusammen einen Phantasie-Workshop besuchte. Während der zweistündigen Diskussion über sexuelle Phantasien saß sie die meiste Zeit über schweigend da und hörte zu, wie die anderen Frauen ihre Erfahrungen schilderten. Gelegentlich machte sie ein erstauntes Gesicht, wenn Frauen, die sie gut zu kennen meinte, ihre liebsten Domina- oder Wilde-Frau-Phantasien erzählten und an ihre jugendlichen Schwärmereien, ihre ersten Küsse und frühesten sexuellen Gedanken zurückdachten. Gegen Ende der Sitzung, als die Teilnehmer darüber reflektierten, was sie voneinander gelernt hatten, meldete sich Caroline schließlich zu Wort.

«Ich weiß einfach nicht, wie man das mit den Phantasien macht», sagte sie geradezu verzweifelt. «Das ist ein Ort, an den meine Gedanken scheinbar nicht wandern wollen, egal wie gerne ich das hätte. Und nach allem, was ich hier von euch gehört habe, scheine ich etwas zu verpassen, was sich gut anhört.»

Caroline erzählte weiter, daß sie in einer Familie aufgewachsen war, in der es als lobenswert galt, wenn man «seinen Appetit unterdrückte». «Meine Eltern waren moralische, ehrliche Arbeiter, die mir beibrachten, willensstark und autark zu sein, und dafür danke ich ihnen. Aber sie haben mir auch eingeimpft, mißtrauisch gegenüber allem zu sein, was mit Sex zu tun hat. So hatte ich am Ende Angst, ich könnte mich in der Sexualität verlieren, wenn ich mich jemals richtig darauf einließe. Als ich schließlich meine ersten sexuellen Erfahrungen machte, fiel es mir furchtbar schwer, daraus irgendwelche Freude zu beziehen. Jetzt stelle ich fest, daß ich mich wirklich auf meine Körperreaktionen konzentrieren muß, um überhaupt etwas zu spüren. Orgasmen, wenn ich sie habe, sind für mich wie sorgfältig abgestimmte, mechanische Ereignisse. Und dabei habe ich diesen ungeheuer sinnlichen Mann, der sich unser Sexleben verspielt und lustig wünscht. Für ihn scheint es so leicht zu sein, einfach zu entspannen und seinen Körper zu genießen, und meinen. Ehrlich gesagt stinkt es mir total, daß diese ganze Sexualitätskiste so verdammt schwierig für mich ist. Nach allem, was ich hier höre, könnten mir Phantasien helfen, loszulassen und mehr vom Sex zu haben, wenn ich nur lernen könnte, sie zu erzeugen.»

Ein paar Wochen später erhielten wir einen aufregenden Brief von Caroline. Die Diskussionsgruppe hatte ihre erotische Vorstellung angeregt. Nachdem sie mehr über sexuelle Phantasien und all die Vorteile, die sie uns bieten, erfahren hatte, gestattete sie sich mit einemmal den Zugang zu diesem Teil ihres Selbst. Tatsächlich hatte sie gerade ihre erste sexuelle Phantasie produziert. Sie genoß sie nicht nur wegen ihrer erregenden Wirkung, sondern auch, weil die Angebeteten-Phantasie dem entsprach, wie sie sexuelle Freude für sich selbst, nach ihren ganz persönlichen Vorstellungen, definieren wollte.

«Ich kenne mich selbst gut genug, um zu wissen, daß ich mit Sex nicht herumalbern will, um ihn genießen zu können. Wenn ich Phantasien erfinde, dann sollen sie das fortführen, was ich auch im wirklichen Leben am meisten mag», erklärte sie. «In dieser neuen Phantasie geht es nur um mich, einfach so, wie ich wirklich bin und um meinen Mann, so wie er ist – abgesehen davon, daß in der Phantasie seine Fingernägel sorgfältig gepflegt und weich sind.» Intuitiv war Caroline darauf gekommen, wie sie die Realität mit Hilfe der Phantasie verbessern konnte. Sie war aufgeregt und stolz, uns ihre erste sexuelle Phantasie erzählen zu können:

> Ich schlafe, sauber und warm, in einem tiefen, weichen Bett an einem ruhigen, privaten Ort. Mein Mann, ein sanfter, sinnlicher und schöner Mann, kommt leise und lächelnd herein und sieht mir beim Atmen zu. Liebevoll berührt er mein Gesicht. Ich trage einen weiten Schlafanzug. Ich liege still, im Halbschlaf, während er zu mir ins Bett steigt. Er liebkost meinen Körper und zieht mich dabei aus. Ich halte meine Augen geschlossen, verharre in meiner üblichen Befangenheit und schlafe weiter. Doch ich erlaube meinem Körper zu erwachen. Ich fühle und reagiere und werde erregt. Wir brauchen nicht zu sprechen. Er streichelt meine Seiten und Schenkel (mit diesen gepflegten Händen). Ich spüre, wie sich meine Brustwarzen aufrichten. Mein Körper ist erfüllt, ungehemmte sexuelle Lust erregt uns beide. Unser beider Haut genießt es, sich zu berühren und miteinander zu spielen. Schließlich haben wir beide einen Orgasmus, lang und schön, und fallen dann in einen tiefen Schlaf.

Für Caroline und für alle Frauen, die gerne neue Phantasien ersinnen möchten, ist der beste Startpunkt, sich selbst zu gestatten, mit seinem Phantasieleben kreativ zu spielen.

Gelegenheiten erkennen

Überall in unserem Umfeld gibt es Inspirationen für sexuelle Phantasien – in den Büchern, die wir lesen, in den Filmen, die wir sehen, in der Musik, die wir hören, in den Träumen, die uns erregen, in den Speisen und Gerüchen, die unsere Sinne anregen, in den Partnern, mit denen wir unsere sexuellen Freuden teilen, in den Fremden, die wir nur aus der Entfernung kennen. Fast jede Art von Erfahrung, Bild oder Empfindung, die eine Frau als erotisch empfindet, kann eine sexuelle Phantasie inspirieren.

Wir können die Inspirationsquellen für unsere Phantasien erheblich erweitern, wenn wir auf diese erotischen Zufallsmomente achten. Die flüchtigsten Begegnungen oder Episoden können unsere Phantasie beflügeln, sofern wir bewußt genug durchs Leben gehen, um sie zu beachten und unsere Reaktion wahrzunehmen. Man schält eine Orange und leckt den Saft von den Fingern an: Mit etwas so Banalem kann eine neue Phantasie beginnen. Oder wenn man aus der Badewanne steigt und spürt, wie die Wassertropfen auf der Haut herunterlaufen. Oder ein kurzer Blickkontakt mit einem Fremden im Aufzug. Eine Frau erzählte, sie sei schon monatelang mit ihrem Mann ins Fitneßstudio gegangen, bevor sie sich eines Morgens die Zeit nahm, zu beachten, wie sinnlich seine Armmuskeln beim Training an den Gewichten aussahen. Auch die Schriftstellerin Sallie Tisdale beschreibt in ihrem Buch *Talk dirty to me* einen solchen zufälligen Moment der Erotik:

Vor kurzem ging ich morgens um halb neun an einem hellen, duftenden Frühlingstag vor die Tür. Mücken sirrten im stillen Sonnenlicht. Weit und breit kein Mensch zu sehen. Verschlafen ging ich die Häuserblocks entlang, dachte nur an die Morgenzeitung und eine Tasse Tee. Plötzlich hörte ich in der morgendlichen Stille das wiederholte Stöhnen einer Frau durch ein halboffenes Fenster mit zugezogenen Vorhängen. Ihre Laute waren atemlos, abgehackt, wurden höher und lauter. Ein paar Sekunden lang blieb ich wie angewurzelt stehen und starrte auf das offene Fenster mit den leichten weißen Vorhängen, die sich im Wind bewegten, und dann ging ich weiter. Ihre kehligen, sinnlosen Laute steckten mich an, infizierten mich mit Lust wie ein Virus, den ich mir aus der Luft eingefangen hatte. Mir gelang es kaum, in einer geraden Linie zum Briefkasten zu gehen.[1]

Um unsere Phantasie zu inspirieren, können wir auf alles achten, was bei uns Lustgefühle hervorruft, sei es Musik oder Poesie, Naturszenen oder Aktfotografie. Später, wenn wir uns sexuellen Genüssen widmen, können wir uns diese Gedanken und Eindrücke wieder ins Gedächtnis rufen. Neue erotische Gedanken mit Empfindungen wie etwa klitoraler Stimulation zu verknüpfen verstärkt ihre erotische Kraft und Wirkung als neue Sexualphantasien. Um die Vorgänge in unserem Kopf und in unserem Körper gezielt miteinander zu verbinden, können wir unsere liebsten sexuellen Gedanken denken *und* uns berühren.

Wie wir gehört haben, beziehen manche Frauen erotische Freuden aus Quellen und Bildern, die überhaupt nichts Sexuelles an sich zu haben scheinen. Eine Aquarellkünstlerin zum Beispiel schwelgte am liebsten in sensorischen Phantasien von samtigen Blumen, die ihre Blütenblätter öffnen und ihren Duft ausströmen. Eine Yogalehrerin stellt sich wirbelnde Farbspiele mit Rot und Violett vor, wenn sie Liebe macht. Sie tauscht diese kinästhetischen Phantasien mit ihrem Geliebten aus und stellt sich vor, daß ihre Körper beim Sex Auren farbiger Energie austauschen.

Natürlich können wir daraus lernen, wie andere Frauen solche Inspirationsmomente nutzen. Doch am besten gefallen uns die Phantasien, die in uns etwas zum Klingen bringen. Unsere befriedigendsten Phantasien fühlen sich richtig an, weil sie unseren eigenen erotischen Stil reflektieren. Eine Frau, die bei einem Workshop hörte, daß Phantasien von Naturbildern inspiriert sein können, fragte unverblümt: «Ja, aber was hat die *Natur* damit zu tun?» Phantasien sind nur dann wertvoll für uns, wenn sie unser individuelles Erotikempfinden ansprechen. Jede von uns hat ihre ganz individuelle Palette, mit deren Hilfe sie ihre eigenen Phantasien malt.

Vorgefertigte Quellen

Man muß kein Maler, Dichter oder Pornograph sein, um eigene sexuelle Phantasien zu erschaffen. Wenn wir unserer Kreativität auf die Sprünge helfen wollen, können wir es mit vorgefertigten Phantasien versuchen. Dazu können wir Erotika oder Liebesromane lesen oder Filme anschauen, die unsere Definition des Erotischen bestärken und erweitern. Wenn wir es wünschen, können wir uns selbst in die Szenen hineinversetzen, die uns am besten gefallen.[2]

Geraldine Kudaka etwa gehört zu einer neuen Generation von Schriftstellerinnen, die Erotika für Frauen produzieren. Wenn eine Frau sich hinsetzt, um erotische Literatur zu lesen, so Kudaka, dann gestattet sie sich, ihre Sexualität auszudrükken und mit ihr zu spielen. «Es kann beruhigend für eine Frau sein, wenn sie hört, daß es okay ist, Sex haben zu wollen und an Sex zu denken. Diese Bücher sagen einer Frau: ‹Ich bin keine Spinnerin, weil ich hier sitze und geil bin. Geil ist okay.›» Sie fügt hinzu: «Erotika können wirklich den Geist erquicken und die Sinne öffnen. Die besten Geschichten können Sexualität noch schöner machen und auf neue Weise Lust in uns erzeugen.»

Und sobald wir verstanden haben, was genau in uns Lust erzeugt und warum, verfügen wir über eine neue Inspirationsquelle für unsere eigene Phantasie. *Lust kann Lust erzeugen*. Manche Frauen werden zum Beispiel durch eine Passage wie die folgende von Tanith Tyrr zu ganz neuen Denkweisen und Bildern über Sex inspiriert. Ihre erotische Geschichte mit dem Titel «Sakrament» beschreibt die erste sexuelle Begegnung zwischen einem japanisch-amerikanischen Paar so:

«Dies ist heilig, dieses älteste aller Rituale. Mein Körper ist ein heiliges Sakrament, dem er mit wachsender Freude huldigt, seine Zunge so flink wie die einer Schlange auf dem Altar meiner Brüste, meines Bauches, meiner Schenkel. Zögernd, dann heiß und verlangend, vergräbt er sein Gesicht in meiner geheiligten Vulva, meiner geheiligten Weiblichkeit, und verehrt mich bis zum Orgasmus, wieder und wieder. Ich bin die Göttin, rufe ich, als Wellen der Freude über mir zusammenschlagen wie die mondsüchtige See.

Ich umklammere ihn, und wir pressen uns aneinander, unaufhaltsam uns bewegend im Rhythmus der Gezeiten. Wir wogen kraftvoll nach vorne, dann ziehen wir uns zurück, bereit für die letzte große Umarmung. Du bist mein Gott, entfährt es mir.

Hengst, bocksbeiniger Gott, goldener Phallus der Sonne, sein Penis erfüllt mich, als sei ich nie leer gewesen, als würde ich nie wieder leer sein. Ich presse seinen schlanken, muskulösen Körper gegen mich.

Unsere Körper bäumen sich auf, bocken und winden sich, heiliger Bulle und Reiter vereint in dem uralten Tanz. Er geht auf wie die Sonne in ihrer Herrlichkeit. Mein Körper ist der Vollmond, der sich am Himmel auf ihn zubewegt, um ihn zu bedecken, und unsere Vereinigung verfinstert die Erde. Wieder und wieder, bis sich unsere Rücken nach hinten biegen und sich unsere Münder weit öffnen, erstarrt in unbändiger Lust.

Auf den Wellenkronen des Orgasmus reitend, höre ich ihn aufschreien, stark und wild. Im Geiste sehe ich zwei Vögel, die frei dahinfliegen, über die Gefängnismauern hinweg, nach Hause.»[3]

Liebesromanautorinnen erzählen Geschichten über Sex anders. In ihre Texte, typischerweise von Frauen für Frauen geschrieben, bauen zeitgenössische Schriftstellerinnen wie Stella Cameron explizite Liebesszenen ein, die gewollt alle Sinne ansprechen. Cameron zum Beispiel möchte, daß ihre Leserinnen alles nachempfinden, was die Heldin und der Held in diesen Szenen erleben. «Meine Leserinnen sagen mir, daß es auf einer gewissen Ebene sexuell stimulierend für sie ist, diese Bücher zu lesen. Die Lektüre von Liebesromanen macht sie in ihren eigenen Beziehungen empfänglicher für Sex.» In ihrem Roman *Sheer Pleasures* beschreibt Stella Cameron ein erstes sexuelles Erlebnis zweier Liebender. Die sexuell unerfahrene Heldin Phoenix und der männliche Held Roman Wilde haben eine leidenschaftliche Begegnung:

«Ihr Körper war hungrig nach ihm, nach dem, was er versprach. Mehrmals hatte er sich schon mit dem Finger in sie hineingetastet, und sie wimmerte. Sie spürte auch, wie sich seine Hand entfernte und nach etwas Knisterndem griff. Ein Kondom. Sie hätte wissen müssen, daß er auf Augenblicke wie diesen stets vorbereitet war. Seine Zähne, die sanft eine ihrer Brustwarzen erfaßten, unterbrachen ihren Gedankengang. Sie bäumte sich hoch, und Roman reagierte darauf mit Saugen.

Während sein Finger sich vortastete, spielte sein Daumen mit dem Punkt, der längst nicht mehr schmerzte. Einen Arm um ihre Hüfte geschlungen, bearbeitete er dieses Stück Fleisch, bis sie sich mit den Fingernägeln an ihm festkrallte und bittende Schreie ausstieß.

Das Inferno brach aus. Phoenix klammerte sich an ihn, verzehrt, wieder und wieder seinen Namen rufend, während er ihre Hüften erhob und sie auf sich hinabdrückte, in ihren wartenden, begierigen Körper eindrang.

Da war ein Brennen, ein Reißen, eine süße Qual. Sie nahm ihn an und umschloß ihn mit der Kontraktion ihrer Muskeln, hieß ihn tief in ihrem Inneren willkommen.

Einen Moment lang hielt er inne, keuchend, seine Haut naß unter ihren Händen. ‹Du hast gesagt, es wäre nicht das erste Mal.›

‹Hör nicht auf.›

‹O mein Gott›, murmelte er gegen ihre Lippen, ‹du bist unglaublich.›

Er war unglaublich.

Es war unglaublich.

Seine großen Hände umschlossen ihre Hüften und bewegten sie. Sein Becken zuckte jeder ihrer Abwärtsbewegungen entgegen.

‹Jetzt?› Phoenix rief das Wort aus und wußte, was es bezeichnete. Es bezeichnete die schöne, glühende, alles aufzehrende Flamme, die in ihren Bauch schoß, in ihre Brüste, in ihre Knie.» [4]

So wie Lesen unsere erotischen Vorstellungen in Bewegung setzen kann, können uns auch Filme Ideen für eigene Phantasien vorgeben. Frauen, die in ihren Phantasien nicht Gewalt und Mißbrauch begegnen möchten, können sich gezielt solche Filme aussuchen, in denen die liebevollen, zweisamen und spielerischen Seiten von Sex dargestellt werden. Deborah, eine Frau, die von einem erlittenen Mißbrauch zu genesen versuchte, fand es faszinierend, davon zu phantasieren, daß sie Sarita Choudhury sei, die indische Darstellerin, die neben Denzel Washington in der transkulturellen Liebesgeschichte *Mississippi Masala* spielt. Deborah sagte: «Die beiden Charaktere in dem Film lassen sich Zeit, um sich kennenzulernen, bevor sie Sex miteinander haben. Das erschien mir ungewöhnlich. Als sie sich schließlich zum erstenmal lieben, hat das wirklich Bedeutung. Ich fand es sehr bewegend, wie sie sich in die Augen sehen und lächeln. Als ich sah, wie sie sich gegenseitig ihre dunkle Haut leckten, streichelten und saugten, da spürte ich, wie glücklich sie waren, einander gefunden zu haben. Selbst ihre Füße waren an ihrem freudigen Liebesspiel und ihren sexuellen Erkundungen beteiligt. Als ich diese Liebesszene in mein eigenes Phantasieleben übernahm, hatte ich plötzlich eine ganz neue Vision davon, was Sex sein kann. In meinem eigenen Leben habe ich es noch nie erlebt, daß mich ein Mann nicht zum Sex gedrängt oder gezwungen hätte. Dank dieser Phantasie konnte ich mir vorstellen, wie es wäre, mit Achtung behandelt zu werden und die Leidenschaft sich langsam aufbauen zu lassen.»

Wie wir zu unseren eigenen Phantasieschöpfern werden

Georgine war 28, als sie bei einem Autounfall so schwer verletzt wurde, daß sie fortan von der Hüfte an gelähmt und an den Rollstuhl gefesselt war. Sie war, was jeder als eine schöne Frau bezeichnen würde, mit langem, gewelltem Haar, makelloser Haut und hohen Wangenknochen. Doch nach dem Unfall betrachtete sie sich nicht mehr als sexuelles Wesen. «Nach der Verletzung habe ich meine Sexualität für eine

Weile total ausgeschaltet. Ich gestattete mir nicht einmal, über Sex zu phantasieren.»

Eines Morgens, etwa zwei Jahre nach dem Unfall, hatte sie ein überraschendes Erlebnis: Als der heiße Duschwasserstrahl sie zwischen den Schenkeln traf, löste dies ein leichtes Kitzeln in ihren Genitalien aus. Dies war das erste Anzeichen dafür, daß sie unterhalb der Hüfte wieder etwas empfindungsfähig geworden war, und sie erkannte das erotische Potential dieses Augenblicks. Sie dachte für sich: «Vielleicht besteht ja doch noch Hoffnung für meine Sexualität.»

Georgine nahm den Kontakt mit ihrer Sexualität wieder auf, indem sie sich zum Phantasieren ermunterte. «Ich machte das Solarium zu einem Ort, an dem ich meiner Vorstellung freien Lauf ließ. Unter den Lampen fühlte ich mich durch und durch warm. Ich driftete sozusagen ab in diese anschaulichen Phantasien. Zuerst handelten sie von Empfindungen, die mir entspannen halfen. Ich erinnerte mich daran, wie es war, in der Sonne zu liegen und die Bewegung kühler Grashalme an der nackten Haut zu spüren. Allmählich begann ich sexuell zu reagieren. Ich wurde feucht. Dann erzeugte ich dieselben Gefühle mit der Vorstellung, daß ich mit einem Partner zusammen wäre.»

Schließlich richtete Georgine ihr Schlafzimmer so ein, daß sich ihre sexuellen Phantasien dort gut entfalten konnten. «Ich habe einen großen Frisiertisch im Schlafzimmer, den ich senkrecht zu meinem Bett stehen habe. Wenn ich also aufschaue, sehe ich in diesen großen Spiegel. Ich zünde Kerzen und Duftlämpchen an, um meine Sinne anzuregen. Ich schmücke mein Zimmer mit schönen Farben. Oh, und ich habe eine Hutsammlung. Je nach Stimmung ziehe ich zum Beispiel ein Diadem mit Rheinkieseln oder Urgroßmutters Pelzmantel an.»

Als sie das erzählt, fängt sie an zu lachen. «Stellen Sie sich vor», fährt sie fort, «wenn ich den Leuten erzählen würde, daß ich meinen Pelzmantel anziehe, oder mein Diadem, und mich mit einem Glas Champagner aufs Bett setze und darauf warte, daß mich die Geister zu sexuellen Freuden führen. Sie würden mich sicher für bekloppt halten, stimmt's? Aber ich hatte einige sehr befriedigende erotische Erlebnisse, seit ich mir meine eigenen Phantasien schaffe. Ich stelle mir vor, ich sei Muffy, eine alternde Cheerleaderin mit großen Brüsten, die Angst vor dem Altwerden hat. Sie hat es mit jüngeren Männern. Oder ich bin eine ziemlich liederliche Schlampe mit roter Perücke und dickem Make-up, die am liebsten in Bars rumhängt. Ein andermal stelle ich mir mich in Hippieklamotten aus den Sechzigern vor. In dieser Phantasie kommt ein bestimmter Herr, über dessen Kommen ich mich wirklich freue, in mein Zimmer. Er trägt eine lange schwarze Jacke. Er steht am Fußende meines Bettes, so daß ich ihn im Spiegel sehen kann. Das Licht ist sehr sanft. Er zieht seine Kleider aus und tut alles, worum ich ihn bitte.» Wenn Georgine eine besonders lebendige Phantasie hat, sagt sie, «dann spüre ich wirklich die Körperwärme meines imaginären Liebhabers».

Wenn Georgine sich heute im Spiegel sieht, dann sieht sie eine sexuelle Frau, die sich zufällig im Rollstuhl fortbewegt. Seit sie ihr Phantasieleben für sich erobert hat, weiß sie wieder, wie sehr sie sinnliche, sexuelle Energie genießt und wieviel Freude sie in der Welt ihrer eigenen erotischen Vorstellung erwartet.

*

Die letzten fünf Geschichten, die wir hören werden, erzählen uns Frauen, die den Wert sexueller Phantasien schätzengelernt haben. Sie ließen sich von vielfältigen Quellen dazu inspirieren, ihre eigenen originellen Phantasien zu ersinnen, die sie ohne Zweifel lieben. Ihre Geschichten zeigen, daß wir alle neue Phantasien schaffen können, die wir als unsere eigenen Schöpfungen, nicht als etwas Aufgesetztes, empfinden. Und schließlich erinnern uns ihre Geschichten daran, daß unsere sexuellen Phantasien ganz persönliche Kreationen sind, die sich mit unseren individuellen Lebenserfahrungen wandeln.

Nadine: Drama im Gerichtssaal

Nadine ist eine alleinstehende, einflußreiche Prozeßanwältin in den Dreißigern, die ihre Sexualität tagsüber gut hinter konservativer Kleidung und einem geschäftsmäßigen Auftreten versteckt. Eines Tages aber erzählte ihr ein gegnerischer Anwalt namens Malcolm im Scherz, er arbeite so hart an einem aktuellen Fall, daß er geträumt hätte, er würde nackt im Gerichtssaal erscheinen.

Nadine mußte daran denken, wie sie Malcolm eine Woche zuvor zufällig im Fitneßstudio gesehen hatte. Er trug Shorts, die seine braungebrannten, muskulösen Beine zur Geltung brachten. Nadine hatte für einen schönen nackten Männerkörper durchaus etwas übrig und stand besonders auf dunkelhaarige Männer. In einem Gedankenblitz stellte sie sich vor, wie Malcolms restlicher Körper in seinem Traum ausgesehen haben mochte.

Später, als sie mehr Zeit hatte, beschloß sie, sich eine neue Wilde-Frau-Phantasie auszudenken, die auf dem ihr vertrauten Parkett des Gerichtssaales spielte. Sie schrieb sie auf, weil es ihr Spaß machte, mit der Sprache zu spielen, juristische Wortspiele und sexuelle Andeutungen einzuflechten, während sie genau die Art von sexueller Stimulation beschrieb, die ihr am besten gefiel. Jedesmal, wenn sie Malcolm danach sah, erinnerte sie sich gerne an die Phantasie und genoß es, zu wissen, daß er keine Ahnung hatte, in welche Richtung ihre Vorstellungskraft gewandert war. Sie machte es sich auch zur Gewohnheit, bei ihren Gerichtsauftritten unter ihrer Berufskleidung ihre erotischste Unterwäsche zu tragen. Sie enthüllte uns ihre Phantasie:

Irgendwie war ich auch in Malcolms Traum geraten und sah ihn nackt im Gerichtssaal sitzen. Über sein Handy bat er eine Büroangestellte, ihm etwas zum Anziehen zu bringen. Als er aufblickte und mich sah, mit seinen tiefblauen Augen, tat er so, als ob nichts sei, und gab mir einen Einspruch zu lesen. Als ich hinunterschaute, um das juristische Dokument zu verdauen, bemerkte ich, daß ich ebenso unangemessen gekleidet war. Statt meines üblichen seriösen Kostüms trug ich einen skandalösen lila Hüftgürtel mit Strapsen, einen String, Strapsstrümpfe und Stilettabsätze. Ich bat Malcolm, mir sein Handy zu leihen, damit ich auch mein Büro anrufen konnte, aber er wollte es mir nicht geben. Ja, er sagte, ich könnte das Telefon nur benutzen, wenn er üben dürfte, meine Strapse aufzumachen. Ich mußte wirklich unbedingt telefonieren und gab daher seiner Bitte statt.

Obwohl er behauptete, ein alter Hase im Umgang mit Strapsen zu sein, hatte er Probleme mit meinem Outfit. Irgendwie dachte er, er könnte die Strapse lösen, indem er meine Brüste küßte und streichelte. Dann bestand er darauf, daß ich mich vorbeugte und mich am Geländer der Geschworenenbank festhielt, damit er besser von hinten rankam. Obwohl ich inzwischen bereits starke Zweifel an seiner Kompetenz hatte, spielte ich mit und las unterdessen weiter in dem Einspruch.

Malcolm ließ seine Finger sanft über meinen Po gleiten und machte einen kleinen Abstecher zu meinen Schamlippen, die inzwischen feucht und warm waren. Ich ließ den Einspruch fallen. Er schaffte es, die Verschlüsse der beiden hinteren Strapse zu öffnen, aber als ich mich umdrehte und höflich um das Telefon bat, erwiderte er, er sei noch nicht fertig. Es seien noch zwei weitere Verschlüsse zu öffnen. Inzwischen war unübersehbar, wie erregt er war. Ich kniete vor ihm nieder, um ihn um Gnade zu bitten, und begann an seinem harten Schwanz zu lutschen. Er hob mich hoch, sah mir in die Augen und setzte mich auf das Geländer. Ich schlang meine Beine und die hohen Hacken um ihn, als er in mich stieß. Um ein Haar wären wir vom Geländer gefallen und auf dem Platz des Geschworenen Nummer drei gelandet, aber Malcolm hielt mich mit seinen muskulösen Armen fest. Leckend, stoßend, küssend und stöhnend kamen wir gemeinsam, erfüllt von süßen Freuden.

Wanda: Meditationen über die Lust

Als Wanda und ihr Mann Luke sich in den siebziger Jahren kennenlernten, verbrachten sie viel Zeit zusammen in einem Meditationszentrum. Inzwischen sind sie weitgehend von den damals erlernten Zen-Praktiken abgekommen, obwohl Wanda in ihr Liebesspiel noch heute die besondere Achtsamkeit einbringt, die sie in einem spirituellen Kontext erlernte. Sie genießt es besonders, sich ruhig und geistig wach zu fühlen, beim Sex ihren eigenen Atem zu hören, zu spüren, wie sich die Empfindungen in ihrem Körper aufbauen, und sich den aufregenden Rhythmen hinzugeben, die sie und Luke miteinander erzeugen. In ihren liebsten Phantasien findet sie oft neue Wege, diese Erlebnisse noch schöner zu gestalten.

Da ihr großes Schlafzimmer direkt neben dem Zimmer ihrer heranwachsenden Tochter liegt, fühlt sich Wanda aber auch gezwungen, die Sexgeräusche etwas gedämpft zu halten. Eines Abends sah sie mit Luke zusammen den Film *Ace Ventura: Jetzt wird's wild* im Kino. In einer Szene gibt der Komiker Jim Carrey vor zu meditieren, während er in Wirklichkeit Sex hat. Diese Szene inspirierte Wanda dazu, eine neue Sexphantasie zu schaffen, die spielerisch und spirituell ausgerichtet war. Da in dieser Phantasie auch das Element der Zurückgezogenheit zum Tragen kommt, half sie ihr, Sex freier genießen zu können:

> Ich stelle mir vor, ich sei eine Meditationsschülerin im Studentenalter, die eine besondere Erlaubnis bekommen hat, für ein Wochenende einen abgeschiedenen Ashram im Wald zu benutzen. Obwohl ich erwartet hatte, allein zu sein, stelle ich fest, daß ein anderer Meditationsschüler schon vor mir angekommen ist, ebenfalls in der Absicht, ein Meditationswochenende allein dort zu verbringen. (Er sieht genauso aus wie Luke damals, als wir uns kennenlernten.)
>
> Da keiner von uns Lust hat, seine Pläne zu ändern, einigen wir uns darauf, uns den Platz zu teilen. Schweigend gehen wir jeder unseren eigenen Dingen nach, beginnen unsere stille Meditation frühmorgens, wenn die Luft noch kühl von der Nacht ist. Im Schneidersitz auf dem Ashramboden sitzend, ein, zwei Meter voneinander entfernt, werfen wir einander verstohlene Blicke zu. Als die Sonne dann durch das große Aussichtsfenster strömt, wird es heißer. Beide knöpfen wir allmählich unsere Bekleidungsstücke auf und ziehen eins nach dem anderen aus. Dies wird zu einem geheimen Striptease, bei dem wir unsere Hände langsam und sinnlich über unsere zunehmend nacktere Haut gleiten lassen.
>
> Sosehr wir auch beide versuchen, uns zu konzentrieren, können wir doch nicht umhin, uns der Anwesenheit des anderen bewußt zu sein. Unsere Kleider überall auf dem Boden verstreut, fällt es uns immer schwerer, uns auf die Meditation zu konzentrieren. Obwohl wir immer noch nicht miteinander reden oder uns berühren, stößt doch hin und wieder einer von uns einen Seufzer aus, um die Aufmerksamkeit des anderen zu erregen. Kurz vor Einbruch der Dunkelheit sind wir beide völlig entkleidet und deutlich erregt. Schließlich wenden wir uns einander zu und umschlingen uns. Bei dieser Annäherung vereinigt sich unsere sexuelle Energie mit jenem Gefühl des Wohlbehagens und der Sicherheit, das ich im wirklichen Leben bei Luke genieße. Unser Atem, den

wir beim Meditieren ruhig und gleichmäßig gehalten haben, fühlt sich auch mit steigender Aufregung noch friedlich an.

Als wir uns dann tatsächlich lieben, verschmilzt die Phantasie mit der Realität. Einen Moment lang, in der Phantasie und in der Realität, ruht seine Wange gegen meine. Unsere Köpfe kehren sich gemeinsam dem großen Fenster in unserem Schlafzimmer zu, das uns den Blick auf einen wunderschönen Baum eröffnet. Seine Äste wiegen sich sanft im Wind. Dann blicke ich meinem Liebsten ins Gesicht. Auch er hat die Augen geöffnet, und ich kann sehen, wie er sich voller Ekstase wiegt und windet. Ihn so ekstatisch zu sehen ist für mich ungeheuer stimulierend und beschleunigt meinen eigenen Orgasmus. Ich empfinde meinen Höhepunkt wie eine Lobpreisung des Lebens, unserer Liebe, der Sicherheit und des Wohlbehagens, die wir einander schenken, und einer spirituellen Naturverbundenheit. Die Zen-Energie dieser Phantasie läßt unsere natürliche, erotische Chemie sich ruhig, friedlich, doch kraftvoll aufbauen.

Rochelle: Poetische Genüsse

Als die Dichterin Rochelle Lynn Holt, die in Chicago aufwuchs, ein kleines Mädchen war, verkündete sie ihren Eltern oft: «Ich gehe jetzt ins Bett und schalte meine Träume ein.» In ihren frühesten sexuellen Phantasien spielte sie die Prinzessin, die von Hollywoodhelden wie John Wayne, Clark Gable und Humphrey Bogart errettet wird.

Im Alter zwischen zwanzig und dreißig, nachdem eine Freundin sie an die Werke von Anaïs Nin herangeführt hatte, begann Rochelle, von Frauen zu phantasieren. Wenn sie Liebesromane las, stellte sie sich die Liebesszenen mit einer Frau in der Rolle des mutigen Cowboys, Soldaten oder anderen Helden vor. Unterdessen hatte sie im wirklichen Leben Geliebte beiderlei Geschlechts.

Als sie vierzig wurde und Aids zu einer Gefahr, lenkte

Rochelle ihre erotische Aufmerksamkeit auf «sicherere Pfade», um es mit ihren Worten auszudrücken. Zum Beispiel, sagt sie, ist «Wasser zu einem meiner wichtigsten Liebhaber geworden – ob in einem privaten Pool, wo Unterwasserdüsen mir beim Schwimmen zu vielfachen Orgasmen verhelfen, während ich von wem auch immer phantasiere, oder im Ozean, wo mich die Wellen sanft schaukeln oder wild auf mich eintrommeln.»

Eine solche Phantasie, ein Prosagedicht mit dem Titel «Pleasures» (Genüsse), verdeutlicht, wie die Einheit von Empfindung, Natur und Sprache neue erotische Bilder erstehen lassen kann. Es beginnt so:

> Der Genuß von Wellen, die an den Strand schlagen, der dein Körper ist, nachts, wenn du den Ozean deines Selbst niederlegst, zu einer langen Traumsitzung, in der du eine andere Zeit dein Unterbewußtsein durchfluten läßt und dein treibender Körper gleichzeitig Welle und Sandstrand ist, über den das Wasser wäscht, gereinigt und massiert, von der Zunge, von Fingern, die sanft und liebevoll sind, dieser Genuß des Meeres und seines Liedes, die Botschaft zwischen den Gezeiten unter den Schaumkronen, fort ist alle Erinnerung an das Gestern oder Ängste vor dem Morgen, nur im Jetzt, schwimmend im Augenblick der Natur zu der Zeit, da es nichts auf dem Wasser gibt als die Wellen unter dem Vollmond und Diamanten darunter, die funkeln wie Juwelen …

Brenda: Elektronisches Vorspiel

Bei Brenda, einer verheirateten Mittvierzigerin, kommen Sinn für Humor und ein Faible für Dramatik zusammen und inspirieren sie in überraschender Weise zu neuen sexuellen Phantasien. Eines Abends spielten sie und ihr Mann Tony auf einer Party Scharade. Als sie eine sexuell suggestive Geste machte, um den Filmtitel *Guess Who's Coming to Dinner?*

pantomimisch darzustellen, sah sie an seinem Blick, daß ihn dies antörnte. Und das wiederum törnte sie an. Als sie nach Hause kamen, fragte sie Tony, ob er weiter Scharade spielen wollte. Nur zu gerne setze auch er das Spiel fort. Sie stellten immer erotischere Film- und Buchtitel dar, was damit endete, daß sie schließlich beide völlig entkleidet waren. Es sollte der Auftakt zu einer Nacht des unvergeßlichen Liebesspiels sein. Seit damals haben sie erkannt, daß das gemeinsame Erfinden von Phantasien ihr Sexleben auch im mittleren Alter aufregend und frisch erhält.

Sie benutzen regelmäßig alle möglichen Telekommunikationsmittel, um ihr Phantasierepertoire zu erweitern und neue Ideen miteinander auszutauschen, die sie bei der Liebe ausprobieren möchten. An einem typischen Arbeitstag in ihren getrennten Büros benutzen sie zum Beispiel ihr privates E-Mail oder Voice-Mail, um neue Phantasien in Gang zu bringen. «Auf diese Weise können wir ein stundenlanges Vorspiel haben, bevor wir überhaupt von der Arbeit nach Hause kommen», sagte Brenda. «Dann ist es so, als hätten wir schon den ganzen Tag Liebe gemacht.» Sie beschreibt ein Beispiel aus der jüngsten Vergangenheit, eine Phantasie, in der sie sich als fordernde Domina gibt:

> Ich saß bei der Arbeit, und plötzlich kam mir der Gedanke an Toms steifen Penis. Ich wußte, daß er mit Vergnügen hören würde, wie ich an ihn dachte, also nahm ich das Telefon und wählte sein privates Voice-Mail an. Mit einem nachgeahmten russischen Akzent und strenger Stimme sagte ich: «Hier spricht Natascha, die Bereiterin. (Wir leben auf einer Farm, und er besorgt die Ställe.) Ich werde bald zu Hause sein, und ich will, daß du für mich bereit bist. Wenn du heute die Stute striegelst, nimm dir Zeit. Gib dir besonders viel Mühe mit ihren Flanken und ihrem Hinterteil. Flüstere ihr etwas ins Ohr. Das liebt sie. Und vergiß nicht, eine große,

harte Karotte für sie bereitzuhalten. Der Hengst benimmt sich in letzter Zeit ziemlich verspielt. Wir müssen ihm unbedingt Bewegung verschaffen – energisch.»

Binnen einer Stunde hatte sie über ihr privates E-Mail eine Antwort von Tony erhalten. Er schrieb:

«Hier ist Boris, Dein gehorsamer Stallbursche. Ich wollte Dich wissen lassen, daß ich Deine Nachricht bekommen habe. Ich will versuchen, alles nach Deinen Wünschen zu besorgen – so daß es Dir wirklich gefallen wird. Ich habe auch ein paar neue Ideen, was der verspielte Hengst gerne will. Ich glaube, er ist bereit für ein ordentliches Training.»

Bis sie zu Hause ankamen, sagte Brenda, seien sie beide begierig gewesen, auf einen imaginären Heuboden zu steigen. Seit sie diese neuen Phantasien zusammen spinnen, haben sie auch entdeckt, daß sie es beide genießen, an frühere gemeinsame sexuelle Abenteuer zurückzudenken. Jedesmal, wenn sie eine Phantasie erfunden und verwirklicht haben, war dies eine Erweiterung des erotischen Materials, auf das sie im Geiste zurückgreifen können. «Wir lieben es, über unsere sexuellen Begegnungen zu sprechen, über andere Phantasien, die wir uns ausgedacht haben», erzählte Brenda. «Ich kann Tony zum Beispiel schildern, wie ich mich gefühlt habe, als wir uns das erstemal liebten, und das allein kann uns zum Höhepunkt führen. Er gibt mir das Gefühl, seine beste Liebhaberin zu sein, und das finde ich einfach toll.»

Welche Rollen sie für ihre Phantasien auch wählen mögen, sie verlieren nie aus dem Blick, wer sie wirklich sind und wie sie sich im Moment fühlen. «Die Phantasie ist für uns eine Möglichkeit, unseren Geist, Humor und unsere innere Weisheit in das Liebesspiel einzubringen», sagte sie, «aber es geht letztlich immer darum, wer wir in Wahrheit sind. Das einzige, was in unseren Phantasien zählt, egal welche Charaktere wir darin spielen, sind wir beide und die Liebe zwischen uns.»

Elena: Reines Gold

Elena, eine vielbeschäftigte Börsenmaklerin Ende Zwanzig, war ganz überrascht, als sie eines Abends durch eine zufällige, nichtsexuelle Begegnung auf eine Sexphantasie kam.

Sie war seit fast einem halben Jahr mit ihrem Freund Rick zusammen. Sie hatten über gemeinsame Urlaubspläne gesprochen, aber es wollte sich scheinbar kein Zeitpunkt finden, an dem sie beide freimachen konnten. Einige Tage bevor Elena diese Phantasie hatte, fühlte sie sich gestreßter als sonst. Später erinnerte sie sich, wie ihr diese neue Phantasie zum erstenmal in den Sinn gekommen war:

> Es war eine total hektische Woche gewesen, an deren Ende ein verlängertes Wochenende winkte. Während der Mittagspause beschloß ich, noch schnell ein paar letzte Weihnachtsgeschenke zu kaufen. Mein Büro liegt nicht weit von einer Straße mit lauter kleinen Boutiquen, also wollte ich mein Glück dort versuchen. Das Schaufenster eines winzig kleinen Lädchens erregte meine Aufmerksamkeit. Es war voll von Fläschchen mit Aromatherapieölen, Massagelotionen und Badesalzen in den verschiedensten Farben und Formen. Besonders fiel mir eine bestimmte Flasche mit sinnlichen Kurven auf, die mich an Aladins Wunderlampe erinnerte. Sie enthielt Badeöl, das selbst in diesem fahlen Winterlicht noch glitzerte. Als ich sie nahm, um sie näher zu betrachten, trat eine Verkäuferin zu mir. Sie war sehr hübsch, mit weichem, kastanienbraunem Haar, das ihren zarten Teint hervorhob. Als sie sprach, hatte ihre Stimme einen beruhigenden, fast musikalischen Klang.
>
> Sie sagte mir, das Badeöl sei rein und rieche nach Frühlingsregen. Die großen, glitzernden Flocken in der Flüssigkeit seien echtes Gold. Mit ihren langen, zarten Fingern umgriff sie meine Hand und zeigte mir, wie man sie durch ganz sanftes Schütteln der Flasche dazu bringen konnte, durch das Öl zu treiben wie Schneeflocken in einem Briefbeschwe-

rer. Sie hielt ihre Hand über meiner, bis der Inhalt der Flasche sich wieder gesetzt hatte. Dann ging sie weg, um einem anderen Kunden zu helfen. Ich ging, ohne etwas zu kaufen, aber ich fühlte mich erfrischt, als wäre ich gerade aus einem wundervollen Traum erwacht.

Ich ging wieder ins Büro und dachte gar nicht mehr an dieses Erlebnis, bis zum Abend. Ich hatte noch bis spätabends zu Hause gearbeitet, um einige Berichte zum Jahresende fertigzustellen. Mein Freund Rick kam unerwartet noch bei mir vorbei. Er sagte, er habe den ganzen Tag an mich gedacht. Er begann meine verspannten Schultern zu massieren und überzeugte mich davon, daß ich eine Pause brauchte. Nicht lange, und wir lagen ausgestreckt auf meinem Wohnzimmerboden und betrachteten die blinkenden Lichter auf meinem Christbaum. Wir fingen an uns zu lieben. Während seine Küsse und Berührungen mich mehr und mehr erregten, stellte ich mir vor, ich würde eine lange, gewundene Treppe hochsteigen, die zu einer Tür führte. Ich kam oben an, als ich gerade zum Höhepunkt kam. Da flog die Tür auf und gab den Blick in einen Raum frei, der war voll mit schimmerndem Gold. Einen kurzen Moment lang, genau beim Orgasmus, war es, als würde ich selbst zu diesem Gold. Als der Orgasmus vorbei war, war mein Geist immer noch erfüllt von einem Bild wirbelnder, goldener Tropfen, und ich fühlte mich unglaublich ruhig und entspannt, zum erstenmal seit Tagen.

Mir gefiel diese Phantasie so sehr, daß ich beschloß, sie meinem Freund mitzuteilen. Erst als ich sie schilderte, erkannte ich den Zusammenhang zwischen den sinnlichen Bildern von Gold und der Flasche Badeöl. Rick hörte mir aufmerksam zu, streichelte dabei mein Gesicht und lächelte mich an, als ich ihm die ungewöhnliche Begegnung in dem Duftladen und den goldenen Moment in unserem Liebesspiel schilderte. Dann sagte er: «Wenn wir Liebe machen, gibst du mir auch das Gefühl, ich wäre Gold.»

An Heiligabend übergab Rick mir ein wunderschön verpacktes Geschenk. Zu meinem Entzücken fand ich darin eine Flasche des goldenen Badeöls und eine Reservierung für ein Wochenende in einem romantischen Gasthaus.

*

Sexuelle Phantasien besetzen einen besonderen Platz in unserem Kopf und können die herrlichsten Freuden in unserem Körper hervorbringen. Solange wir es nicht wagen, dieses Reich mit Umsicht zu betreten, ohne Angst vor dem, was wir entdecken mögen, so lange kann unsere innere Weisheit und Kreativität verborgen bleiben, sogar uns selbst. Unerforscht oder mißverstanden, können weibliche Sexualphantasien rätselhaft, seltsam, erschreckend oder gar albern erscheinen. Wenn wir uns die Zeit nehmen, unsere Phantasien zu würdigen und verstehen zu lernen, entdecken wir eine wunderbare persönliche Ressource, die wir unser ganzes Leben lang in uns tragen. Unsere Phantasien zu erobern bedeutet, uns selbst zu würdigen. Wenn wir uns selbst besser kennenlernen, können wir unseren natürlichen erotischen Rhythmen freier huldigen – mit beliebigen Gedanken, die unseren Puls beschleunigen und unserem Herzen gefallen.

Anmerkungen

Vorwort

1. Nancy Fridays Buch *My Secret Garden*, eine Anthologie weiblicher Sexualphantasien, galt als bahnbrechend, als es 1973 erstmals erschien (dt.: *Die sexuellen Phantasien der Frauen*. Erstmals 1978 im Scherz-Verlag, Bern und München; als Taschenbuch bei Rowohlt, Reinbek 1980, neueste Auflage 1995). Später veröffentlichte sie zwei weitere Bücher über die sexuellen Phantasien von Frauen: *Befreiung zur Lust. Frauen und ihre sexuellen Phantasien* (Goldmann, München 1993) und *Verbotene Früchte. Die geheimen Phantasien der Frauen* (Goldmann, München 1994).

Kapitel 1

1 Vor über zwanzig Jahren schrieb Helen Singer Kaplan, Sex sei «eine Komposition aus Friktion und Phantasie» (*Psychology Today*, Oktober 1974). Seither haben viele Studien den universellen Charakter sexueller Phantasien belegt.
In einem Artikel von Harold Leitenberg und Kris Henning («Sexual Fantasy», *Psychological Bulletin*, 1995, Vol. 117, No. 3, S. 469–496) kamen die Autoren aufgrund ihrer Studien der wissenschaftlichen Literatur über Sexualphantasien zu dem Schluß, daß etwa 95 Prozent aller Männer und Frauen sexuelle Phantasien haben. Sie schrieben: «Entgegen der Behauptung Freuds sind sexuelle Phantasien kein Zeichen sexueller Unzufriedenheit oder Krankhaftigkeit. Vielmehr treten sie am häufigsten bei Menschen auf, die die wenigsten sexuellen Probleme und die geringste sexuelle Unzufriedenheit zeigen.»

2 Wir haben die sexuellen Phantasien einzelner Frauen vor dem Hintergrund ihrer individuellen Lebenserfahrungen erforscht. Im gleichen Sinne hob auch Gina Ogden, Autorin von *Ich liebe Sex* (List, München 1995, und Rowohlt, Reinbek 1997), die Bedeutung der Lebenserfahrungen für die Ausprägung sämtlicher Aspekte weiblicher Sexualität hervor. «Für Frauen», schrieb sie, «ist die Sexualfunktion mehr als eine Aktionskette, mehr als die physiologischen Ereignisse, die sich mit wissenschaftlichen Methoden im Labor messen lassen. Sie ist eine Funktion des *gesamten Lebens* einer Frau.»

Kapitel 2

1 Studien, in deren Mittelpunkt die Geschlechterunterschiede bei sexuellen Phantasien stehen, wurden in dem oben zitierten Artikel von Leitenberg und Henning zusammengefaßt. B. J. Ellis und D. Symons kamen in einem 1990 veröffentlichten Artikel (*Journal of Sex Research*, 27, S. 527–555) zu dem Ergebnis, daß Männer und Frauen «erhebliche Geschlechterunterschiede in ihren sexuellen Phantasien» zeigen. Steven R. Gold und Ruth G. Gold resümierten in einer Studie über die Unterschiede zwischen den Geschlechtern bei ersten Sexualphantasien: «Frauen schildern häufiger einen Zusammenhang [ihrer ersten sexuellen Phantasie] mit einer bestimmten Person oder Beziehung, während Männer den Auslöser ihrer ersten sexuellen Phantasie eher in einer visuellen Stimulation oder einem beziehungsunabhängigen Sexspiel sehen.» (*Journal of Sex Education & Therapy*, Vol. 17, No. 3, 1991, S. 207–216). J. K. Davidsons Erkenntnisse über die fünf beliebtesten Sexphantasien von Männern und Frauen wurden 1985 veröffentlicht (*Journal of American College Health* 34, S. 24–32).

2 Der von Jayne Ann Krentz herausgegebene Band *Dangerous Men and Adventurous Women* (University of Pennsylvania Press, Philadelphia 1992) ist eine Sammlung von Beiträgen verschiedener Liebesromanautorinnen. In einer 1984 veröffentlichten Studie von C. D. Coles und M. J. Shamp (*Archives of Sexual Behavior* 13, S. 187–209) gelangen die Autoren zu der Erkenntnis, daß Liebesromanleserinnen häufiger Sex haben als Frauen, die keine Liebesromane lesen, und auch eher Phantasien einsetzen, um sexuelle Erlebnisse zu verschönen.

3 In einer Studie mit dem Titel «Sexual Phantasies, Gender, and Molestation History» (von John Briere, Kathy Smiljanich und Diane Henschel, *Child Abuse and Neglect*, Vol. 18, No. 2, 1994, S. 131–137) beschäftigten sich die Autoren mit den sexuellen Phantasien von Erwachsenen, die als Kind sexuell belästigt worden waren. Sie kamen zu folgendem Schluß: «Personen, die als Kind zu sexuellen Opfern gemacht wurden, berichteten von mehr sexuellen Phantasien als nicht mißbrauchte Altersgenossen. ... Sexuell mißbrauchte Frauen berichteten von mehr sexuellen Phantasien, in denen sie körperlich genötigt wurden, als Frauen ohne Mißbrauchsvorgeschichte und als Männer mit und ohne Mißbrauchsvorgeschichte.»

4 In *Making Violence Sexy: Feminist Views on Pornography* (Teachers College Press, New York 1993), einer von der Soziologin Diana Russell herausgegebenen Essaysammlung, schrieb Russell: «Obwohl

Vergewaltigung, Folter und Ermordung von Frauen in den Vereinigten Staaten noch nicht ganz institutionalisiert sein mögen, sind diese Formen der Gewalt in den Medien durchaus institutionalisiert. … Bilder von sexueller Gewalt kommen an. … Zuzusehen, wie Frauen vergewaltigt, gefoltert und ermordet werden, ist heute für viele Amerikaner, vor allem Teenager, ein beliebter Zeitvertreib» (S. 260–261).

5 Solomon, Rose: «Just Desserts», in *Ladies Own Erotica* der Kensington Ladies' Erotica Society. Berkeley, CA (Ten Speed Press) 1984, S. 151–152.

6 Piercy, Marge: «Wet», in *Mars and Her Children*. New York (Alfred A. Knopf) 1992, S. 128–129.

Kapitel 3

1 In seinem Buch *Erotische Intelligenz. Die Erschließung der inneren Quellen sexueller Leidenschaft* (Goldmann, München 1997) setzt sich der Autor Jack Morin mit der Bedeutung von Erotik auseinander und geht auf die Wichtigkeit erhebender erotischer Erlebnisse ein.

Kapitel 4

1 *By Force of Fantasy* von Ethel S. Person (BasicBooks, New York 1995) beschäftigt sich mit den vielen Funktionen und Zwecken von Phantasien aller Art, darunter von sexuellen Phantasien. Sie schreibt: «Die Phantasie ist … eine wichtige Anpassungsmethode, bei der Hoffnung und Investition und die Zukunft lebendig bleiben. Die Phantasie postuliert ein besseres Morgen.»

2 Das Zitat von Lonnie Barbach stammt aus ihrem Buch *For Yourself. The Fulfillment of Female Sexuality* (dt.: *For Yourself. Die Erfüllung weiblicher Sexualität*. Ullstein, Berlin 1982 und 1995).

3 Holt, Rochelle Lynn: «The Pleasure of Feeling Inside Your Body», in *Erotic by Nature: A Celebration of Life, of Love, and of Our Wonderful Bodies*. David Steinberg (Hrsg.), Santa Cruz, CA (Red Alder Books) 1988.

Kapitel 5

1 In *How to Make Love While Conscious: Sex and Sobriety* (A Hazelden Book, Harper San Francisco, New York 1993) behandelt Guy Kettelhack das Thema Phantasien im Hinblick auf ihre Relevanz für Drogentherapierte.

Kapitel 6

1 Die sexualtherapeutischen Übungen, auf die in Gales Geschichte Bezug genommen wird, wurden von Wendy Maltz entwickelt. Sie haben zum Ziel, Paare zu neuen, liebevolleren Formen der Berührung hinzuführen. Im Detail erläutert finden sie sich in ihrem Buch *Sexual Healing. Ein sexuelles Trauma überwinden* (Rowohlt, Reinbek 1993) sowie in einem Lehrvideo mit dem Titel «Relearning Touch: Healing Techniques for Couples» (Independent Video Services, Eugene, OR 1995).

Kapitel 7

1 In *Sinnlich träumen. Wie Sie Ihre erotischen Träume – und die Ihres Partners – verstehen und deuten lernen* (Scherz-Verlag, Bern und München 1995) vergleicht die Autorin Gayle Delaney sexuelle Träume und sexuelle Phantasien miteinander.

Kapitel 8

1 Ausführlicher behandelt werden die Bedingungen für eine gesunde sexuelle Intimität in «The Maltz Hierarchy of Sexual Interaction» von Wendy Maltz, erstmals erschienen im *Journal of Sexual Addiction and Compulsivity* (Vol. 2, No. 1, 1995, Brunner/Mazel Inc., S. 5–18)

Kapitel 9

1 Die Forschungsarbeiten zu Schuldgefühlen wegen sexueller Phantasien wurden in dem oben zitierten Artikel von Leitenberg und Henning ausgewertet. Speziell der Partnerthematik gewidmet sind unter anderem die oben erwähnte Studie von Davidson und eine 1986 erschienene Studie von Davidson und L. E. Hoffman mit dem Titel «Sexual Fantasies and Sexual Satisfaction», *Journal of Sex Research*,

22, S. 184–205. Die Wissenschaftler B. Buunk und R. B. Hupka kamen in einer Studie von 1987 («Cross-Cultural Differences in the Elicitation of Sexual Jealousy», *Journal of Sex Research*, 23, S. 12–22) zu dem Ergebnis, daß von den Studienpersonen aus sieben verschiedenen Ländern die Frauen weniger als die Männer dazu tendierten, eifersüchtig auf die sexuellen Phantasien ihrer Partner zu reagieren.

2 Das Zitat von Masters und Johnson stammt aus *Liebe und Sexualität* von William H. Masters, Virginia E. Johnson, Robert C. Kolodny, Berlin (Ullstein) 1987, S. 305.

Kapitel 10

1 Tisdale, Sallie: *Talk dirty to me. Eine intime Philosophie des Sex*. Berlin (Berlin Verlag) 1995, S. 82/83.

2 Zu den vielen Erotikabänden, die sich speziell an eine weibliche Leserschaft und an spezifische nationale und ethnische Zielgruppen richten, zählen beispielsweise die folgenden Titel: Kudaka, Geraldine (Hrsg.): *On a Bed of Rice: An Asian American Erotic Feast*. New York (Anchor Books) 1995; Decosta-Willis, Miriam (Hrsg.): *Erotique Noire*. New York (Doubleday) 1992; Fernandez Olmos, Margarite/Paravasini-Gebert, Lizabeth (Hrsg.): *Pleasure in the Word: Erotic Writing by Latin American Women*. New York (Plume) 1994. Bei Down There Press in San Francisco erscheinen regelmäßig neue Erotiktitel für Frauen. Der Videoführer *The Wise Woman's Guide to Erotic Videos* von Angela Cohen und Sarah Gardner Fox (Broadway Books, New York 1997) enthält Besprechungen von 300 nicht jugendfreien Sexfilmen und Videos, die in amerikanischen Videotheken und im Versand erhältlich sind. Die von Wendy Maltz zusammengestellte und herausgegebene Anthologie *Passionate Hearts: The Poetry of Sexual Love* (New World Library, Novato, CA 1996) umfaßt erotische Poesie, die die Freuden gesunder sexueller Intimität besingt.

3 Tyrr, Tanith: «Sacrament», in *On a Bed of Rice*, herausgegeben von Geraldine Kudaka (Doubleday, New York 1995), S. 95–96.

4 Cameron, Stella: *Sheer Pleasures* (Zebra Books, New York 1995), S. 223–224.

Liebe Leserinnen und Leser,
wir begrüßen Ihre Reaktionen auf dieses Buch. Aufgrund der Vielzahl von Zuschriften werden wir leider vielleicht nicht alle Briefe beantworten können. Wenn Sie an den laufenden Forschungen über Phantasie und Sexualität teilhaben möchten, teilen Sie bitte Ihre Adresse mit.

Maltz and Associates
P. O. Box 648
Eugene, OR 97440
U.S.A.

Danksagung

Dieses Buch begann als eine Phantasie. Dank schulden wir all den vielen Menschen, die geholfen haben, es zu einer Realität zu machen. Auch wenn wir sie nicht alle namentlich nennen können, möchten wir doch einigen von ihnen unseren besonderen Dank aussprechen.

Die Literaturagentin Felicia Eth erkannte die Wichtigkeit dieses Buches, als es erst eine unausgereifte Idee war. Sie hat uns sehr dabei geholfen, unseren Fokus zu finden, und uns klug dazu ermutigt, intime Fragen anzugehen, die im Leben einer Frau eine Rolle spielen. Die Lektorin Janet Goldstein war eine stetige Quelle der Motivation und Sachkenntnis. Sie war uns eine große Hilfe darin, wissenschaftliche Erkenntnisse in Konzepte umzuformen, mit denen alle Frauen etwas anfangen können.

Zahlreiche Kliniker, Therapeuten und Erzieher investierten großzügig ihre Zeit, ihr Wissen und ihre persönliche Neugier, um uns dazu zu verhelfen, die richtigen Fragen zu stellen und unser Phantasieverständnis zu erweitern. Besonderen Dank schulden wir Lonnie Barbach, B. H. Barkley Jr., Karla Baur, Stephanie Covington, Gayle Delaney, Diane DeSylvia, Clyde Ford, Lori Galperin, Steven Gold, Toni Cavanagh Johnson, Carol Koenig, JoAnn Loulan, Sharon McIntosh, Eva Norvind, Julie Rosenzweig, B. J. Seymour, Bee Sholes und Mary Widoff.

Viele Freunde und Kollegen aus der schreibenden Zunft steuerten ihren Enthusiasmus und Ideen zu diesem Projekt bei. Besonders dankbar sind wir Jo Robinson, Lauren Kessler, Laura Davis, Cathy Van Horn und Elizabeth Claman, deren Kritiken uns halfen, das Manuskript zu verbessern. Aufrichtigen Dank auch an Diana Russell, Geraldine Kudaka, Stella Cameron, Marilyn Sewell und Hank Estrada, die uns bei der Erforschung kultureller und sozialer Einflüsse auf die weibliche Sexualität halfen.

Bei unseren Forschungen waren uns Mitglieder verschiedener Organisationen behilflich, darunter der AASECT (American Association of Sex Educators, Counselors, and Therapists), VOICES (Victims of Incest Can Emerge Survivors) und SIECUS (Sexuality Information and Education Council of the United States). Unser Dank geht auch an die Mitarbeiter des Newsletters *The Healing Woman*.

Unsere Familien gaben uns Auftrieb und hielten uns mit ihren Ermutigungen und ihrer Unterstützung bei der Stange. Von Wendy geht ein besonderer Dank an ihren Mann Larry, der dieses Projekt mit seinem stetigen Beitrag an persönlichem und professionellem Wissen unterstützt hat. Deine Liebe ist der Wind unter meinen Flügeln. Ein Dank gebührt weiterhin meinen Familienangehörigen Sara Allman, Bill Becker und Suzanne Jennings für eure Zeit, euren Sachverstand und eure Kreativität. Besonders dankbar bin ich auch meinen Kindern, Jules und Cara, die meinen intensiven Arbeitsplan respektierten und mich den Kontakt mit der Realität des Alltags nicht verlieren ließen.

Von Suzie ein besonderer Dank an ihren Mann, Bruce Rubin, der ein kluger Leser und guter Zuhörer gewesen ist. Meiner Mutter, Trudy Boss, danke ich für ihre unerschütterlichen Ermutigungen. Meinen Söhnen, Danny und Jay, danke ich für eure Geduld in der ganzen Zeit, als ich das Telefon allein in Beschlag nahm und abends zu lange aufblieb.

Unsere tiefste Dankbarkeit wollen wir schließlich allen Frauen und Männern ausdrücken, die uns ihre persönlichsten

Geschichten in Workshops, Fragebögen, Diskussionsgruppen und Interviews mitteilten (und die hier nicht namentlich genannt werden, um ihre Privatsphäre zu wahren). Ihre Beiträge machten nicht nur dieses Buch möglich, sondern erweiterten das Wissen über ein Thema, das unser aller Leben berührt.

Wonnestunden

Gisela Krahl / Andrea Riepe
Wonnestunden *Betörende Düfte, schlüpfrige Öle und berüchtigte Salben*
Mit Illustrationen von Brian Grimwood
192 Seiten. Gebunden. Wunderlich
«Schon die Aufmachung des Buches ist eine Wonne. Wir werden optisch verführt, den Verführungen nachzugeben, die die Autorinnen vor uns ausbreiten ... Folgen wir dem Buch, wird es unserem Wohlbefinden – und dem unseres Partners – an nichts mehr fehlen.»
Journal für die Frau

Andro
Mehr Spaß am Sex *Wie Männer bessere Liebhaber werden*
Mit Abbildungen
(rororo sachbuch 60647)

Nathaniel Branden
Liebe für ein ganzes Leben *Psychologie der Zärtlichkeit*
(rororo sachbuch 60273)

Lonnie Barbach
Mehr Lust *Gemeinsame Freude an der Liebe*
(rororo sachbuch 60397)

Andrea Baldauf / Stefan Biele (Hg.)
Was uns Anmacht *Die sexuellen Phantasien der Deutschen*
(rororo sachbuch 60331)

Jolan Chang
Das Tao für liebende Paare *Leben und Lieben im Einklang mit der Natur*
(rororo sachbuch 60715)

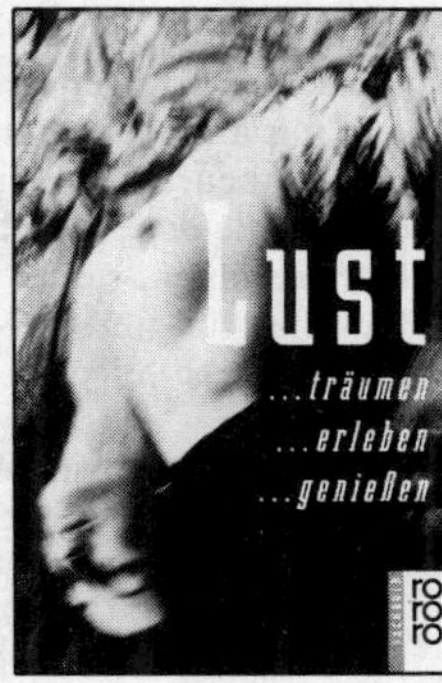

Ulrich Hoffmann / Sybille Wagner
Untreu – aber richtig! *Kleiner Ratgeber für Seitensprünge*
(rororo sachbuch 60283)
Der ultimative Ratgeber fürs erotische Abenteuer: zum Beispiel Tips zur Partnerwahl, eine kleine Flirtschule, die besten Orte für einen Seitensprung und – nicht zu vergessen – Ratschläge für den Tag danach.

Lust
... träumen
... erleben
... genießen
(rororo sachbuch 60466)

John Selby
Magische Ekstase *Das Tor zu Erfüllung und Seelenpartnerschaft*
(rororo sachbuch 60280)

Ein Gesamtverzeichnis aller lieferbaren Titel der *Rowohlt Verlage* finden Sie in der *Rowohlt Revue*. Vierteljährlich neu. Kostenlos in Ihrer Buchhandlung.
Rowohlt im Internet: www.rowohlt.de

3626/4